◈ 临床护理一本通 ◈

内分泌科临床护理

主　编　丁淑贞　陈正女

副主编　刘永宁　马　慧　田　雪　崔小岩

编　者（以姓氏笔画排序）：

丁淑贞　马　慧　王月珠　王庆华　王丽丽

田　雪　刘永宁　张　彤　张晓霞　李　丹

李　岩　李世博　李艳艳　谷　艳　陈　瑜

陈正女　宫　颖　秦　晶　崔小岩　梁　艳

中国协和医科大学出版社

图书在版编目（CIP）数据

内分泌科临床护理／丁淑贞，陈正女主编. —北京：中国协和医科大学出版社，2016.10

（临床护理一本通）

ISBN 978-7-5679-0589-4

Ⅰ.①内…　Ⅱ.①丁…②陈…　Ⅲ.①内分泌病–护理学

Ⅳ.①R473.5

中国版本图书馆 CIP 数据核字（2016）第 141666 号

临床护理一本通

内分泌科临床护理

主　　编：丁淑贞　陈正女

责任编辑：吴桂梅

出版发行：**中国协和医科大学出版社**
　　　　　（北京东单三条九号　邮编100730　电话65260431）

网　　址：www. pumcp. com

经　　销：新华书店总店北京发行所

印　　刷：北京玺诚印务有限公司

开　　本：710×1000　　1/16 开

印　　张：17.5

字　　数：260 千字

版　　次：2016 年 10 月第 1 版

印　　次：2017 年 12 月第 3 次印刷

定　　价：40.00 元

ISBN 978-7-5679-0589-4

前 言

护理学是将自然科学与社会科学紧密联系起来的为人类健康服务的综合性应用学科。随着医学科学的迅速发展和医学模式的转变，医学理论和临床护理不断更新，护理学科领域也发生了很大的变化。《临床护理系列丛书》旨在为临床护理人员提供最新的专业理论和专业指导，帮助护理人员熟练掌握基本理论知识和临床护理技能，提升护理质量，是对各专科临床护理实践及技能给予指导的专业参考书。

内分泌科是临床医学中重要的组成部分，为了促进广大内分泌科医务人员在临床工作中更好地认识、了解内分泌科疾病，普及和更新内分泌科的临床及护理知识，从而满足内分泌科专业人员及广大基层医务工作者的临床需要，结合多年临床经验，我们编写了这本《内分泌科临床护理》。

本书基本包括了内分泌科专业的常见疾病和多发疾病，具体讲述相关疾病概述、临床表现、辅助检查、治疗原则、护理评估、护理诊断、护理措施及健康教育八方面的知识，语言简洁，内容丰富，侧重实用性和可操作性，力求详尽准确。

本书适合内分泌科及相关专业广大护理人员及医生使用。

由于时间仓促，编者水平有限，不足之处在所难免，恳请读者批评指正。

编 者

2016 年 5 月

目　录

第一章　下丘脑与垂体疾病患者的护理

第一节　尿　崩　症

尿崩症（DI）是由于下丘脑-神经垂体病变引起精氨酸加压素（AVP，又称血管升压素，ADH）严重缺乏或部分缺乏（称中枢性尿崩症，CDI），或肾脏对 AVP 不敏感，致肾远曲小管和集合管对水的重吸收减少（称肾性尿崩症，NDI），从而引起的以多尿、烦渴、低比重尿和低渗尿为特征的一组综合征。

尿崩症可发生于任何年龄，但以青少年为多见，且男性多于女性。另外，根据 ADH 缺乏的程度可分为完全性和部分性尿崩症。

【临床表现】

尿崩症的主要临床表现为多尿、烦渴与多饮，起病常较急，一般起病日期明确。患者尿量明显增加，一般每日排尿量变化不大，一昼夜多为 5~10L，尿比重低，多在 1.001~1.005，尿渗透压在 100~300mmol/L，低于血浆渗透压。儿童患者易有夜间遗尿。

尿量多少与 ADH 缺乏的程度有关，同时也与尿中溶质量有关，高盐、高蛋白质饮食使尿中溶质增加，尿量更大。由于大量排出低渗尿液，机体失水，血容量减少，血浆渗透压则升高，引起烦渴，大量饮水，喜凉饮，以保持血浆渗透压不至过高，血容量接近正常。

患者皮肤黏膜干燥、虚弱、倦怠、失眠、记忆力减退、心悸、便秘，进餐必须是稀食。通常情况下，由于大量饮水补充体液，健康可不受影响，仅影响夜间睡眠。当病变累及口渴中枢时，口渴感消失，或由于脑创伤致意识丧失或麻醉手术等情况下，若不及时补充足量水分可致严重缺水，血浆渗透压与血清钠浓度明显升高而危及生命，多见于继发性尿崩症。

下丘脑、垂体手术引起的尿崩症于手术后当时或几天内发生。若仅仅是因为麻醉和手术使 ADH 释放暂时受抑制，多尿现象常于 1 周内消失。若手术损伤破坏了下丘脑、视上核或神经垂体束则发生永久性尿崩症。也有一部分患者开始由于 ADH 释放受抑制发生多尿，大约持续 1 周，待 ADH 释放功能恢复时又好转，但贮备的 ADH 全部释放完毕则出现永久性尿崩症。

肾上腺皮质激素与 ADH 拮抗，抑制 ADH 释放，并增加溶质的排出，当尿崩症合并垂体前叶功能减退时，由于垂体前叶分泌的促肾上腺皮质激素 ACTH 减少使肾上腺皮质激素缺乏，上述的各种作用因而减弱可使尿崩症症状改善。而在给尿崩症患者补充肾上腺皮质激素后，有可能多饮多尿症状反加重。尿崩症在妊娠中期常加重，是由于这时肾上腺皮质激素增加，抑制 ADH 的分泌并拮抗其作用，同时由于肾上腺皮质激素及甲状腺激素增加，使尿中溶质排出增多致尿量更增。分娩后尿崩症减轻，婴儿吸吮乳头也促使 ADH 释放。

【辅助检查】

典型尿崩症的诊断不难。其特点是：①尿量多，一般 4～10L/d；②低渗尿，尿渗透压小于血浆渗透压，一般低于 200mmol/L，尿比重多在 1.001～1.005；③禁水试验不能使尿渗透压和尿比重升高；④ADH 或去氨加压素（DDAVP）治疗有明显效果。

凡有多尿、烦渴、多饮者首先应检查有无糖尿病等（由于大量溶质排出）引起的渗透性利尿。若尿糖检查阴性，血糖不高，且尿比重很低，在 1.001～1.005 则应考虑尿崩症的可能性。

利用血浆、尿渗透压测定可以诊断尿崩症，方法安全可靠。

1. 禁水试验

（1）原理

正常人禁止饮水一段时间后，由于体内水分减少，血浆渗透压升高，AVP 分泌增加，促进远端肾小管对水的重吸收，故尿浓缩，尿量减少，尿比重及渗透压升高。尿崩症患者由于缺乏 AVP，禁水后尿量仍多，尿比重及渗透压仍低。

（2）方法

本试验应在严密观察下进行。禁水前测体重、血压、尿量与尿比重或渗透压，禁水时间为 8~12 小时，禁水期间每 2 小时排尿一次，测尿量、尿比重或渗透压，每小时测体重与血压。如患者排尿较多，体重下降 3%~5% 或血压明显下降，应立即停止试验，给患者饮水。

（3）结果分析

①正常人禁水后尿量明显减少，尿比重>1.020，尿渗透压>800 mmol/L，不出现明显失水；②尿崩症患者禁水后尿量仍多，尿比重<1.010，尿渗透压低于血浆渗透压；③部分性尿崩症患者禁水后尿量部分减少，尿比重为 1.010~1.020，尿渗透压可大于血浆渗透压。

2. 禁水-加压素试验

（1）原理

禁水一定时间后，当尿液浓缩至最大渗透压而不能再上升时，注射加压素。正常人禁水后血浆渗透压升高，AVP 大量释放，体内已有足够的 AVP，所以注射外源性加压素后，尿渗透压不再升高，而尿崩症患者由于体内 AVP 缺乏，注射加压素后，尿渗透压可进一步升高。

（2）方法

禁水时间视患者多尿程度而定，一般为 4~18 小时，当尿渗透压达到高峰平顶，继续禁水而尿渗透压不再增加时，抽血测血浆渗透压，然后皮下注射加压素 5U，注射后 1 小时和 2 小时排尿，测尿渗透压，对比注射前后的尿渗透压。

（3）结果分析

禁水后注射加压素的反应：①正常人尿渗透压不再升高，仅少数人可稍升高，但不超过 5%；②尿崩症患者尿渗透压可进一步升高，较注射前至少升高 9% 以上，AVP 缺乏的程度越重，增加的百分比越多；③肾性尿崩症患者无反应，尿量无减少，尿渗透压无改变。

3. 高渗盐水试验

正常人在静脉滴注高渗盐水后，血浆渗透压升高，AVP 大量释放，尿量明显减少，尿比重升高，而尿崩症患者尿量不减少，尿比重不升高，但注射加压素后尿量明显减少，尿比重明显升高，此方法用于与精神性烦渴多尿的鉴别，目前临床上已少用。

4. 血浆 AVP 测定

正常人血浆 AVP 值为 2.3~7.4pmol/L，禁水后可明显升高。本病患者则低于正常水平，禁水后也不升高或升高不多。肾性尿崩症患者往往升高。

5. 影像学检查

（1）磁共振扫描

正常人可在神经垂体区域显示 T1 相高增强信号，本症患者这种高增强信号消失。

（2）中枢性尿崩症的病因诊断

尿崩症诊断确定之后，必须尽可能明确病因。应进行下丘脑至蝶鞍部位 CT 扫描或 MRI 检查，以发现颅内占位病变，颅咽管瘤是继发性尿崩症常见的原因，常有钙化阴影。

【治疗原则】

轻症患者，每日尿量在 3~4L，不影响生活及工作，可不必治疗，但应减少饮食中的食盐量，避免高蛋白以减少渗透性利尿。药物治疗应用鞣酸加压素作用时间长，间隔 3~4 天注射一次，宜从小剂量开始，并同时限制饮水量，以防水中毒发生，长期应用疗效逐渐降低。垂体后叶素水剂作用时间短，需 1 天多次注射，很不方便。去氨加压素粉剂自鼻腔吸入，长期应用刺激鼻黏膜发生萎缩，影响疗效。此外，还有口服醋酸去氨加压素片剂。垂体后叶素有升压作用，且含催产素，不能用于孕妇。人工合成的去氨加压素（DDAVP）由鼻黏膜吸入，作用强，维持时间长，升压作用小，不含催产素。

非垂体后叶激素类药物也为临床常用。安妥明、氯磺丙脲等通过刺激 ADH 分泌或加强 ADH 的效用以改善多尿现象。服氯磺丙脲可发生低血糖，必须小心。氢氯噻嗪对中枢性和肾性尿崩症均有一定疗效，该药抑制钠回吸收，使体内轻度缺钠，加强水回吸收，使用时要同时限制钠入量。氢氯噻嗪可致低血钾，需注意补充。氢氯噻嗪对肾性尿崩症也有效。

继发性中枢性尿崩症应首先考虑病因治疗，如不能根治，可选择上述药物治疗。

【护理评估】

1. 健康史

在评估尿崩症患者时，应注意评估患者的典型症状如烦渴、大量饮水程度。既往有无本病的诱发因素，如手术治疗、头部受伤以及服用过药物（如锂盐）等。另外，还应注意患者有无脱水症状，如皮肤弹性下降、口干等。

2. 身体状况

评估患者是否有多尿、烦渴、多饮的表现；患者是否表现为皮肤黏膜干燥、虚弱、倦怠、失眠、记忆力减退、心悸、便秘。

3. 心理-社会状况

尿崩症患者因经常口渴、多尿，频繁饮水而产生恐惧、焦虑和无助，在对患者进行评估的同时，向患者进行解释说明，缓解患者的不良心理状况。

【护理诊断】

1. 体液不足

与内分泌调节功能障碍、下丘脑-神经垂体部位病变引起多尿有关。

2. 知识缺乏

与对本疾病知识缺乏了解有关。

【护理措施】

1. 一般护理

尿崩症患者由于尿量较多、烦渴明显，可提供患者喜欢的冷饮料，如冷开水，以保证患者摄入足够的水分。不要过多摄入含糖量高的饮料，以防止血糖升高，血浆渗透压升高，产生利尿效果。

2. 病情观察

（1）准确记录患者尿量、尿比重、饮水量，观察液体出入量是否平衡，以及体重变化。如患者出现乏力、食欲不振、便秘、发热、皮肤干燥、倦怠、睡眠不佳等症状；头痛、恶心、呕吐、胸闷、虚脱、昏迷血压下降等现象，遵医嘱予胃肠补液，监测尿量、尿比重、体重等指标。

（2）对各种症状严重的尿崩症患者，在治疗时给予及时纠正高钠血症，积极治疗高渗性脑病，正确补充水分，恢复正常血浆渗透压。但如果原来的高渗状态下降过快，易引起脑水肿，因此在补液治疗时，应控制输液速度，不可输注过快，在给患者输注含糖液体时，应观察患者神志，监测血糖，以免高血糖发生和渗透性利尿，如果患者血糖升高，主诉头晕、恶心等不适，应及时通知医生。

3. 对症护理

（1）对于多尿、多饮者应预防脱水，根据患者的需要供应水。监测尿量、饮水量、体重，从而监测液体出入量，正确记录，并观察尿色、尿比重、血电解质、血浆渗透压等情况。

（2）如患者夜间因多尿而出现失眠、疲劳以及焦虑等，应给予护理照料。

（3）保持皮肤、黏膜的清洁。

4. 用药护理

尿崩症为终身疾病，需长期用药，其中以去氨加压素为最佳。使用方法为口服或喷鼻，使用时应向患者及家属介绍药物的基本知识和治疗方法，该药不良反应为头痛、腹痛、皮肤潮红，治疗时如果不限制水分的摄入，可能导致水分滞留，体重增加，血钠减少，严重时会产生头痛、恶心及其他低钠血症症状，重者可出现痉挛现象。因此，服用该药应每日监测体重、血电解质等变化。对于使用氢氯噻嗪治疗的患者应指导患者低钠饮食，由于该药有排钾作用，使用期间应定时监测血钾，以防发生低钾血症。

5. 禁水加压试验护理（表 1-1）

表 1-1　禁水加压试验护理

护理措施	措施依据
评估患者基础生命体征（脉搏、呼吸、血压、体温），每小时监测并记录	可以了解患者在试验过程中有无直立性低血压、心动过速
试验过程中让患者绝对禁水（包括不能洗手等方式接触水）	绝对禁水才能保证试验结果的准确性
严密监测患者禁水期间的病情，每小时监测体重、血压、尿量、尿比重、尿渗透压和血浆渗透压	当患者禁水后连续两次尿渗透压差 <30mmol/h，继续禁水，直到渗透压不再增加时（这时尿渗透压达到高峰平顶）。如果患者在禁水过程中发生严重脱水，体重下降 3% 或血压明显下降，应立即停止试验，并通知医生，让患者饮水
遵医嘱予患者皮下注射垂体后叶素。继续每小时监测尿量、尿比重、尿渗透压	尿崩症患者注射垂体后叶素后，尿渗透压进一步升高。肾性尿崩症患者注射垂体后叶素后，仍无反应

6. 心理护理

详细评估患者及家属对疾病的心理冲突程度及对接受治疗的心理状态，通过护理活动与患者建立良好的护患关系，鼓励患者及时治疗，解除顾虑和恐惧，增强信心。

【健康教育】

1. 患者由于多尿、多饮，要嘱患者在身边备足温开水。
2. 注意预防感染，尽量休息，适当活动。
3. 指导患者记录尿量及体重的变化。
4. 遵医嘱用药，用药期间出现不良反应及时就诊，不得自行停药。
5. 门诊定期随访。

第二节　垂　体　瘤

垂体位于颅内蝶鞍内，呈卵圆形，约 1.2cm×1.0cm×0.5cm 大小，平均重量为 700mg。女性妊娠时呈生理性肥大。垂体具有复杂而重要的内分泌功能，分为腺垂体（垂体前叶）和神经垂体（垂体后叶）。垂体瘤是一组发生在垂体前叶和垂体后叶颅咽管上残余细胞的肿瘤，是常见的鞍区良性肿瘤，发生率居颅内肿瘤的第 3 位。近年随着医学检查技术发展，垂体瘤的发病率明显增加，有学者估计其发病率为 0.02%，临床有明显症状者约占颅内肿瘤的 10%。垂体瘤可发生在任何年龄，以 31~40 岁者居多，21~30 岁和 41~50 岁者次之。催乳素瘤女性的发病率明显高于男性，女性高达 1/1050，男性也高达 1/2800，而其他各型垂体瘤无明显性别差异。垂体瘤患者可于起病后不同时期有轻重不等的临床表现。

垂体瘤按功能分类可分为 PRL 瘤（催乳素瘤）、GH 瘤（生长激素瘤）、ACTH 瘤（促肾上腺皮质激素瘤）、LPH 瘤、TSH 瘤（促甲状腺激素瘤）、GnH 瘤（黄体生成激素-卵泡刺激素瘤）、混合瘤和无功能肿瘤。

【临床表现】

1. 内分泌亢进征象

有分泌功能垂体瘤在早期即可出现。

（1）PRL 瘤

多见于 20~40 岁，女性患者显著多于男性，国外报道育龄妇女是男性的 14.5 倍。女性患者 PRL 微腺瘤占 2/3，大腺瘤占 1/3；绝经后女性初诊时主要为大腺瘤。

1）女性 PRL 腺瘤：主要以 PRL 增多雌激素减少所致闭经、泌乳、不孕为临床特征。月经失调和月经稀少是先于闭经的早期临床表现，PRL>60ng/ml 即可出现。青春期前发生 PRL 瘤可引起发育延迟和月经初潮延迟，随后月经稀少最终闭经；青春期后发生 PRL 瘤表现为逐渐出现的继发性闭经，即早期为正常排卵性月经，随后发展为虽有排卵而黄体期缩短，进而出现无排卵月经，最后月经稀少，闭经。

①泌乳：PRL 瘤患者 30%~80% 泌乳，当血 PRL>200ng/ml 时多有泌乳，可为自发的乳汁溢出，更多的是挤压乳房时小量的触发泌乳；双侧或单侧持续或间断泌乳。

②不孕：PRL 腺瘤目前已成为不孕症的最常见原因。已婚 PRL 瘤患者中 1/3 表现不孕。

③更年期症状：部分患者可因雌激素水平低，出现面部阵发性潮红、性情急躁、性欲减退或丧失、阴道干燥、性交困难。

2）男性 PRL 瘤：并不少见。由于临床症状隐匿，早期诊断较为困难，往往发展至大腺瘤时才做出诊断。

①性功能减退：早期症状表现为性欲减退或丧失、阳痿、精子减少或无精。性欲减退的症状是缓慢和波动进行的，待患者意识到性功能减退而就诊时，CT 或 MRI 检查证实腺瘤已较大。

②男性乳房发育、泌乳：男性 PRL 瘤患者泌乳的不到 1/3，且多为少量自发性泌乳。

③男性不育：男性患者胡须少而且生长缓慢、阴毛减少、睾丸软小，不育，应检查 PRL 水平。

（2）GH 腺瘤

由于 GH 分泌过多，早期数毫米微腺瘤即可致代谢紊乱，引起骨骼软组织和内脏过速生长等一系列变化。

①生长过度：儿童或青少年生长异常迅速，持续长高至骨骺闭合时身高达 2m 或以上者，尤其伴性腺发育不良，男性睾丸、阴茎幼稚，女性阴道、大阴唇发育差，乳房发育不良，应检查 GH 水平。

②肢端肥大：常是患者最早出现的临床表现，多见于 30~50 岁，患者自觉相貌有改变，手套、帽子、鞋子、戒指变小等。

（3）ACTH 腺瘤

任何年龄均可发病，以 20~40 岁居多。

①肥胖：是最常见的临床表现，占 85%~96%。典型患者呈以躯干为主的向心性肥胖，满月脸、水牛背、锁骨上窝脂肪垫增厚和腹壁脂肪肥厚；也有某些患者表现为全身肥胖。多数患者体重增加，少数患者体重不增加，但也总有向心性肥胖和特征性的面部征象。

②皮肤紫纹：发生率约占 50%，多见于年轻患者，常见于腹部、股内侧、臀部；紫纹越宽、颜色越深诊断意义越大。

③多毛：见于 65%~75% 的女性患者，但程度一般不重，表现为眉毛浓黑，面颊毳毛增多，阴毛增多呈男性分布。

④高血压：75%~85% 的患者有高血压，50% 以上患者舒张压 >100 mmHg。

⑤精神症状：见于 85% 的患者，可表现为情感障碍（抑郁症、欣快）、注意力和理解力减退和自主神经功能障碍（失眠、性欲减退）等。

### （4）TSH 腺瘤	### （5）GnH 腺瘤
罕见，不到垂体瘤的 1%，临床表现为甲亢症状。	很罕见，早期可无症状，发展逐渐表现为阳痿、闭经、性欲减退或丧失、睾丸萎缩、精子数目减少等。

2. 压迫症状

肿瘤向鞍外扩展压迫邻近组织结构可引起压迫症状，这类症状最多见，往往为患者就医的主要原因。

（1）头痛

垂体瘤早期约 2/3 患者头痛，主要位于眶后、前额和双颞部，程度轻，持续性隐痛或间歇性发作。引起头痛的主要原因是鞍隔与周围硬脑膜因肿瘤向上生长而受到牵拉所致。

（2）视力减退、视野缺损

垂体腺瘤向鞍外生长压迫视神经和视交叉，可出现不同程度的视力减退、双颞侧视野缺损和眼底病变，严重者可双目失明。眼底检查可见神经色泽变淡，视神经乳头原发性萎缩。

（3）其他脑神经受累

向外发展压迫或进入海绵窦可使Ⅲ、Ⅳ、Ⅴ脑神经受累，造成一侧眼球运动障碍和突眼等症；肿瘤累及秦氏囊影响第Ⅴ脑神经可引起继发性三叉神经痛、面部麻木和感觉异常等；肿瘤破坏鞍底或蝶窦可有脑脊液鼻漏；肿瘤影响下丘脑可引起嗜睡、不规则发热、多食等，可有肥胖生殖无能症。

3. 垂体前叶功能减退的表现

垂体瘤患者的垂体激素分泌减少的表现一般较轻，进展较慢，直至腺体有 3/4 被毁坏后，临床上才出现明显的垂体前叶功能减退症状。有时垂体激素分泌减少也可成为本病的突出表现，在儿童期尤为明显，表现为身材矮小和性发育不全。肿瘤还可影响到下丘脑及垂体后叶，血管加压素的合成和排泄障碍引起尿崩症。在出现垂体前叶功能减退症的垂体瘤患者中，性腺功能减退约见于 3/4 的患者，不出现严重的应激状态，肾上腺皮质功能通常可以维持正常，但由于垂体 ACTH 储备不足，在应激时可出现急性肾上腺皮质功能减退称之为肾上腺危象。

4. 垂体卒中

垂体瘤易发生瘤的出血称之为垂体卒中，其发生率为 5%～10%。垂体卒中起病急剧，表现为额部或一侧眶后剧痛，可放射至面部，并迅速出现不同程度的视力减退，严重者可在数小时内双目失明，常伴眼球外肌麻痹，尤以动眼神经（第Ⅲ对脑神经）受累最为多见，也可累及滑车神经（第Ⅳ对脑神经）和面神经。有的患者出现急性垂体功能衰竭的表现。

5. 多发性内分泌病 I 型

　　垂体瘤合并胰岛细胞瘤、甲状旁腺肿瘤和类癌瘤等称为多发性内分泌病 I 型。

【辅助检查】

1. 内分泌腺体功能检查

　　内分泌腺体功能检查是诊断垂体瘤的重要依据。

（1）垂体激素基础值测定和动态试验

　　测定相应激素基础值是早期诊断的重要佐证，一般应检查 6 种腺垂体激素水平（包括 PRL、GH、ACTH、TSH、FSH、LH 等），当某一激素水平有变化时应检测其靶腺或靶器官、组织激素的水平。肿瘤细胞的激素分泌呈自主性，除血液循环激素水平升高外，在早期就开始有昼夜分泌节律紊乱的特点。由于腺垂体激素分泌的影响因素多，呈脉冲式释放，需多次测定，测定结果只作为筛选指标，有时需结合动态试验综合评价垂体内分泌功能状态。有人曾提到血 PRL>200ng/ml 有确诊 PRL 瘤的价值。

（2）腺垂体功能试验

　　功能性腺瘤应立足于本激素升高的基础上来鉴定升高的性质是否表达了瘤体的自主性。

2. 放射学检查

　　除了蝶鞍 X 线平片和薄层断层蝶鞍摄影外，CT 和 MRI 的应用对垂体瘤的早期诊断有很大帮助。

（1）蝶鞍 X 线平片

　　瘤体直径<5mm 的微腺瘤蝶鞍可正常，但部分微腺瘤，特别是接近垂体表面的局限性小结节，可使局部骨质变薄，正位像鞍底左右不对称，局限性凹陷，侧位像鞍底呈双边轮廓。GH 腺瘤有的鞍底增厚，蝶鞍呈方凹型。本法简单、普及、价廉，不失为一项常规检查，也是决定进一步检查的基础，但结果正常不否定垂体瘤存在。

（2）薄层断层蝶鞍摄影

　　采用间距 2 mm 薄层断面，可发现鞍底有局部骨质吸收变薄，囊泡状膨出，鞍底倾斜，骨质破坏等微小改变，对早期诊断鞍内肿瘤帮助更大。蝶窦形态及其纵隔变异等情况亦比平片更清晰，但放射剂量偏大，对患者有一定危害。

（3）蝶鞍区 CT 扫描

CT 可显示肿瘤密度、大小、形态和发展方向，是目前诊断垂体瘤的主要方法。采用高分辨率 CT 直接增强，薄层 1.5mm 断面，做蝶鞍区冠状位扫描和矢状位重建及轴位检查，可提高微腺瘤的发现率。但对 <5mm 的微腺瘤 CT 增强其发现率仅 30%。

（4）MRI

垂体瘤的影像学检查宜首选 MRI，其可发现直径大于 3mm 的垂体微腺瘤，而且可显示下丘脑结构，能更好地显示肿瘤及其与下丘脑组织的解剖关系，对于临床判断病变有肯定的价值。垂体微腺瘤典型表现为 T1 低信号，T2 高信号，还可见垂体上缘膨凸，以冠状面显示最佳，但少数也有短或等 T1 与 T2。MRI 增强薄层断层扫描对 <5mm 微腺瘤发现率为 50%~60%。但要了解蝶鞍区骨质改变不如 X 线和 CT。

（5）气脑和脑血管造影

有助于了解垂体肿瘤向鞍外和鞍旁生长范围。

（6）放射性核素显像技术

应用于鞍区疾病的放射性核素显像技术发展迅速，如 PET、^{111}铟-二乙烯三戊乙酸-奥曲肽扫描及 ^{123}碘-酪氨酸-奥曲肽扫描已开始用于临床垂体瘤的诊断。

【治疗原则】

1. 手术治疗

经蝶鞍手术，下列情况应做手术治疗：①视力、视野受损；②脑神经受压，出现复视和眼球运动受限；③肿瘤体积大；④出现垂体卒中；⑤颅内压升高；⑥放疗后复发；⑦诊断性探查。

2. 放射治疗

放射治疗对无功能性垂体瘤有一定效果。放疗适应证有：①肿瘤体积较小，视力、视野未受影响；②患者全身情况差，年老体弱，有其他疾病，不能耐受手术者；③手术未能切除全部肿瘤，有残余肿瘤组织者，术后加做放疗。

3. 激素替代治疗

有腺垂体功能减退者，应补充外源性激素，纠正内分泌紊乱。需手术或放射治疗者，在施行这些治疗前先用药物纠正内分泌紊乱，改善全身代谢情况，增强体质和抵抗力。

【护理评估】

1. 健康史

了解患者身体外形改变发生的时间与特点。了解患者性功能异常的发生过程，了解女性患者的月经史及生育史，男性患者有无阳痿等。了解患者的视力情况，有无近视及程度。

2. 身体状况

患者有无体形的变化、面容的变化及皮肤、黏膜的变化。有无女性患者闭经、溢乳，有无男性乳房发育等。

3. 心理-社会状况

了解患者是否因身体改变或性功能障碍而产生焦虑、抑郁、自卑等。

【护理诊断】

1. 疼痛

与肿瘤分泌过多激素及压迫周围组织有关。

2. 自我形象紊乱

与疾病所致身体病理性改变有关。

3. 焦虑

与健康状况改变有关。

4. 活动无耐力

与疾病所致乏力有关。

5. 有受伤的危险

与肿瘤压迫视神经导致视力下降有关。

6. 有感染的危险

与激素分泌过多导致血糖升高、易发生感染有关。

【护理措施】

1. 疼痛的护理

（1）评估患者疼痛的诱发因素、疼痛部位、性质、频率。评估患者对于控制疼痛使用过的方法的有效性。

（2）与患者共同讨论能够缓解疼痛的方法，如放松、深呼吸、转移注意力等。

（3）遵医嘱予患者止痛药，并向患者讲解药物的作用、不良反应以及如何尽量减少不良反应的发生，用药后评价效果。

2. 饮食护理

库欣病患者由于皮质醇分泌增多，患者可发生继发性糖尿病，因此对于血糖异常的患者应给予糖尿病饮食，限制每日总热量，鼓励患者饥饿时可进食含糖量少的蔬菜，如黄瓜、番茄等。

3. 自我形象紊乱的护理

（1）鼓励患者说出对疾病导致的身体外形改变的感受以及患者预期希望有哪些改变，如体重、胸围、腰围等。

（2）通过健康指导，使患者理解身体外形改变的原因，并逐步让患者接受目前的外形改变。

（3）指导患者在能够耐受的条件下进行正确的运动。

4. 活动和安全护理

（1）评估患者活动能力。与患者共同讨论能够采取的活动，并共同制定合理的活动计划，以及目标，避免因活动出现不适。

（2）库欣病患者由于骨质疏松，可发生病理性骨折。为患者提供一个安全的活动环境，并指导患者在一个安全的环境内进行活动，以防受伤。

5. 预防感染

为患者提供清洁的病室环境，勤通风，指导患者注意个人卫生，预防感染。

6. 焦虑的护理

（1）评估患者的应对方式、压力来源和适应技巧。

（2）与患者及其家庭成员共同探讨患病过程中的心理状况，提高家庭支持。

（3）指导患者家属避免对患者使用批评性语言，多给予鼓励和称赞。

【健康教育】

1. 应与患者一起讨论改善疼痛的方法，以及出院后患者如何进行有效的缓解，为患者提供缓解疼痛的方法，如如何进行放松；保证身体的舒适；合理使用止痛药物等。

2. 应与患者交流感受，鼓励患者说出感受，教给患者应对不良心理状况的方法，如倾诉；转移注意力；听音乐等。

3. 保证患者能够了解并说出使用的药物的作用和不良反应。

4. 对于出院的患者做好出院前的指导，包括饮食、活动、用药、随诊等。

第三节　腺垂体功能减退症

垂体或下丘脑的多种病损可累及垂体的内分泌功能，当垂体的全部或绝大部分被毁坏后，可产生一系列的内分泌腺功能减退的表现，主要累及的腺体为性腺、甲状腺及肾上腺皮质，临床上称为腺垂体功能减退症。产后大出血多见，可造成垂体缺血坏死。其次为垂体肿瘤、严重感染、头颅创伤等。

【临床表现】

1. 一般表现

女性多见，临床表现差异很大，易延误诊断，补充缺乏激素后症状可迅速缓解。

2. 功能缺陷

可为单一垂体激素（常见的为促性腺激素和催乳素）系统的功能缺陷，也可为多种垂体激素系统的功能缺陷。

（1）性腺功能减退：常最早出现。女性有产后大出血、休克及昏迷病史，表现为产后无乳、乳腺萎缩、长期闭经与不孕，性功能减退等；阴道分泌物减少，外阴、子宫和阴道萎缩，毛发脱落，尤以阴毛、腋毛为甚。成年男子性欲减退、阳痿、睾丸松软缩小，胡须、腋毛和阴毛稀少等。

（2）甲状腺功能减退：成年患者常表现为代谢降低、活动能力减弱等；儿童表现为生长发育迟缓。患者表现为畏寒、嗜睡、思维迟钝及精神淡漠，皮肤干燥粗糙、少汗，食欲缺乏、便秘及心率减慢。严重者可有黏液性水肿面容、精神失常等。

（3）肾上腺皮质功能减退：患者表现为极度疲乏、食欲缺乏、恶心、呕吐、体重减轻及血压偏低等。黑色素细胞刺激素减少使皮肤色素脱失、面色苍白。对胰岛素敏感性提高而出现血糖降低，伴生长激素缺乏时可加重低血糖发作。

3. 希恩综合征

患者多有围生期大出血病史，全垂体激素缺乏症状，但无颅内占位性病变表现。

4. 垂体内或其附近肿瘤压迫

患者常同时存在垂体激素系统功能缺陷和颅内压迫症状，严重者甚至出现垂体卒中（瘤体内出血）。

【辅助检查】

1. 性腺功能测定

性激素（雌二醇、血睾酮）水平降低。

2. 甲状腺功能测定

（1）总 T_4（TT_4）、游离 T_4（FT_4）降低。

（2）总 T_3（TT_3）、游离 T_3（FT_3）正常或降低。

3. 肾上腺皮质功能测定

（1）血浆皮质醇浓度降低，但节律正常。

（2）24 小时尿 17-羟皮质类固醇及游离皮质醇减少。

（3）口服葡萄糖耐量试验显示血糖呈低平曲线改变。

4. 腺垂体激素测定

FSH、LH、TSH、ACTH、PRL 及 GH 血浆水平低于正常低限。

5. 垂体储备功能测定

垂体病变者 TRH、PRL、LRH 兴奋试验常无增加，延迟上升者常为下丘脑病变。

6. 其他检查

X 线、CT、MRI。

【治疗原则】

腺垂体功能减退症状治疗是长期的，必须持之以恒。

1. 一般处理

生活要有规律性，避免劳累；给予高热量、高蛋白、高维生素及适量钠、钾等饮食；积极进行对症处理，如抗感染、通便，纠正精神失常、止吐等。

2. 激素替代治疗

①可的松治疗；②甲状腺素制剂应与可的松同服，否则可引起肾上腺危象发生；③育龄期如行人工月经周期治疗，男性可肌内注射丙酸睾酮，促进蛋白合成。

3. 危象处理

①迅速应用葡萄糖；②大量应用氢化可的松；③对症处理如抗休克、抗感染或保暖；④禁用吗啡、哌替啶、巴比妥类药物。

【护理评估】

1. 健康史

询问患者有无垂体、下丘脑病变，如垂体肿瘤、Sheehan 综合征、下丘脑肿瘤、炎症、浸润性病变，有无蝶鞍区手术、创伤或放射性损伤等。

2. 身体状况

（1）性腺功能减退：评估成年患者是否表现为第二性征和性功能改变；儿童是否表现为第二性征不发育。

（2）甲状腺功能减退：评估成年患者是否表现为代谢降低、活动能力减弱等；儿童是否表现为生长发育迟缓。

（3）肾上腺皮质功能减退：评估患者是否表现为精神淡漠，血压偏低，软弱乏力，体重减轻，皮肤粗糙干燥、色素脱失，消化道症状和发生低血糖。

（4）垂体危象：评估患者是否表现为高热、循环衰竭、休克、恶心、呕吐、头痛、神志不清、谵妄、抽搐及昏迷等。

3. 心理-社会状况

评估患者是否因腺垂体功能减退出现闭经、性功能减退、生长发育障碍、记忆力减退、精神萎靡及乏力等症状，影响家庭生活与社交活动，评估患者是否经常出现悲观、忧郁和焦虑等心理。

【护理诊断】

1. 活动无耐力 　与肾上腺皮质功能减退、甲状腺功能减退有关。	**2. 便秘** 　与甲状腺功能减退有关。
3. 性功能障碍 　与促性腺激素分泌不足有关。	**4. 潜在并发症** 　垂体危象、低血糖、垂体卒中。

5. 体温过低

　与继发性甲状腺功能减退有关。

【护理措施】

1. 饮食护理

　垂体功能减退的患者常表现软弱乏力、畏食、恶心、呕吐、体重减轻；皮肤粗糙干燥、色素减退、苍白、少汗、弹性差；乳晕颜色浅淡等症状。要指导患者进食高热量、高蛋白、高维生素、清淡、易消化饮食，食物中要富含膳食纤维以促进肠蠕动，预防便秘。进餐时不宜过饱，可少食多餐，但应定时进餐，必要时监测血糖，预防低血糖发生。

2. 运动指导

　垂体功能减退的患者往往精神淡漠，血压偏低，反应迟钝，记忆力和注意力减退，动作缓慢，对周围环境的感知能力下降，不能及时感知环境中的危险因素或发生直立性低血压而造成患者意外。护理时要注意为患者提供安全的环境，病情严重者留陪伴，并向患者和家属告知相关注意事项，经常巡视病房，满足患者的需要。指导康复期患者适当运动，但要注意安全，避免劳累，保证有充足的休息和睡眠时间。

3. 病情观察

（1）观察患者神志、体重、睡眠、排便及活动状况。

（2）观察患者有无头痛、视野变化、视力变化。

（3）准确记录每日出入量。

4. 症状护理

（1）甲状腺功能减退的患者常表现畏寒，要注意保暖。维持室内温度在 20~28℃、相对湿度在 50%~60%，定时通风换气，使患者感觉舒适。要注意监测患者的生命体征变化，如体温偏低，可加盖棉被或用热水袋，但要注意防止烫伤。

（2）肾上腺皮质功能减退的患者皮肤粗糙干燥、色素减退、苍白、少汗、弹性差，要注意保持患者皮肤清洁卫生，避免受伤，干燥粗糙的皮肤涂抹润肤品保护，贴身应穿棉质透气的衣物，避免化纤类，避免穿紧身衣。

5. 激素替代治疗的护理

垂体功能低下的患者多采用相应靶腺激素替代治疗，包括糖皮质激素、甲状腺素、性激素等。需长期甚至终生服药。护理时要注意：

（1）治疗过程中应先补充糖皮质激素，然后再补充甲状腺素，以免诱发肾上腺危象。

（2）遵医嘱正确服用激素类药物，服用方法模仿生理分泌节律，剂量随病情变化而调节，应激状态下需适当增加剂量。

（3）老年人、冠心病、骨密度低的患者需服用甲状腺素时，宜从小剂量开始，缓慢递增剂量，以免增加代谢率而加重肾上腺皮质负担，诱发危象。同时要监测有无心绞痛等不良反应。

（4）正确留取标本，及时复查激素水平，指导临床治疗。

（5）注意观察药物的不良反应。

6. 手术治疗的护理

对于垂体瘤压迫导致垂体功能低下的患者，除催乳素瘤外均宜首先考虑手术、化疗或放疗。

（1）术前护理

1）术前指导和心理疏导。

2）协助患者维持良好的饮食、休息、睡眠等。

3）术前禁食 8~10 小时，禁饮 6~8 小时。

4）根据术式不同做好术前准备：①经蝶切除微腺瘤手术：剃胡须、剪鼻毛，做好口腔、鼻腔的护理；②开颅手术：安置胃管，剃发。

（2）术后护理

1）卧位：①幕上开颅术患者：卧向健侧，避免切口受压；②幕下开颅术：早期取无枕卧位或侧俯卧位；③经口鼻蝶窦入颅术：半卧位，以利伤口引流。

2）饮食：有吞咽困难、饮水呛咳者严格禁饮禁食，可采用鼻饲法供给营养，待吞咽功能恢复后逐渐练习进食。

3）引流管的护理：①术后早期：创腔引流瓶高度与头部创腔保持一致，以保证创腔内有一定压力而避免脑组织移位；②48小时后：可略放低引流瓶以利于较快引出液体，减少局部残腔；③3~4天后：一旦血性脑脊液转清，即可拔管。

4）并发症的护理：密切观察患者的生命体征和症状，倾听患者的主诉，观察引流液的性质、颜色和量，及时发现颅内压增高、脑脊液漏、尿崩症等并发症并予以处理。

5）基础护理：做好患者的生活护理，保持口腔、鼻腔的清洁卫生。

7. 心理护理

（1）患病后，患者身心变化较大，对之前的工作和社会角色适应力下降，会感到力不从心，对前途丧失信心，产生焦虑、恐惧等不良心理。要正确评估患者的心理状态，接受其表现的焦虑、恐惧或抑郁，关心、体贴、尊重、支持患者，鼓励患者诉说使其烦恼的因素。向患者及其家属详细解释病情，提供有关的信息咨询服务，帮助患者树立战胜疾病的信心，消除不良心理状态。

（2）患病后患者不同程度出现第二性征消退，生理周期改变和性欲减退、性交痛，女性出现阴道分泌物减少，男性存在勃起障碍等影响夫妻生活。在取得患者同意的情况下，在隐蔽舒适的环境下与患者一起分析、讨论压力的来源，向患者讲解不良情绪对疾病的影响，指导患者采取合适的应对方法。

（3）动员患者的社会支持系统，如丈夫（妻子）和儿女的支持。

（4）请治疗效果好的患者现身说法，协助患者营造良好的病房氛围。

【健康教育】

1. 加强检查和教育，预防垂体功能减退症

（1）加强产前检查，积极防治产后大出血及产褥热。

（2）严密观察垂体瘤手术、放疗的患者，及时复查激素水平。

（3）指导患者保持情绪稳定，注意生活规律，避免过度劳累。

（4）预防外伤和感冒，少到公共场所或人多之处，注意皮肤的清洁卫生，以防发生感染；冬天注意保暖；更换体位时动作应缓慢，以免发生晕厥。

2. 饮食指导	3. 观察与随访
指导患者进食高热量、高蛋白、高维生素、易消化的饮食，少量多餐，以增强机体抵抗力。	指导患者定期随访，如果出现垂体危象的征兆，如感染、发热、外伤、腹泻、呕吐、头痛等情况时，应立即就医。外出时随身携带识别卡，以防意外发生。

【垂体危象】

垂体功能减退性危象简称为垂体危象，是腺垂体功能减退症严重的并发症，是内分泌科急危重症之一，常在应激状态下发生，其临床表现复杂多样，在非专科医院及基层医院很容易被误诊，若不及时抢救，往往危及患者生命。

1. 诱因

严重感染、腹泻、呕吐、脱水、饥饿、寒冷、急性心肌梗死、脑卒中、严重低血糖、手术、外伤、麻醉及使用镇静剂、催眠药等。

2. 发病机制

（1）先天遗传性垂体瘤为成人最常见原因，肿瘤可分为功能性的和无功能性的。肿瘤增大可压迫正常垂体组织，使其功能减退或功能亢进，与腺垂体功能减退症合并存在。

（2）下丘脑病变，如炎症、浸润性病变（淋巴瘤、白血病）等，可直接破坏下丘脑神经内分泌细胞，释放激素分泌减少，蝶鞍区手术、放疗和创伤；垂体瘤切除可能损伤正常垂体组织，术后放疗更加重垂体损伤。严重头部损伤可引起颅底骨折、损毁垂体柄和垂体门静脉血液供应。

（3）鼻咽癌放疗也可损坏下丘脑和垂体致缺血性坏死；妊娠期腺垂体增生肥大，血供丰富，围生期因某种原因引起大出血、休克、血栓形成，使腺垂体大部分缺血坏死和纤维化，临床称为希恩（Sheehan）综合征。

（4）感染，如巨细胞病毒、艾滋病病毒、结核杆菌等感染引起的脑炎、脑膜炎、流行性出血热、梅毒等，损伤下丘脑和垂体；糖皮质激素长期治疗可抑制下丘脑 CRH-垂体 ACTH，突然停用后可出现医源性腺垂体功能减退；垂体卒中可见于垂体内突然出血、瘤体突然增大，压迫正常垂体组织和邻近视神经视束，呈现急诊垂体危象。

3. 临床表现

（1）高热型：体温>40℃。

（2）低温型：体温<30℃。

（3）低血糖型：血糖可<2.8mmol/L。

（4）低血压、循环衰竭型。

（5）水中毒型。

（6）混合型。

各种类型有相应的症状，突出表现为循环系统、消化系统和神经精神方面的症状，如高热、循环衰竭、休克、恶心、呕吐、头痛、神志不清、谵妄、抽搐、昏迷等严重危险状态。

4. 治疗

所有病例明确诊断后根据危象的病因和类型，加强针对性治疗。

（1）补充葡萄糖：先给予静脉推注50%葡萄糖40~60ml，抢救低血糖，继之改为10%葡萄糖维持输入，切忌间歇静滴高渗糖，避免刺激胰岛素释放加重低血糖症。

（2）应用皮质激素：第1个24小时用量200~300mg，以解除急性肾上腺功能减退征象，以后渐减量，1周内过渡到口服。危象解除后，继续应用小剂量糖皮质激素及甲状腺素口服替代治疗，如果为育龄期妇女，还加用人工月经周期药物口服以保持第二性征及有较高的生活质量。

（3）加强垂体危象诱因控制及对症支持治疗：有感染者应积极抗感染；有循环衰竭者按休克原则治疗，纠正酸碱平衡及电解质紊乱；水中毒者应利尿；低温与甲状腺功能减退有关，可以补充小剂量甲状腺激素，并用物理手段逐渐加温。禁用或慎用麻醉剂、镇静药、催眠药或降糖药。

（4）治疗过程中应注意以下几点：

①对水中毒、失钠、低体温型患者糖皮质激素剂量不可过大，因为使用肾上腺皮质激素使肾小球滤过率增加，排钠增加。不补充钠可引起

低钠昏迷和加重水中毒。

②补液量应根据病情调整，一般不低于体重的6%，由于低血糖较多见，故第1个1000ml液体应含葡萄糖50g以上，水中毒型患者应尽量控制补液。

③垂体危象的低钠多为慢性，补钠时应缓慢，低血钠的纠正应在3天以上，每天血钠提高<10mmol/L，血钠达125mmol/L可不予治疗。

④补充甲状腺激素应在糖皮质激素之后，否则加重肾上腺皮质功能衰竭。低温型患者在使用糖皮质激素的同时补充甲状腺激素。

5. 急救和护理

（1）备齐急救物品，积极配合抢救。

（2）一旦发生垂体危象，立即报告医生并协助抢救。

①迅速建立静脉通道，遵医嘱给予静脉注射50%的葡萄糖40~60ml以抢救低血糖，然后静脉滴注5%葡萄糖盐水500~1000ml+氢化可的松50~100mg，以解除肾上腺功能减退危象。

②循环衰竭者快速补液，按抗休克原则治疗。

③败血症者及时抽取血培养，进行药敏试验和静脉使用抗生素抗感染。

④水中毒者加强利尿，可给予泼尼松或氢化可的松。

⑤低体温与甲状腺功能减退有关，可给予小剂量甲状腺素，并采取保暖措施使患者体温回升。高温者给予降温治疗。

⑥慎用麻醉剂、镇静剂、催眠药和降糖药等，以防止诱发昏迷。

（3）保持呼吸道通畅，给予氧气吸入。

（4）严密监测病情

①监测患者意识状态、生命体征的变化，注意有无低血糖、低血压、低体温等情况。

②评估患者神经系统体征及瞳孔大小、对光反射的变化。

（5）做好基础护理

①低体温者注意保暖。

②高温者给予冰袋等物理降温或遵医嘱使用退热药。

③做好口腔护理、皮肤护理，保持排尿通畅，防止尿路感染。

6. 健康教育

预防发生危象。

（1）坚持正规的激素治疗，不能随意减量或停药，发生感染或其他应激状态时及时就诊，在医生指导下调整用药。

（2）适当锻炼，增强体质，冬天注意保暖，避免发生感染。

（3）注意饮食和卫生，避免腹泻、呕吐、脱水、饥饿。

（4）患者发生急性心肌梗死、脑卒中、严重低血糖、手术、外伤时要及时调整治疗方案。

（5）禁用或慎用麻醉剂、镇静剂、催眠药和降糖药等，以防诱发昏迷。

（6）患者出现高热、循环衰竭、休克、恶心、呕吐、头痛、神志不清、谵妄、抽搐、昏迷症状时要及时就诊和处理。

第二章　甲状腺疾病患者的护理

第一节　甲状腺功能亢进症

甲状腺功能亢进症简称甲亢，是由多种病因引起的甲状腺功能增强，甲状腺激素（TH）分泌过多所致的临床综合征。甲亢是一种十分常见的内分泌疾病，是以神经、循环、消化等系统兴奋性增高和代谢亢进为主要表现的一组疾病的总称。甲亢不是单一的疾病，许多疾病都可以引起甲亢。

临床上最常见的是弥漫性甲状腺肿伴甲亢（Graves 病，简称 GD），约占所有甲亢患者的 80%，男女均可发病，但以中青年女性多见。

【临床表现】

1. 高代谢综合征

患者怕热、多汗，常有低热，发生危象时可出现高热，患者常有心动过速、心悸、食欲亢进等表现。

2. 神经系统

易激动，神经过敏，舌和手掌向前伸出时有细震颤，失眠紧张，思想不集中，焦虑烦躁，多猜疑等，有时出现幻觉，甚至出现躁狂症。

3. 甲状腺肿大

甲状腺轻、中度弥漫性肿大，质软，无压痛，其肿大程度与病情轻重无关，于两侧上下极常可听到收缩期吹风样杂音，重时能扪及震颤。

4. 突眼

（1）非浸润性突眼：因交感神经兴奋性增高所致，多为双侧，表现为：①睑裂增宽，少瞬目（Stellwag 征）；②上睑挛缩，下视时上睑不能随眼球运动迅速下落（Von Graefe 征）；③上视时前额皮肤不皱起（Joffroy 征）；④眼球辐辏反应差（Mobius 征）。

（2）浸润性突眼：又称"内分泌性突眼"、"眼肌麻痹性突眼症"或"恶性突眼"，较少见，病情较严重，也可见于甲状腺功能亢进症状不明显或无高代谢症的患者中，主要由于眼外肌和球后组织体积增加、淋巴细胞浸润和水肿所致。

5. 心血管系统

可出现心动过速，静息或睡眠时心率仍快为本病的特征之一。心律失常以期前收缩（早搏）最常见，常为房性，房颤也较常见。心尖区第一心音亢进，常可闻及收缩期吹风样杂音。

6. 消化系统

多食、易饥、消瘦、排便次数增多，粪便无黏液及脓血。甲状腺激素对肝脏也有直接毒性作用，可致肝肿大和转氨酶升高。

7. 血液系统

可有粒细胞、血小板减少，偶有血小板减少性紫癜，贫血常见。

8. 生殖系统

女性月经稀少或闭经，男性可有乳房发育、阳痿。

9. 运动系统

肌肉软弱无力。慢性甲亢性肌病多见于老年人，四肢近端肌肉最常受累。周期性麻痹多见于年轻男性，发作时血钾低，有时伴低血镁。饱餐、糖负荷及精神因素可诱发发作。重症肌无力常与 GD 同时发生，二者均为自身免疫病。

10. 皮肤及肢端

小部分患者有典型对称性黏液性水肿，与甲状腺功能减退症者类似，均与皮肤的自身免疫性损害有关。多见于小腿胫前下段，有时可见于足背和膝部、面部、上肢，胸部甚至头部。初起呈暗紫红色皮损，皮肤粗厚，以后呈片状或结节状叠起，最后呈树皮状，可伴继发感染和色素沉着。少数患者尚可见到指端软组织肿胀，呈杵状，掌指骨骨膜下新骨形成，以及指或趾甲的邻近游离边缘部分和甲床分离现象，称为指端粗厚。

11. 特殊表现

（1）淡漠型甲亢：多见于老年患者，甲状腺激素增多症候群及眼征、甲状腺肿大均不明显，而主要表现为淡漠、乏力、消瘦、嗜睡、反应迟钝。

（2）甲状腺功能亢进性心脏病：在已明确甲亢病诊断的基础上，具有下列一项或以上异常，且未证实有其他心脏病即考虑诊断。①心脏扩大；②显著的心律失常：心房纤颤最常见，频发房性、室性早搏或房室传导阻滞；③心力衰竭：左心和（或）右心衰竭均可发生，右心衰竭较常见，为高排出量性心力衰竭。

经抗甲亢治疗，甲状腺功能亢进缓解时心脏异常好转或完全恢复则可确诊。

（3）T_3型甲亢：临床表现为与普通甲亢无异，但症状较轻，其特征为TT_3、FT_3升高，促甲状腺激素（TSH）降低，但TT_4、FT_4正常。

（4）亚临床甲亢：其特征为血T_3、T_4水平正常，TSH降低，无或仅有轻度甲亢表现。

【辅助检查】

目前认为FT_3、FT_4、超敏TSH是诊断Graves病的首选检查项目，其次为T_3、T_4。近年来甲状腺自身免疫性抗体也使用较多，而TRH兴奋试验、摄^{131}I率检查、基础代谢率测定已很少应用。

1. 甲状腺摄碘功能检查

（1）血清甲状腺激素测定

①血清T_3、T_4对甲亢的临床意义包括甲亢的初步诊断，监测甲亢复发，判断甲亢的严重程度、疗效及对疾病的长期随访；②T_3和T_4易受甲状腺激素结合球蛋白（TBG）的影响。TBG可因雌激素、妊娠、病毒性肝炎等因素的影响而升高，因雄激素、严重肝病、泼尼松（强的松）等影响而下降，临床参考时要慎重考虑；③血清游离三碘甲状腺原氨酸（FT_3）、游离四碘甲状腺原氨酸（FT_4）测定。FT_3、FT_4比T_3、T_4能更直接反映甲状腺的功能状态，且较少受TBG浓度的影响，是诊断甲亢的首选检验之一。

（2）下丘脑-垂体-甲状腺轴动态试验

①超敏TSH测定：超敏TSH是目前初步诊断甲亢的首选试验，对评估疗效和判断甲亢复发也有重要意义，绝大多数初发或未良好控制的GD患者超敏TSH低于正常值；②TRH兴奋试验：近年已较少采用，目前主要用于对内分泌性突眼的诊断，有时也用于诊断表现不典型的甲亢患者；③T_3抑制试验：意义与TRH兴奋试验相同，极少使用。

（3）甲状腺自身免疫性抗体测定

甲状腺自身抗体分为两类，即兴奋性抗体和非兴奋性抗体。临床常测定的兴奋性抗体是 TRAb，非兴奋性抗体包括 TGAb、TMAb、TPOAb。

测定 TRAb 的临床意义为：①诊断 GD：因在初发的 GD 患者中TRAb 的阳性率高达 80%；②疗效随访：因为 TRAb 是 GD 停药的重要指征；③预测新生儿甲亢；④预后判断：因为经抗甲状腺药物治疗后TRAb 不易转阴的患者，复发的机会较大。

非兴奋性抗体如 TGAb、TMAb、TPOAb 在本病中均可阳性，但效价远不如桥本甲状腺炎高。

（4）甲状腺摄^{131}I 率检查

GD 摄碘率增高，且高峰提前，但现在很少用于此病的诊断，而主要用于鉴别不同病因的甲亢，还用于放摄^{131}I治疗前对甲状腺摄碘能力的估计。

（5）甲状腺放射性核素显像

本项检查对鉴别自主性高功能性甲状腺腺瘤有特殊意义，但对 GD 诊断意义不大。

2. B 超检查

B 超主要用于了解甲状腺肿大的程度和性质，眼球后 B 超有助于甲亢眼病的诊断和鉴别诊断。

3. 代谢检测

基础代谢率（BMR）正常范围：$-10\% \sim +15\%$。约 95% 甲亢患者高于正常，现已很少使用。

【治疗原则】

1. 一般治疗

保持情绪稳定，合理静息和营养。

2. 抗甲状腺药物治疗

（1）适应证：①症状轻、甲状腺肿较轻的患者；②年龄 20 岁以下患者；③孕妇、年老体弱者；④合并有严重心、肝、肾等疾病不宜选择手术治疗的患者；⑤术前准备和术后复发的辅助治疗。

（2）常用药物：主要有硫脲类［丙硫氧嘧啶（PTU）、甲硫氧嘧啶（MTU）］和咪唑类［甲巯咪唑（MMI）、卡比马唑（CMZ）］。其机制为抑制合成甲状腺素。

3. 手术治疗

适应证：①甲状腺肿大严重，有压迫症状者；②长期口服药治疗无效、停药后易复发、对抗甲状腺药物有严重不良反应、不愿长期服药而盼望迅速控制病情者；③结节性甲状腺肿、怀疑恶变者等。

4. 放射性碘治疗

适应证：①中度 GD 患者；②年龄 30 岁以上患者；③老年患者；④不能用药物或手术治疗或治愈后易复发的患者。

【护理评估】

1. 健康史

询问患者患病的起始时间，主要症状及其特点，如有无疲乏无力、怕热、多汗、低热、多食、消瘦、急躁易怒、排便次数增多以及心悸、胸闷、气短等表现；有无精神刺激、感染、创伤等诱发因素存在；患病后的检查治疗经过，用药情况。了解有无家族史。女性患者应了解月经史、生育史。

2. 身体状况

（1）一般状态：①生命体征：观察有无体温升高、脉搏加快、脉压增加等表现；②意识精神状态：观察患者有无兴奋易怒、失眠不安等；③营养状况：评估患者有无消瘦、体重下降、贫血等营养状况改变。

（2）皮肤、黏膜：观察皮肤是否潮湿、多汗，以手掌明显。

（3）眼征：观察和测量突眼度，评估有无眼球突出、眼裂增宽等表现，有无视物疲劳、畏光、复视、视力减退、视野变小。角膜有无溃疡。

（4）甲状腺：了解甲状腺肿大程度，是否呈弥漫性、对称性肿大，有无震颤和血管杂音。

（5）心脏、血管：有无心尖搏动位置变化、心尖搏动增强、心率增快、心尖部收缩期杂音、心律失常等。有无周围血管征。

（6）骨骼肌肉：是否有肌无力、肌萎缩和杵状指等。

3. 心理-社会状况

评估患病对患者日常生活的影响，是否有睡眠、活动量及活动耐力的改变。甲亢患者因神经过敏、急躁易怒，易与家人或同事发生争执，导致人际关系紧张。评估患者的心理状态，有无焦虑、恐惧、多疑等心理变化。注意患者及家属对疾病知识的了解程度。患者所在社区的医疗保健服务情况。

【护理诊断】

1. 营养失调

低于机体需要量，与基础代谢率高、吸收不良有关。

2. 活动无耐力

与基础代谢率增高、蛋白质代谢呈负氮平衡有关。

3. 自我形象紊乱

与甲状腺肿大、突眼有关。

4. 焦虑

与缺乏本病知识及甲亢所致神经系统兴奋有关。

5. 潜在并发症

甲亢危象。

【护理措施】

1. 饮食护理

给予高热量、高蛋白、高维生素的饮食，腹泻者，限制含纤维高的食物，并注意补充液体。忌饮酒、咖啡、浓茶，以减少食物对患者的不良刺激。

2. 休息护理

在病情允许的范围内适当活动，注意避免劳累，病情重者严格卧床休息。

3. 病情观察

（1）监测患者的生命体征、神志、体重、精神状态、饮食、睡眠、活动能力、排尿、排便及出入量。

（2）观察甲状腺肿大的程度，有无压迫症状。

（3）观察突眼的程度和症状，是否存在视力下降等安全隐患。

4. 高代谢症状的护理

甲亢患者由于 T_3、T_4 分泌增多，往往存在怕热、多汗、易饥多食、消瘦、乏力、脉速、紧张兴奋、多言易怒等症状。护理上要做到：①提供安静、整洁、安全、通风良好的环境，维持适当的温度和湿度，避免强光照射，减少陪伴探视，使患者感觉凉爽舒适；②进食清淡易消化饮食，保证水分摄入，忌饮酒、咖啡、浓茶等兴奋性饮料；③在病情允许的情况下适当活动，但要避免劳累，病情重者卧床休息，必要时予以吸氧；④皮肤潮湿多汗者，勤换内衣，勤洗澡，保持皮肤清洁、干爽；⑤腹泻者减少饮食中纤维素的摄入，适当增加饮水，注意保护肛周皮肤，避免肛周皮损；⑥医务人员和家属要耐心对待患者，注意自己的语言和行为，避免对患者形成不良刺激；⑦保证患者有足够睡眠，必要时遵医嘱使用辅助睡眠的药物，过度兴奋者做好安全护理。

5. 甲状腺肿大的护理

甲亢患者甲状腺多呈不同程度的对称性蝶形、弥漫性肿大，肿大的甲状腺质软，扪及震颤或血管杂音是诊断甲亢的重要体征。甲状腺肿大程度与甲亢轻重无明显关系，但易给患者尤其是女性患者造成心理负担。护理上要注意：①向患者讲解疾病相关知识，使其对疾病有正确的认识；②指导患者穿宽松高领衫可以适当修饰颈部和避免甲状腺受压；③体检时避免用力触诊甲状腺；④告知患者如果出现吞咽困难、局部疼痛等压迫症状应及时告诉医护人员。

6. 用药的护理

（1）指导患者正确按疗程足量服药，随时需要根据甲功调节药物用量，熟知药物的作用，向患者讲清疗程和用法，讲清随意停药和减量的危害，嘱患者用药期间勿私自变更药物剂量或停药，指导和鼓励患者正规服药。

（2）协助医生取血复查甲状腺功能、血常规和肝肾功能，并注意追查结果。

（3）密切观察药物的不良反应。抗甲状腺药物最常见的不良反应有：①粒细胞缺乏：为致命性，多在初治 2 个月及复治 1 个月内发生，该期内需每周复查 WBC。高热、咽痛时要警惕粒细胞缺乏。停药指征：WBC<$3.0×10^9$/L，粒细胞<$1.5×10^9$/L；②肝损害；③药疹较为常见。

（4）其他：①服用 β 受体阻滞剂如美托洛尔、普萘洛尔要监测患者的脉搏；②药用炭片等活性炭应空腹服用，不能与其他药物同服，以免影响效果。

7. 手术治疗的护理

参见本章第三节。

8. 放射性碘治疗的护理

甲状腺上皮细胞具有很强的吸收和浓缩碘化物的能力，口服一定量的^{131}I被甲状腺上皮细胞大量吸收进入甲状腺组织，其放射出的有效射程仅$0.5\sim2mm$的β射线选择性地破坏甲状腺腺泡上皮而不影响邻近组织，被破坏后的腺体逐渐坏死，被无功能的结缔组织代替，使甲状腺的分泌功能降低，甲亢得以治愈。由于该疗法效果明显，疗程短，受到患者青睐。但并非所有甲亢患者都适用本疗法，故护理上应注意：

（1）向患者讲明年龄<25岁者；妊娠、哺乳期妇女；肝功能差、活动性肺结核；白细胞<3.0×10^9/L或粒细胞<1.5×10^9/L；中度浸润性突眼者；甲状腺危象；以往用过大量碘剂而甲状腺不能摄碘者禁用本疗法。

（2）向患者讲明虽然本疗法效果好，但少数患者仍可能发生甲亢未控制或发生甲减及其他不良反应。

（3）服药后要妥善处理患者的分泌物，以免污染环境。

（4）服药后注意监测患者甲状腺功能、肝肾功能、血常规等。

9. 心理护理

（1）评估患者心理状态并给予必要的关心，消除患者的自卑心理。

（2）动员患者的社会支持系统。

【健康教育】

1. 甲亢一般知识宣教

向患者宣教有关甲亢的临床表现、诊断性试验、治疗、饮食原则和要求以及眼睛的防护方法。对有生育需要的女性患者，应告知妊娠可加重甲亢，宜治愈后再妊娠。鼓励患者保持身心愉快，避免精神刺激或过度劳累，建立和谐的人际关系和良好的社会支持系统。

2. 用药指导

指导患者坚持遵医嘱按剂量、按疗程服药，不可随意减量和停药。服用抗甲状腺药物者应注意复查甲状腺功能、血常规和肝肾功能。服用抗甲状腺药物的开始 3 个月，每周查血象 1 次，每隔 1~2 个月做甲状腺功能测定。对妊娠期甲亢患者，应指导其避免各种对孕妇及胎儿造成影响的因素，宜选用抗甲状腺药物治疗，禁用[131]I 治疗，慎用普萘洛尔。产后如需继续服药，则不宜哺乳。

3. 饮食指导

应食用高热量、高蛋白、低纤维素食物，勿使用含碘高的食物如海带、紫菜等。

4. 休息、活动指导

轻者可适当活动，重者应绝对卧床休息，保证充足的睡眠。

5. 自我监测

每日清晨卧床时自测脉搏，定期测量体重，脉搏减慢、体重增加是治疗有效的重要标志。若出现高热、恶心、呕吐、不明原因腹泻、突眼加重等，警惕甲状腺危象的可能，应及时就诊。

6. 预防并发症

上衣宜宽松，严禁用手挤压甲状腺以免甲状腺受压后甲状腺激素分泌增多，加重病情。出现高热、恶心、呕吐、大汗淋漓、腹痛、腹泻、体重锐减、突眼加重等甲亢危象应及时就诊。

7. 出院指导

指导正确用药，定期复查，出现不适及时就诊。

8. 门诊随访

每隔 1~2 个月门诊随访做甲状腺功能测定。

【甲亢并发症——甲状腺危象】

甲状腺危象简称甲亢危象，是甲亢未能及时有效地得到控制，甲状腺毒症急性加重、危及患者生命的严重并发症。本病病死率高。一般占住院甲亢患者总数的 1%~2%。本病女性高于男性，可发生于任何年龄阶段的人群，儿童少见。

1. 诱因

（1）感染：以急性呼吸道感染最为常见。

（2）应激：精神极度紧张、过度劳累、高温、饥饿、过敏、心绞痛、低血糖、心力衰竭、高钙血症、肺栓塞、脑血管意外、分娩、妊娠等，均可导致甲状腺突然释放大量的甲状腺激素进入血中，导致甲亢危象。

（3）外科手术：产钳引产、拔牙等小手术也可引起甲亢危象发生，特别是甲亢术前准备不充分的次全切手术。

（4）不适当停用碘剂药物：突然停用碘剂，原有的甲亢表现可迅速加重。

（5）放射性^{131}I治疗：重症甲亢^{131}I放疗中5%~10%患者可有甲亢加重，少数出现危象。

（6）其他：如过度挤压甲状腺、重症甲亢病例等。

2. 发病机制

甲状腺危象发病机制未完全阐明，较多学者认为可能与下列因素有关。

（1）单位时间内甲状腺素入血过多。

①甲亢患者服用大量甲状腺激素。

②过度挤压甲状腺、甲状腺手术、不适当停用碘剂以及放射性碘治疗后，患者血中的甲状腺激素升高。

（2）肾上腺皮质功能减退

甲亢患者肾上腺皮质储备功能不足，一旦发生甲亢危象易致功能衰竭。甲状腺危象中不少因素和某些症状与肾上腺皮质危象相似。

3. 临床表现

（1）体温升高：体温急骤升高，常在39℃以上，伴大汗淋漓、皮肤潮红。高热是甲亢危象的特征表现，是与重症甲亢的重要鉴别点。

（2）中枢神经系统：震颤、焦虑、极度烦躁不安、谵妄、嗜睡，甚至昏迷。

（3）循环系统：心动过速，常达120次/分以上，与体温升高不成比例，可出现心律失常。

（4）消化系统：食欲极差、恶心、呕吐频繁、腹痛、腹泻，伴大量出汗易导致严重脱水，多数患者可有肝功能异常。

（5）不典型表现：临床上，有少部分患者的临床症状和体征不典型，突出特点是表情淡漠、嗜睡、木僵、反射减弱、低热、明显乏力、心率慢、恶病质，最后昏迷，甚至死亡。

（6）患者体温<39℃和脉率<160次/分以下，出现多汗、烦躁、食欲减退、嗜睡、恶心以及排便次数增多等定为甲亢危象前期；而当患者体温>39℃，脉率>160次/分，出现大汗淋漓、躁动、谵妄、昏睡或昏迷、呕吐或腹泻显著增多等症状时定为甲亢危象。

4. 治疗

（1）快速抑制T_3、T_4的合成、分泌：甲亢危象的治疗根本在于抑制甲状腺激素的合成和释放。因PTU可抑制T_4向T_3转化，故为首选。首剂600mg，口服或由胃管注入，也可以用PTU 300~400mg，每4小时1次，必要时可直肠给药。症状控制后每日给用维持量（相当于每天PTU 300~600mg，分次给药）。

（2）保护机体脏器，防止功能衰竭：发热患者用退热剂或物理降温，如冰袋、电扇或空调等，必要时可人工冬眠。由于代谢明显增高，所以必须给氧治疗。因高热大量出汗或呕吐者易发生脱水及高钠状态，需及时补充水分及纠正电解质紊乱。有心力衰竭或肺淤血者应积极处理，用利尿剂和洋地黄制剂，对心房颤动、心率极度增快的患者，应当使用洋地黄制剂或钙离子通道阻滞剂。

（3）阻止TH释放：服用抗甲状腺药物1~2小时后，加用碘化钾液，首剂30~60滴，以后5~10滴，每8小时1次，口服或由胃管注入，或碘化钠0.5~1.0g加入5%葡萄糖盐水500ml中，缓慢静脉滴注12~24小时。病情好转后逐渐减量，危象消除即可停用。

（4）降低周围组织对甲状腺激素的反应：抗交感神经药物可减轻周围组织对儿茶酚胺作用，常用的肾上腺素阻滞药为普萘洛尔，若无心功能不全，40~80mg，每6~8小时口服1次或静脉缓慢注入2mg，能持续作用数小时，可重复使用。同时观察心率、血压变化，视病情好转后逐渐减量，危象消除即可改用常规剂量。

（5）拮抗应激：可用氢化可的松100mg或相应剂量的地塞米松加入5%葡萄糖液中静脉滴入，每天可用2~3次，危象解除后可停用或改用泼尼松小剂量口服，维持数日后停药。

（6）抗感染预防并发症：合理使用抗生素控制感染，预防并发症的发生。

（7）支持和对症治疗：①吸氧：每分4~6L；②控制体温：可用冰袋，酒精擦浴，必要时冷生理盐水保留灌肠；③镇静剂的使用：可选用地西泮（安定）10mg 肌内注射或静脉缓注，或用巴比妥钠 0.1g 肌内注射，必要时可行人工冬眠；④纠正水电解质紊乱：补液，一般补 5% 葡萄糖盐水，24 小时可输入 2000~3000ml，根据血钾、尿量合理补钾。

5. 护理

（1）一般护理：保证病室环境安静，患者绝对卧床休息，病室应备深色窗帘，避免一切不良刺激。

（2）病情观察：①甲亢患者症状加重，出现严重乏力、烦躁、发热（T>39℃）、多汗、心悸、心率>120 次/分，伴食欲缺乏、恶心、腹泻等，应警惕发生甲亢危象；②密切观察生命体征和意识状态并记录，如发现谵妄、昏迷、躁动，及时通知医生，及时抢救；③准确记录出入量。

（3）抢救护理：严格按规定的时间和剂量给予抢救药物，并观察疗效。

（4）生活护理：①给予足够的热量供给，选择高热量、高蛋白、高维生素的饮食，液体入量每日在 3000ml 以上。②保持床铺、患者衣服干燥清洁，及时更换潮湿衣服及床单。

（5）对症护理：①加强皮肤、口腔护理，定时翻身、预防压疮、肺炎的发生；②高热者积极降温，可采取冰敷或酒精擦浴。如采用人工冬眠者，应观察并记录降温效果；③烦躁者做好安全护理；④高流量吸氧，以保证血氧供应。

6. 健康教育

（1）病情许可时，教育患者及家属感染、严重精神刺激、创伤等是诱发甲亢危象的重要因素，应避免。

（2）指导患者进行自我心理调节，增强应对能力。家属、病友要理解患者现状，多关心、爱护患者。

（3）向患者讲解成功病例，树立战胜疾病的信心，消除其紧张自卑的心理。

【甲亢并发症——甲状腺眼病】

甲状腺眼病是指伴有甲状腺功能异常的浸润性和炎症性眼部疾病。主要发生于 GD 患者中，也可发生于甲状腺功能正常者及原发性甲减和桥本甲状腺炎的患者。甲状腺眼病分非浸润性突眼和浸润性突眼。

1. 临床表现

（1）非浸润性突眼	（2）浸润性突眼
占本病的大多数，一般为双眼突出，有时为单侧突出。患者多无自觉症状。眼征包括：突眼：突眼度一般<18mm（正常<16mm）；瞬目减少；眼裂增大；双眼聚合能力欠佳；眼上看时前额皮肤无皱褶；眼下看时上端白色巩膜外露。这些眼征主要与甲亢时交感神经兴奋，眼外肌群和上睑肌群张力增高有关，甲亢控制后常自行恢复，预后良好。	较少见，约占 Graves 病的 5%，男性多于女性，不少患者伴有轻度甲亢，也有相当多的甲状腺功能正常者，称 Graves 眼病。发病与甲亢自身免疫异常导致眼球后组织水肿有关。患者表现为凝视、眼内异物感、畏光、流泪、眼痛、眼球突出等。突眼度一般在 19mm 以上，有时可高达 30mm，两眼突度可不等，或仅有一侧突眼。严重突眼者因结膜、角膜外露引起充血、水肿、溃疡、眼球炎，以致失明。

2. 治疗

（1）一般治疗	（2）糖皮质激素治疗
高枕卧位，低盐饮食，适当使用利尿剂。水肿、充血者可使用糖皮质激素及抗生素滴眼液。异物感者滴甲基纤维素眼药水可减轻局部刺激症状。外出时可戴墨镜。眼睑闭合不全者可戴眼罩。	一般用泼尼松，起始剂量要大，每天 60～80mg，连续 1～3 个月，见效后逐渐减量，不能骤停，疗程一般为 3~6 个月甚至以上。

（3）甲亢治疗
不宜用 ^{131}I 放疗或手术治疗。

（4）其他治疗	（5）手术治疗
上述治疗无效者可使用环孢素、血浆置换疗法。	少数患者，由于角膜及结膜的严重暴露，可采用暂时性眼睑缝合术或眶内减压手术。

（6）激光治疗
对某些甲状腺眼病有一定的效果。

3. 护理

（1）保护眼睛

①戴深色眼镜，减少光线和灰尘的刺激。

②睡前涂抗生素眼膏，眼睑不能闭合者覆盖纱布或眼罩，将角膜、结膜发生损伤、感染和溃疡的可能性降至最低限度。

③眼睛勿向上凝视，以免加剧眼球突出和诱发斜视。

④定期眼科角膜检查以防角膜溃疡造成失明。

（2）减轻眼部症状

①0.5%甲基纤维素或0.5%氢化可的松溶液滴眼。

②高枕卧位和限制钠盐摄入可减轻球后水肿，改善眼部症状。

③每日做眼球运动以锻炼眼肌，改善眼肌功能。

（3）减少不良刺激，合理安排生活

①保持居室安静和轻松的气氛，限制访视，避免外来刺激。

②忌饮酒、咖啡、浓茶，以减少对患者的不良刺激。

4. 健康教育

取得患者家属及亲友的配合，安慰鼓励患者，消除不良情绪，提高对疾病认知水平。

【甲亢并发症——甲亢性心脏病】

甲状腺功能亢进性心脏病，简称甲亢性心脏病，是指甲状腺功能亢进时，过量的 TH 通过对心脏的直接毒性作用或间接影响，引起心脏扩大、心力衰竭、心律失常和心绞痛等一系列心血管症状和体征的一种内分泌代谢紊乱性心脏病。本病的诊断要点是原有甲亢病史，且未得到及时有效的控制。

1. 临床表现

（1）心脏扩大

多为轻、中度扩大。X 线透视下可见扩大的心脏搏动快而有力。

（2）心律失常

可表现为多种形式，如心房颤动、心房扑动、频发房早等，以心房颤动最为常见，占 50%～70%。其特点常由频发房早发展到阵发心房颤动，最后发展到持续性心房颤动。心房颤动时心室率快，在 120～130 次/分之间。

（3）心力衰竭

甲亢发生心力衰竭时，多以右心衰竭为主，也可发展为全心衰竭，但常四肢温暖，脉压大。

2. 治疗

（1）积极治疗甲亢。

（2）使用小剂量的洋地黄治疗心力衰竭，可多次使用，使用短效剂型如毛花苷 C、毒毛花苷 K 等。

（3）心房颤动、快速心室率未有效控制易诱发心力衰竭。β 受体阻滞剂有较好的疗效，也可用钙拮抗剂治疗甲亢心房颤动。

3. 护理

（1）一般护理

①休息是减轻心脏负荷的主要方法。休息应根据患者心功能情况而定。休息的方式和时间：心功能Ⅰ级者应避免重体力活动；心功能Ⅱ级者应充分休息，可行中体力活动，适当增加午睡时间及夜间睡眠时间；心功能Ⅲ级者以卧床休息为主，可下床行排尿排便等轻体力活动；心功能Ⅳ级者应绝对卧床休息。

②对于长期卧床的患者应保持体位舒适，定时协助翻身，以避免压疮的发生。鼓励患者在床上做深呼吸及下肢被动性或主动性活动，以避免肺部感染、下肢静脉血栓形成及肌肉萎缩等并发症的发生。

③帮助患者合理安排作息时间，白天适当活动，避免精神紧张和注意力过度集中，保证夜间充足睡眠。

④给予持续吸氧，保持管道通畅、清洁。

（2）饮食护理

①少量多餐，清淡易消化。

②限制钠盐的摄入量。每日钠盐摄入量应在 5g 以下（可口可乐饮料瓶盖计算，5g 为半瓶盖）。其他含钠盐多的食物、饮料，如腌制食品、

罐头、香肠、味精、啤酒、碳酸饮料等也应限制。

③监督患者的进食情况。

（3）用药护理

①使用利尿剂应准确记录出入量，定期测量体重，监测血电解质的变化。

②使用扩血管药时观察患者的血压，防止因血管扩张过度而致低血压。

③使用洋地黄制剂时应嘱患者按时、按量服用，如有漏服，下次不可补服，以免过量而中毒。给药前要先测患者的心率，若<60次/分不能给药。注意询问患者有无不适，发现洋地黄中毒的表现及时通知医生，协助处理。

④尽量避免静脉给药，如必须静脉给药，应限制液体的滴数及输液总量。

4.健康教育

（1）了解患者心理状态并给予关心，消除患者的紧张、焦虑、恐惧心理，关心体贴患者，给患者建立一个安全的治疗环境。

（2）与患者多交流，树立战胜疾病的信心。

第二节　甲状腺功能减退症

甲状腺功能减退症简称甲减，是指由多种原因引起的甲状腺激素合成、分泌或生物效应不足，导致以全身新陈代谢率降低为特征的内分泌疾病。本病多见于中年女性。

甲减按起病年龄分为3型：①若功能减退始于胎儿或新生儿期，称为克汀病；②功能减退始于性发育前儿童称为幼年型甲减；③功能减退始于成人称成年型甲减。前两型常伴有智力障碍。

原发性甲减占成人甲减的90%～95%，是由自身免疫、甲状腺手术和甲亢^{131}I治疗所致。继发性甲减是由于垂体或下丘脑疾病导致TSH不足而继发，常见原因有肿瘤、手术、放疗或产后垂体缺血性坏死等。

【临床表现】

1. 呆小症

本病又称为克汀病，包括地方性克汀病和散发性克汀病。其中，散发性呆小病临床症状的严重程度与出现甲状腺激素不足的时间密切相关，主要临床表现有：

（1）婴儿期可有声嘶、吮吸和进食困难、嗜睡、皮肤干燥、胎毛持续存在。

（2）新生儿可有黄疸延长，上眼睑水肿、唇厚、舌粗大、心动过缓、体温低、身材矮小、鼻梁低平、眼距增宽、囟门关闭延迟。地方性克汀病甲状腺可肿大。

（3）智力发育延缓的表现有：胎儿期胎动少，出生后呆滞，嗜睡、异常安静，吮吸差、食欲下降，坐、站、走均落后于同龄儿，语言发育晚，有时可伴有聋哑。

2. 幼年型甲状腺功能减退症

本病简称为幼年甲减，是指在儿童期发生的甲减。可能是成人甲减的发病因素使其在儿童期即发病。

幼年甲减的临床表现随发病年龄早晚而各类似于呆小病和成人甲减，伴有不同程度的生长延缓和青春期延后，严重者也可发生黏液性水肿昏迷。发病早者有明显的神经系统发育障碍，发病晚者则仅为智力偏低，预后较呆小症佳。

3. 成年型甲状腺功能减退症

（1）能量代谢	（2）面容及皮肤
基础代谢率降低、食欲减退、便秘、畏寒、体温下降、体重增加、蛋白质合成与分解均减少，骨骼及软组织生长缓慢。	表情呆板淡漠、颜面水肿、上睑下垂、睑裂变小、口唇增厚、毛发稀少、（睫毛、眉毛）脱落、面色苍白、舌大，部分有突眼。全身皮肤粗糙干厚，并有非凹陷性水肿，以眼周、手背、足背和锁骨上窝最为多见。头发及体毛干而脆，缺乏光泽，生长缓慢。指甲生长缓慢，外观增厚，表面常有裂纹。继发性甲减则往往表现为皮肤变薄，有细小皱纹。声音低哑，语言含糊不清。

（3）心血管系统

患者可有胸闷、心悸、气促症状，体格检查示心动过缓、收缩压下降、舒张压上升、脉压缩小。严重患者常见心影扩大，听诊心音低钝。心室壁增厚。心室腔扩大（以左心室为著）。病程较长的患者有心包积液，严重者可有心力衰竭。动脉粥样硬化（特别是冠状动脉硬化）的发生率高于正常人群，但心绞痛不多见。

（4）神经系统

精神萎靡、言语迟缓、反应低下、记忆障碍、嗜睡、头痛、共济失调。腱反射松弛延缓为其特征，尤以跟腱反射为著。精神障碍亦不少见。正中神经黏液性水肿可致腕管综合征。

（5）呼吸系统

患者对低氧血症和高 CO_2 血症的通气反应减弱，加以肥胖和呼吸肌黏液性水肿使得肺泡通气量减少，CO_2 潴留。胸腔积液亦不少见，但常无症状。临床上可出现呼吸-睡眠暂停综合征。

（6）消化系统

肠蠕动减弱，导致便秘、腹胀，严重时发生麻痹性肠梗阻和巨十二指肠、巨结肠症，可有腹腔积液。

（7）肌肉

肌肉松弛、无力，主要累及上肢带肌和下肢带肌；部分患者可有一过性肌强直、痉挛和疼痛，受寒后更为明显，握拳后放松困难。肌肉略显肿胀，质地变硬，紧捏或叩击后可引起局部鼓起，称为"肌肿"现象。

（8）关节及钙磷代谢

常有关节疼痛，血钙、磷浓度则正常，偶可见血钙升高，PTH 水平常升高。

（9）泌尿系统

尿量很少，尿酸可升高。

（10）血液系统

有轻度到中度的正色素或低色素小细胞性贫血；12%的患者有恶性贫血。血小板黏附能力下降；加之Ⅷ因子、Ⅸ因子浓度下降和毛细血管脆性增加，患者易出现出血倾向。红细胞沉降率（血沉）可增快。

（11）内分泌系统

CT 及 MRI 检查可见垂体窝增大，但视野缺损少见。严重患者同时有 PRL 水平的升高，并出现溢乳。甲状腺激素低下导致血皮质醇代谢减慢。继发性甲减可有肾上腺皮质功能不足。胰岛素降解减少，机体对胰岛素敏感性升高，糖耐量曲线降低。

（12）生殖系统

女性患者可有月经过多或淋漓不尽，继发性甲减可有卵巢萎缩和闭经。男性患者则可表现为性欲减退、阳痿和精液减少。

（13）浆膜腔积液

可有胸腔积液、腹腔积液、心包积液。

（14）黏液性水肿昏迷

又称甲状腺功能减退危象，是甲减的最严重的表现。几乎所有使机体对甲状腺激素需要量增加的内、外界刺激均可成为此危象的诱因。常见的诱因有：寒冷、急性感染、药物（如麻醉药、镇静药、镇痛药和抗抑郁药）、创伤、手术、脑血管意外、低血糖。前驱症状有疲乏、记忆力下降，有不同程度的意识障碍，表现为嗜睡、意识模糊、昏睡，继而发生昏迷，四肢瘫痪，腱反射消失、癫痫样发作，锥体束征阳性。呼吸浅慢，有时可出现呼吸性酸中度及脑缺氧表现。心率减慢，心音低钝；约半数患者有低血压。

约25%的患者可有癫痫小发作和大发作。体内水潴留，严重时引起水中毒，血钠降低，可有低血糖，若合并有肾上腺功能不全则更易发生，且更严重。合并感染时可无发热、心率增快、出汗、白细胞升高等表现，有时需采集呼吸道分泌物及尿液等样本进行培养以助诊治。

4. 亚临床甲状腺功能减退症

亚临床型甲减是指促甲状腺激素（TSH）水平升高，血清游离甲状腺素（FT_4）和游离甲状腺原氨酸（FT_3）水平正常的甲减。患者几乎没有甲状腺功能减退症的相应症状和体征。由于患者没有明显的临床表现，诊断依赖实验室检查结果。临床型甲减的差异是由于诊断标准不同，以及被调查人群的年龄、性别和碘摄入的分布不同所致。和甲减一样，亚临床型甲减的主要病因是慢性自身免疫性甲状腺炎。

在自身免疫性甲减中，有暂时出现的 TSH 受体阻滞性抗体和妊娠中或分娩后出现的甲状腺炎。二者都可以引起暂时性亚临床型甲减。另外，甲状腺部分切除术后；接受放射性碘治疗的弥漫性甲状腺肿伴甲状腺功能亢进症；GD 患者；头颈部外照射；某些药物，如胺碘酮、碘、锂、干扰素、他莫昔芬、血清素摄取抑制药、抗抑郁药、甲氧氯普胺和酚噻嗪类均可引发本病。

【辅助检查】

1. T_3、T_4及 TSH

原发性甲减中 T_3、T_4 下降，TSH 升高，而继发性甲减中 T_3、T_4 及 TSH 均降低。T_3 对甲减的诊断意义不及 T_4；TSH 不仅能区分是原发性甲减，还是继发性甲减，而且能发现亚临床型甲减，所以是 3 者中最常用的指标。由于 TT_3 和 T_4 可受 TBG 的影响，故 FT_3 和 FT_4 较之更为可靠。

新生儿期：$TT_4 < 60\mu g/L$ 即为降低；TT_3 浓度的正常范围为 $800 \sim 2000\mu g/L$，轻症者可为正常。TSH：正常 $<10mU/L$ 患儿出生后可升高，24 小时后急剧下降，常 $>20mU/L$。$10 \sim 20mU/L$ 为甲状腺储备功能降低。

2. 血浆蛋白结合碘（PBI）

甲减患者 PBI 多降低，在 $3 \sim 4\mu g/dl$ 之间。

3. 甲状腺摄 ^{131}I 率

一般明显低于正常，曲线低平，24 小时 $<10\%$ 或更低，而尿 ^{131}I 排泄增多。

新生儿：24 小时摄碘率 $<10\%$ 提示甲状腺发育不良。$<2\%$ 为先天性无甲状腺。确诊甲减后可先治疗，必要时数年后可再行此检查。

4. TSH 兴奋试验

原发性甲减患者在 TSH 注射后其甲状腺摄 ^{131}I 率无升高，而继发性甲减则升高。

5. TRH 兴奋试验

如 TSH 原为低值，TRH 刺激后升高，并呈延迟反应，提示病变在下丘脑；如 TRH 刺激后 TSH 无反应，提示为垂体病变；如 TSH 原已升高，TRH 刺激后引起更高且持续的反应，提示为甲状腺病变。

6. 甲状腺抗体测定

血液中甲状腺抗体（TGAb、TF_0Ab、TMAb）升高，提示病因与自身免疫有关。

7. 甲状腺细针穿刺

有助于病因诊断。

8. 血胆固醇

往往 $>300mg/100ml$。

9. 器械检查

（1）X 线检查：骨龄落后，化骨核少而且小，并呈点状骨骺（钙化不全），新生儿膝部摄片示股骨远端、胫骨近端化骨核缺如。颅骨片示颅缝宽，蝶鞍增大。

（2）ECG：有窦性心动过缓、低电压等表现。

（3）甲状腺扫描及 B 超：示甲状腺发育不良、异位或缺如。

（4）心脏超声：可示心脏扩大。

（5）跟腱反射电测定：显示时限延长。

10. 早期诊断的有关检查

（1）产前诊断：抽取羊水测 TSH、γ-T_3，同时采母血测 TSH，如羊水 TSH 升高，γ-T_3 降低，而母体 TSH 正常即可确诊。

（2）新生儿筛选：测定出生后 30 分钟脐血 TSH 或 2～5 天足跟血 T_4 及 TSH，可用滤纸干血滴标本。若为阳性再采静脉血测定 T_4 及 TSH。

【治疗原则】

1. 补充铁剂、维生素 B_{12}、叶酸等对症治疗，食欲缺乏者补充稀盐酸。

2. TH 替代治疗。

3. 病因治疗及预防。

【护理评估】

1. 健康史

询问患者主要症状，如有无畏寒、少汗、食欲减退等表现。有无手术切除史或放疗损伤史等。

2. 身体状况

观察有无少言、易疲劳、反应迟钝、体温偏低、食欲减退而体重无明显减轻。观察眼睑水肿、皮肤干燥、粗糙脱屑。

3. 心理-社会状况

评估患者患病后对日常生活的影响，甲减患者因动作缓慢、反应迟钝，使人际关系紧张。评估患者心理，有无绝望等心理变化。注意患者及家属对疾病知识的了解程度，患者所在社区的医疗保健服务情况。

【护理诊断】

1. 便秘

与代谢率降低使胃肠蠕动减慢、活动量减少等因素有关。

2. 体温过低

与机体新陈代谢率降低有关。

3. 社交障碍

与精神情绪改变造成反应迟钝、冷漠有关。

4. 皮肤完整性受损

与皮肤组织粗糙及四肢水肿有关。

5. 营养失调

低于机体需要量，与代谢率降低、厌食、贫血有关。

6. 活动无耐力

与疲倦、软弱无力、反应迟钝有关。

7. 潜在并发症

黏液性水肿昏迷。

【护理措施】

1. 病情观察和症状护理

（1）监测生命体征变化

甲减患者由于甲状腺素分泌不足，往往存在低代谢症候群，患者表现为怕冷、低体温、行动迟缓、记忆力减退、注意力不集中、易疲乏等。要注意观察患者有无颤抖、发冷、皮肤苍白等低体温现象，以及心律不齐、心动过缓。同时要注意调节室温，适当保暖，以免患者着凉。若患者体温<35℃，应考虑黏液性水肿昏迷，及时报告医师。

（2）观察神志和精神状态

甲减患者常常存在表情淡漠、反应迟钝、言语缓慢、音调嘶哑等黏液性水肿症状，所以要注意监测患者身体与精神、智力的变化，及时发现精神异常如痴呆、幻想、木僵、昏睡等，如有及时报告医生，及时干预，确保患者安全。

（3）注意皮肤护理

甲减患者存在面颊及眼睑水肿，皮肤萎黄、粗糙、少光泽，毛发干燥、稀疏、脆、易脱落等症状。每日用温水擦洗皮肤并涂以润滑剂，防止皮肤干裂。观察患者皮肤有无发红、起水泡或破损等，避免造成压疮。避免使用肥皂，洗完后用刺激性小的润肤油涂擦。

（4）观察活动能力

甲减患者常常感到疲乏无力，体检时可见肌肉萎缩、反射弛缓期延长，有的甚至出现关节腔和胸膜腔、腹膜腔、心包腔积液及心脏扩大、血压升高、动脉粥样硬化及冠心病等，影响患者的活动能力。要指导和鼓励患者适当活动，对于活动能力和反应能力低下者，应注意保护，保证其活动范围内无障碍物，地面清洁、干燥，以防发生意外。

（5）观察进食和营养状况

甲减患者由于肠蠕动减慢，患者常常存在腹胀、便秘、厌食等，所以要注意指导患者进食高蛋白、高糖、高维生素、低脂饮食，食品烹饪时要注意清淡易消化，少食多餐以免加重肠道负担，准备饮食时还要考虑患者的喜好。多食蔬菜、水果以增加膳食纤维摄入，每日饮入2000~3000ml水分，教会患者腹部按摩方法，必要时给予缓泻剂、清洁灌肠以保持其排便通畅。同时教育患者每日定时排便，养成规律排便的习惯。注意观察患者排便次数、性质、量的改变，观察有无腹胀、腹痛等麻痹性肠梗阻表现。

2. 药物护理

（1）用药前后分别测脉搏，观察有无心悸、腹痛、心律失常、出汗、烦躁不安等药物过量的症状。

（2）观察患者的体重和水肿情况。

（3）甲状腺制剂需长期或终生服用，不能随意间断。

3. 心理护理

多与患者交谈，让患者倾诉自己的想法，鼓励患者家属及亲友探视患者，与患者多沟通，理解其行为，提供心理支持。鼓励患者多参与社交活动，结交朋友。

【健康教育】

1. 地方性甲减多与摄入碘不足有关，要指导患者食用碘化盐；药物引起者应注意及时调整剂量。

2. 适当体育锻炼，提高机体抵抗力。

3. 注意个人卫生，避免皮肤破损、感染和创伤。

4. 冬季注意保暖。

5. 解释终生服药的必要性，向患者说明按时服药，不可随意停药或变更剂量，解释其严重后果。指导患者定时到医院复查。

6. 指导及安排患者出院后的活动计划。鼓励家属多关心，给予支持。

第三节 单纯性甲状腺肿

甲状腺肿是由于甲状腺非炎性原因阻碍甲状腺激素的合成而引起的非肿瘤性代偿性甲状腺增生肿大，一般无明显功能异常。本病分为地方性和散发性两种，前者多由缺碘所致，多见于内陆、高原和山区，我国西南、西北、华北等地区均有分布；后者多由甲状腺激素合成障碍或致甲状腺肿物质所致，散发于全国各地。由于开展了全国范围地方性甲状腺肿的普查和防治，本病发病率有显著下降。

【临床表现】

1. 地方性甲状腺肿

多发生在离海较远，地势较高的缺碘山区。任何年龄均可发病。早期甲状腺呈弥漫性肿大，表面光滑，质地柔软，无压痛，与周围组织无粘连。随病程进展可形成结节，为多发性，大小不等，软硬不一，称结节性甲状腺肿。如腺体增大显著可出现压迫症状，出现咳嗽、气促、吞咽困难或声音嘶哑等；胸骨后甲状腺肿可使头部、颈部和上腔静脉回流受阻。

2. 散发性甲状腺肿

发生在非缺碘地区，也可发生在高碘的沿海地区。女性多见，常在青春期、妊娠期、哺乳期及绝经期发病或使病情加重。临床表现与地方性甲状腺肿相类似，但巨大甲状腺肿少见。

【辅助检查】

1. 甲状腺功能检查

血清总三碘甲状腺原氨酸（TT_3）、血清总甲状腺素（TT_4）正常或偏低，TT_4/TT_3的比值常升高。血清TSH水平一般正常。

2. 血清甲状腺球蛋白（Tg）

测定 Tg 水平升高，升高的程度与甲状腺肿的体积呈正相关。

3. 甲状腺摄碘率^{131}I 及 T_3 抑制试验

甲状腺摄碘率升高但无高峰前移，可被 T_3 所抑制。当甲状腺结节有自主功能时，可不被 T_3 抑制。

4. B超检查

确定甲状腺肿的主要检查方法，并有助于发现有无甲状腺结节存在。

【治疗原则】

1. 一般治疗

青春期甲状腺肿可自行消退，成人每日需碘量为 1～3μg/kg，故应适量食海产品或含碘丰富的食物。

2. 替代治疗

甲状腺片可以补充内源性甲状腺激素之不足，抑制 TSH 的分泌，缓解甲状腺的增生与肥大，每天 60～180mg，疗程为 3～6 个月，以维持基础代谢率在正常范围，甲状腺摄 ^{131}I 率 24 小时约 10%，而以甲状腺缩小为准，调整剂量。

3. 补充碘剂

（1）地方性甲状腺肿大碘化钾 10～15mg，或复方碘溶液（卢戈碘）2～3 滴/天，服 1 个月后间隔 10 天再服；碘糖丸，2～6 丸/天

（2）结节性患者补碘量宜小，以防止诱发甲亢。多发结节者及中老年患者不主张补碘。

4. 手术治疗

腺体过大；有压迫症状，内科治疗无效；腺体内有结节，疑有癌肿、甲亢者均应手术治疗，术后宜长期服用甲状腺片，以防止甲状腺肿大和术后甲减。

5. 其他

因药物或食物引起的甲状腺肿应立即停用。

【护理评估】

1. 健康史

了解患者的饮食习惯，是否生活在碘缺乏地区，有无服用致甲状腺肿的物质和长期服用含碘药物。

2. 身体状况

检查甲状腺肿大的程度和质地，甲状腺肿分 3 度

Ⅰ度：外观没有肿大，但是能触及

Ⅱ度：既能看到又能触到，但是肿大没有超过胸锁乳突肌

Ⅲ度：肿大超过胸锁乳突肌

了解患者有无咳嗽、呼吸困难、声音嘶哑、面部水肿等压迫症状。

3. 心理-社会状况

了解患者引起身体外形改变的原因，发生改变的时间，患者有无焦虑、自卑、抑郁等心理变化，是否影响人际交往和社交活动等。

【护理诊断】

1. 自我形象紊乱

与甲状腺肿大致颈部增粗有关。

2. 焦虑或恐惧

与甲状腺激素分泌过多；对术前准备、手术治疗和预后等缺乏了解有关。

3. 营养失调——低于机体需要量

与高代谢状态有关。

4. 潜在并发症

呼吸困难、声音嘶哑、吞咽困难等。

【护理措施】

1. 病情观察

（1）了解患者甲状腺肿大的程度、质地及有无伴随压迫症状，如声音嘶哑、呼吸困难、吞咽困难、面部肿胀等，如患者出现肿胀压迫症状要立即通知医生，以便及时手术。

（2）观察患者的情绪变化。

（3）了解患者药物治疗情况，向患者讲解本病相关知识，了解其以往进食药物或食物的种类，以便判断甲状腺肿大的原因。

2. 心理护理

（1）尊重和关心患者，鼓励患者表达心理感受，接受患者交谈中所呈现的焦虑和失落，使患者在表达感受的同时获得情感上的支持。

（2）确定患者对自身改变的了解程度及这些改变对其生活方式的影响，进行相关知识宣教，鼓励患者正确对待。

（3）动员患者的社会支持系统，说服患者的亲戚朋友体谅和关心患者，不要过多关注患者甲状腺肿大部位，鼓励患者与周边人交往沟通，鼓励患者参加正常的社会交往活动。

（4）指导患者改善身体外观，如衣着合体和恰当的修饰等。

3. 相关治疗的配合和护理

单纯性甲状腺肿治疗的目的有：①减轻局部压迫症状；②防止甲状腺肿加重；③美容。其治疗方案主要取决于病因。甲状腺轻度肿大且无局部压迫症状者，可定期门诊随访。

（1）补碘治疗的护理：①指导患者摄入碘盐和含碘丰富的食物如海带、紫菜等；②服用碘剂时用吸管，用凉开水冲服，避免水温过高；③碘剂要避光保存。

（2）口服甲状腺素制剂：常用药有左甲状腺素钠和甲状腺片。①坚持服用可使甲状腺肿明显缩小或消失，但停药后可复发，故应长期使用；②老年人强调从小剂量开始，逐渐增加到最佳剂量，以免心脏负荷加重；③注意服用时间和剂量准确。

（3）甲状腺手术治疗的护理：单纯性甲状腺肿手术不作为首选治疗手段。

1）术前护理：①协助完善术前检查；②指导患者体位训练；③心理护理减轻焦虑。

2）术后护理：①体位：半卧位或头高卧位；②饮食：清淡易消化饮食；③观察并发症：局部出血、神经损伤等；④复查甲状腺功能：术后甲低的发生主要依赖甲状腺切除的程度。术后可给甲状腺激素治疗，防止甲状腺肿复发。

【健康教育】

1. 疾病相关知识宣教

向患者讲解碘与本病的关系，强调使用加碘盐的重要性，特别是妊娠、哺乳、青春期发育者，应多进食含碘丰富的食品以满足机体的需要，并告知患者生理性甲状腺肿大属于暂时的生理现象，一般不需特殊治疗，常在成人或妊娠、哺乳期后自行缩小。

2. 用药指导

嘱患者按医嘱服药，使用甲状腺制剂时应坚持长期服药，以免停药后复发。使患者学会观察药物疗效及不良反应，如出现心动过速、呼吸急促、食欲亢进、怕热多汗、腹泻等甲状腺功能亢进症表现时，应及时就诊。提醒患者避免服用硫氰酸盐、保泰松、碳酸锂等阻碍TH合成的药物。

3. 饮食指导

指导患者适量进食含碘丰富的食物，如海带、紫菜等海产类食品，并食用碘盐，以预防缺碘所致地方性甲状腺肿；避免摄入大量卷心菜、花生、菠菜、萝卜等。

第四节　甲　状　腺　炎

甲状腺炎是指发生于甲状腺的炎性及非炎症性的疾病，甲状腺炎按照发病多少依次分为慢性淋巴细胞性甲状腺炎［CLT，又称桥本病或桥本甲状腺炎（HT）］、亚急性甲状腺炎（SAT）、无痛性甲状腺炎、感染性甲状腺炎及其他原因引起的甲状腺炎，最常见的是桥本甲状腺炎及亚急性甲状腺炎。但是急性、亚急性或慢性甲状腺炎，只说明病程的长短，彼此有明确的内在联系，但不互相转化，有各自独特的临床表现和预后、转归。

【临床表现】

1. 亚急性甲状腺炎

（1）局部表现

早期出现的最具有特征性的表现是甲状腺部位的疼痛，可先从一叶开始，以后扩大或转移到另一叶，或者始终局限于一叶。疼痛常向颌下、耳后或颈部等处放射，咀嚼或吞咽时疼痛加重。根据病变侵犯的范围大小，检查时可发现甲状腺弥漫性肿大，可超过正常体积的2~3倍；或在一侧腺体内触及大小不等的结节，表面不规则，质地较硬，呈紧韧感，但区别于甲状腺癌的坚硬感；病变部位触痛明显，周围界限尚清楚；颈部淋巴结一般无肿大。到疾病恢复期，局部疼痛已消失，急性期出现的甲状腺结节如体积较小可自行消失，如结节较大，仍可触及，结节不规则、坚韧、表面不平，周围界限清楚，无触痛。有些患者病变轻微，甲状腺不肿大或仅有轻微肿大，也可无疼痛。

（2）全身表现

起病急骤，可有咽痛、畏寒、发热、寒战、全身乏力、食欲不振等。

如病变较广泛，甲状腺滤泡大量受损，甲状腺素释放入血，患者可出现甲状腺功能亢进的表现，如烦躁、心悸、多汗、怕热、易怒、手颤等。有些患者病变较轻，仅有轻度甲亢症状或无甲亢症状。随着病情的发展，甲状腺滤泡内甲状腺素释放、耗竭，甲状腺滤泡细胞又尚未完全修复，患者可出现甲状腺功能减退症状，如乏力、畏寒、精神差、易疲劳等。随着甲状腺滤泡细胞的修复及功能恢复，临床表现亦逐渐恢复正常。

2. 慢性淋巴细胞性甲状腺炎

（1）局部症状	（2）全身症状
本病起病缓慢，甲状腺肿为其突出的临床表现，一般呈中度弥漫性肿大，仍保持甲状腺外形，但两侧可不对称，质韧如橡皮，表面光滑，随吞咽移动。但有时也可呈结节状，质较硬。甲状腺局部一般无疼痛，但部分患者甲状腺肿大较快，偶可出现压迫症状，如呼吸困难或咽下困难等。	早期病例的甲状腺功能尚能维持在正常范围内，但血清 TSH 可升高，说明此时甲状腺储备功能已下降。随着疾病的发展，临床上可出现甲状腺功能减退或黏液性水肿的表现。但本病也有部分患者甲状腺不肿大、反而缩小，主要表现为甲状腺功能减退。慢性淋巴细胞性甲状腺炎也可出现一过性甲状腺毒症，少数患者可有突眼，但程度一般较轻。本病可与 GD 同时存在。

【辅助检查】

1. 亚急性甲状腺炎

早期血清 T_3、T_4 等可有一过性升高，红细胞沉降率明显增快，甲状腺摄碘率明显降低，血清甲状腺球蛋白也可升高；以后血清 T_3、T_4 降低，TSH 升高；随着疾病的好转，甲状腺摄碘率与血清 T_3、T_4 等均可恢复正常。

2. 慢性淋巴细胞性甲状腺炎

（1）血清甲状腺微粒体（过氧化物酶）抗体、血清甲状腺球蛋白抗体

明显增加，对本病有诊断意义。

（2）血清 TSH

可升高。

（3）甲状腺摄碘率

正常或升高。

（4）甲状腺扫描

呈均匀分布，也可分布不均或表现为"冷结节"。

（5）其他实验室检查

红细胞沉降率（ESR）可加快，血清蛋白电泳丙种球蛋白可升高。

【治疗原则】

1. 亚急性甲状腺炎

（1）早期以减轻炎症反应及缓解疼痛为主。轻症可选用非甾体类消炎药如阿司匹林（每天 1~3g，分次口服）、吲哚美辛（每天 75~150mg，分次口服）或环氧化酶-2 抑制剂（有心血管病倾向者慎用）。

（2）疼痛剧烈，体温升高，用上述药物无效者，可选用肾上腺糖皮质激素。可在给药后数小时明显缓解疼痛及甲状腺肿胀症状，用于症状严重者。如泼尼松每天 20~40mg，分次服用。症状完全缓解并持续 1~2 周可逐渐减量，以后根据症状、体征及 ESR 的变化缓慢减少剂量，总疗程 6~8 周。过快减量、过早停药可使病情反复，应注意避免。停药后如复发，可重复治疗。

（3）亚甲炎有甲亢症状时可用普萘洛尔（心得安）治疗，每次 10~20mg，3 次/天，甲状腺功能一旦恢复正常即可停用。

（4）甲状腺功能减退者可加用甲状腺激素，甲状腺片 40~120mg 或 $L-T_4$ 100~200μg/d，注意避免抑制 TSH 过低。几个月后逐渐减量，最后停用。

（5）如有上呼吸道感染的征象，应进行相应治疗。

2. 桥本甲状腺炎（HT）

HT 目前没有根治方法，治疗的主要目的是纠正继发的甲状腺功能异常和缩小显著肿大的甲状腺。

（1）轻度弥漫性甲状腺肿又无明显压迫症状，不伴有甲状腺功能异常，一般不需特殊治疗，可随诊观察，暂不治疗。

（2）如甲状腺肿大明显并伴有压迫症状，采用 L-T$_4$ 制剂治疗可减轻甲状腺肿；如有甲减，则采用甲状腺激素替代治疗。

（3）对 HT 一般不宜手术治疗，因为不适当的切除将促使甲状腺功能减退提前发生。但为明确诊断（恶性）或减轻压迫症状，部分患者需采用手术治疗，如施行甲状腺峡部、部分或次全切除。若 HT 合并甲状腺癌或恶性淋巴瘤则行根治性手术。

【护理评估】

1. 健康史

（1）亚急性甲状腺炎：本病可能与病毒感染有关，起病前常有上呼吸道感染。发病时，患者血清中对某些病毒的抗体效价增高，包括流感病毒、柯萨奇病毒、腺病毒、腮腺炎病毒等。

（2）慢性淋巴细胞性甲状腺炎：目前认为本病病因与自身免疫有关。本病患者血清中抗甲状腺抗体、甲状腺球蛋白抗体与甲状腺微粒体抗体常明显升高。甲状腺组织中有大量淋巴细胞与浆细胞浸润。本病可与恶性贫血、舍格伦综合征、慢性活动性肝炎、系统性红斑狼疮等自身免疫性疾病同时并存。本病患者的淋巴细胞在体外与甲状腺组织抗原接触后，可产生白细胞移动抑制因子。上述情况也可在 GD 与特发性黏液性水肿患者中见到，提示三者有共同的发病因素。因此，GD、特发性黏液性水肿与本病统称为自身免疫性甲状腺病。自身免疫性甲状腺病也可发生于同一家族中。

2. 身体状况

评估患者有无亚急性甲状腺炎或者慢性淋巴细胞性甲状腺炎的局部和全身表现。

3. 心理-社会状况

甲状腺炎患者由于甲状腺激素分泌增多、神经兴奋性增高，常表现为悲观、抑郁、恐惧，担心自己的疾病转化为甲亢；且本病易反复，有较长的服药史，患者容易失去战胜疾病的信心。

【护理诊断】

1. 疼痛

与甲状腺炎症有关。

2. 体温过高

与炎症性疾病引起有关。

3. 营养失调——低于机体需要量

与疾病有关。

4. 知识缺乏

与患者未接受或未充分接受相关疾病健康教育有关。

5. 焦虑

与疾病所致甲状腺肿大及甲亢症状有关。

【护理措施】

1. 生活护理

嘱患者尽量卧床休息，减少活动，评估患者疼痛的程度、性质，可为患者提供舒适的环境，使其放松，教会患者自我缓解疼痛的方法如分散注意力等，必要时可遵医嘱给予镇痛药缓解疼痛，注意观察用药后有无不良反应发生。

2. 病情观察

观察患者生命体征，主要是体温变化和心率变化。体温过高时采取物理降温，并按照高热护理措施进行护理，并注意监测降温后体温变化，嘱患者多饮水或其喜爱的饮料。

3. 饮食护理

嘱患者进食高热量、高蛋白质、高维生素并易于消化的食物，指导患者多摄入含钙丰富的食物，防止治疗期间药物不良反应引起的骨质疏松，同时对于消瘦的患者应每天监测体重。

4. 心理护理

多与患者接触、沟通，了解患者心理状况，鼓励患者说出不良情绪，给予开导，缓解患者焦虑情绪。

5. 用药护理

（1）亚急性甲状腺炎：轻症病例用阿司匹林、吲哚美辛等非甾体抗炎药以控制症状。阿司匹林 0.5~1.0g，每日 2~3 次，口服，疗程一般在 2 周左右。症状较重者，可给予泼尼松每天 20~40mg，分次口服，症状可迅速缓解，体温下降，疼痛消失，甲状腺结节也很快缩小或消失。用药 1~2 周可逐渐减量，疗程一般为 1~2 个月，但停药后可复发，再次治疗仍有效。有甲状腺毒症者可给予普萘洛尔以控制症状。如甲状腺摄碘率已恢复正常，停药后一般不再复发。少数患者可出现一过性甲状腺功能减退；如症状明显，可适当补充甲状腺制剂。有明显感染者，应做有关治疗。

（2）慢性淋巴细胞性甲状腺炎：早期甲状腺肿大不显著或症状不明显者，不一定予以治疗，可随访观察。但若已有甲状腺功能减退，即使仅有血清 TSH 增高（提示甲状腺功能已有一定不足）而症状不明显者，均应予以甲状腺制剂治疗。一般采用干甲状腺片或左旋甲状腺素（L-T$_4$），剂量视病情反应而定。宜从小剂量开始，干甲状腺片每天 20mg，或 L-T$_4$ 每天 25～50μg，以后逐渐增加。维持剂量为干甲状腺片每天 60～180mg，或 L-T$_4$ 每天 100～150μg，分次口服。部分患者用药后甲状腺可明显缩小。疗程视病情而定，有时需终身服用。

（3）伴有甲状腺功能亢进的患者，应予以抗甲状腺药物治疗，但剂量宜小，否则易出现甲状腺功能减退。一般不采用放射性碘或手术治疗，否则可出现严重黏液性水肿。

（4）糖皮质激素虽可使甲状腺缩小与抗甲状腺抗体效价降低，但具有一定不良反应，且停药后可复发，故一般不用。但如甲状腺迅速肿大或伴有疼痛、压迫症状者，可短期应用以较快缓解症状。每日泼尼松 30mg，分次口服。以后逐渐递减，可用 1～2 个月。病情稳定后停药。

（5）如有明显压迫症状，经甲状腺制剂等药物治疗后甲状腺不缩小，或疑有甲状腺癌者，可考虑手术治疗，术后仍应继续补充甲状腺制剂。

用药期间注意观察患者使用激素治疗后有无不良反应的发生，注意患者的安全护理。

【健康教育】

1. 一般指导

合理休息，注意保暖，注意通风，防止上呼吸道感染。

2. 饮食指导

患者应进食高热量、高蛋白，富含糖类，含 B 族维生素饮食，禁食含碘高的食物。

3. 出院指导

肾上腺糖皮质激素治疗本病疗效明显，但减量过快、过急易出现症状反复，因此治疗中需注意规则减药或根据复查 ESR 变化来指导用药以避免复发和合并甲减，提高治愈率。帮助患者了解亚急性甲状腺炎反复和恢复的有关因素，保证休息，保持心情愉快，坚持用药，及时复查，同时注意药物的不良反应。

第三章 甲状旁腺疾病患者的护理

第一节 原发性甲状旁腺功能亢进症

原发性甲状旁腺功能亢进症（PHPT）简称原发性甲旁亢，是由于一个或多个甲状旁腺分泌过多的甲状旁腺激素（PTH），导致高血钙、低血磷等钙磷骨代谢紊乱的一种全身性疾病。典型的 PHPT 表现为骨吸收增加的骨骼病变、肾结石、高钙血症和低磷血症等，但轻型病例和早期病例可完全无症状或仅有某些生化异常。本病在欧美多见，女性更为常见，在>50 岁的人群中，女性和男性之比为 3:1。但目前我国尚无确切的流行病学调查资料。

【临床表现】

本病起病缓慢，部分患者可无症状，仅查血时可发现血钙升高，典型者有高血钙和骨骼系统症候群。

1. 高血钙表现

（1）神经-肌肉系统	（2）消化系统
肌肉软弱无力，肌痛，肌电图表现为运动单位时限下降，幅度降低，多相电位增高，而运动神经传导速度和末端感觉电位多正常。	食欲不振、腹胀、便秘、恶心、顽固性消化性溃疡、慢性胰腺炎反复发作。
（3）泌尿系统	（4）心血管系统
因尿钙排出增多，有多尿、多饮、复发性多发性泌尿系统结石、肾实质钙化，晚期肾功能衰竭。	心动过缓或心律不齐，心电图示 Q-T 间期缩短。

（5）其他

异位钙盐沉积。皮肤、关节、胸膜及角膜等钙化。约20%患者伴有性格改变、精神病样症状。

2. 骨骼

由于广泛骨质脱钙，骨量减少，骨质疏松。初期腰背部或四肢骨痛为主，后期出现病理性骨折，骨畸形。骨组织囊性变，局部隆起形成棕色瘤，好发于四肢骨、掌、趾骨、上下颌骨。10%～20%患者颈前能触及肿大瘤体。多发性内分泌腺瘤病累及甲状旁腺时，尚有其他受累腺体的相关临床表现。

【辅助检查】

1. 实验室检查

（1）血钙和血磷

血钙升高是PHPT的主要生化指标，约有1/3患者为2.2～2.75mmol/L，且为间歇性升高，必须连续测定3次以上。1/2患者伴有低血磷，多<0.97mmol/L。在肾功能不全、肾小球滤过率降低时，血清磷可正常或升高。

（2）尿钙和尿磷

2/3患者尿钙升高，24小时>200mg。对可疑患者低钙饮食（钙摄入每天150mg）3～5天，24小时尿钙为150mg可考虑为高尿钙。1/3患者尿磷升高。

（3）血清碱性磷酸酶（ALP）

反映骨组织成骨细胞活跃程度。骨骼损害者可增加，且为骨源性。

（4）尿cAMP

80%患者增加，并发肾衰时可转为正常或降低。

（5）尿羟脯氨酸（HYP）

反映骨吸收和骨转换程度，甲旁亢时HYP增加。

（6）血清抗酒石酸酸性磷酸酶（TRAP）

作为主要存在于破骨细胞中的一种同工酶，当骨吸收和骨转换增高时，TRAP浓度增高。

（7）骨密度测定

反映并发现骨量的早期轻度丢失。

(8) 血清 PTH

明显增加。

(9) 肾小管磷重吸收试验

50%患者<80%（正常值85%~95%）。

(10) 磷廓清试验

增加 50% 以上（正常值每分 6.3~15.5ml）。

(11) 皮质醇抑制试验

用于鉴别诊断。

(12) 钙负荷 FRH 抑制试验。

(13) 超声或 CT 引导下的细针抽吸活检

获得细胞学和免疫学依据，有助于术前准备。

2. 影像学检查

(1) X 线检查

①骨膜下骨吸收，脱钙可发生在骨质疏松前，最早的病变在远端指骨桡侧面，皮质外层模糊，呈花边、毛刷状，颅骨内板吸收，如毛玻璃状，齿槽骨板骨质吸收。病理性骨质和囊性变，囊性变表现为局部透亮区，该部位易发生病理性骨折。

②侵蚀性变化易见于桡腕关节、远侧桡尺关节、掌腕关节，也常累及包括拇指指间关节在内的远侧关节，可于关节边缘部出现不规则新生骨，关节软骨软化症，关节或关节周围钙化。

③骨质疏松呈全身性。

④骨软化和畸形。显示鸡胸、脊椎畸形、盆腔狭窄。

⑤软组织内钙质沉着易见于关节韧带、关节软骨及关节周围软组织，还可见于肺泡、胃黏膜、唾液腺。

⑥肾盂 X 线检查：显示肾钙化、肾或输尿管结石。

⑦定位检查：放射性核素 DDTc-MIBI（甲氧基异丁基）显像敏感性达 88%~100%，正确率高，无痛苦。

(2) B 超检查

对判断颈部表浅肿大的甲状旁腺有作用，对纵隔和颈部深处的异位甲状腺作用不大。有经验的医生可发现直径为 1cm 左右的腺瘤，准确率达 70%~79%。

(3) CT 检查

准确率 80%~90%，有助于异位肿瘤诊断。

（4）MRI 检查

腔隙分辨率比 CT 好，一般 1cm 的肿瘤多不会漏诊，异位肿瘤诊断优于 CT。

（5）选择性动脉造影。

（6）选择性静脉插管取血测 PTH。

【治疗原则】

1. 一般治疗

多饮水，限制钙摄取，补充钠、钾，同时口服维生素 D 治疗，1,25-（OH）$_2$-D$_3$，每天 0.5μg。顽固性低血钙常伴有低镁血症。骨病者术后应进食高蛋白、高钙、高磷饮食，口服钙剂。

2. 药物治疗

药物治疗用于老年体弱者。西咪替丁 6 小时 200mg，可阻滞 PTH 的合成和分泌，血钙可降至正常，可试用于有手术禁忌的患者、术前准备、原发性甲状旁腺危象。甲旁亢患者血清钙>3.75mmol/L 时称高钙危象，严重危及生命，应紧急处理。大量滴注生理盐水，根据失水情况每天给生理盐水 4~6L，可纠正失水，同时因大量钠从尿中排出而促使钙从尿中排出。

【护理评估】

1. 健康史

要询问患者是否有骨折史、骨畸形、骨关节痛、食欲不振、腹胀、便秘、恶心、呕吐、消化性溃疡史，是否反复发生泌尿系结石、慢性胰腺炎等。此外，还需询问产妇患者，新生儿出生时是否有低钙性手足抽搐。部分患者系多发性内分泌腺瘤，要询问其家族是否有类似疾病的发生。

2. 心理-社会状况

由于疾病所致此病患者可出现记忆力减退、情绪不稳、个性的改变等，应在监测水、电解质同时，关注患者的情绪变化，给予安慰、鼓励，建立信任。

【护理诊断】

1. 焦虑、恐惧

与病程长及手术治疗有关。

2. 疼痛

与甲状旁腺功能亢进造成代谢性骨病以及手术创伤有关。

3. 自理缺陷

与代谢性骨病不能行走有关。

4. 知识缺乏

与缺乏疾病康复知识有关。

5. 营养失调：低于机体需要量

与食欲不振有关。

6. 潜在并发症

病理性骨折，与代谢骨病引起的骨质疏松有关。

【护理措施】

1. 一般护理

按时评估血压、心率、脉搏、呼吸频率的变化。避免环境寒冷，提高室温，增加被服，避免穿堂风。保持患者床单位干净、整洁，预防患者感染、压疮的发生。

2. 活动和安全

让患者参与活动，并提高活动的兴趣。加强日常生活护理，协助行动不便者，衣服和鞋穿着应合适，以利于运动。生活可自理者，做相应训练。患者上下床、上卫生间时动作轻缓并由陪护协助以预防骨折发生。患者使用利尿剂或镇静剂后，要严密注意因频繁如厕或精神恍惚而发生意外。

3. 饮食护理

适度摄取蛋白质和脂肪，因高蛋白质食物和高脂肪食物会增加尿钙的排出而影响钙质的吸收。应选择低钙食物，如鸡、鸭、萝卜、马铃薯，尽量避免食兔肉、豆类、乳制品。戒烟戒酒，避免摄入过多的咖啡因。由于血钙过高致大量钙由尿排出，患者常诉多尿、口渴，应鼓励多饮水，每日3000ml，鼓励多喝橘汁、梅汁等酸性饮料，以防脱水致血钙增高，且促进排尿，可预防肾结石。

4. 病情观察

监测血清钙、骨密度、尿钙磷。注意观察患者是否有厌食、恶心、呕吐、头晕、记忆力减退、精神萎靡、表情淡漠、昏睡、心律失常、心电图异常改变等高钙危象的表现。鼓励患者多饮水，并准确记录出入量，每天监测体重，保持出入量的平衡，预防心力衰竭的发生。

5. 疼痛的护理

有骨痛的患者可指导其使用硬板床，取仰卧位或侧卧位，卧床休息数天到一周，可缓解疼痛。对疼痛部位给予湿热敷，可促进血液循环、减轻肌肉痉挛、缓解疼痛。给予局部肌肉按摩，以减少因肌肉僵直所引发的疼痛。药物的使用包括镇痛剂、肌肉松弛剂或抗炎药物等。

6. 心理护理

多与患者交流，选择患者感兴趣的话题；鼓励患者参加娱乐活动，调动参加活动的积极性；安排患者听轻松的、愉快的音乐，使其心情愉快；嘱患者家属多关心患者，使患者感到温暖和关怀，以增强其自信心；协助患者及家属重新定位患者的角色与责任，以利于患者的康复；给患者安排社交活动，减轻患者孤独感。

7. 用药护理

在应用扩容、利尿类药物前，应评估患者的心功能，观察血压、心律、心率、呼吸的深度、频率及皮肤的颜色等，并注意用药前后体重的变化，防止心衰。使用双膦酸盐类药物时应选择大血管并观察体温的变化，因双膦酸盐可引起发热、肌痛等不良反应。

8. 围手术期护理

有症状或有并发症的原发性甲状旁腺功能亢进患者一般宜手术治疗。手术的适应证：血钙水平较正常高限增高 0.25mmol/L 以上；明显骨骼病变；肾结石；甲状旁腺功能亢进危象；尿钙排量明显增多（10mmol/24h）；骨密度降低；年龄<50 岁者等。多数为腺瘤，可做腺瘤摘除；如为腺癌，宜做根治手术。

甲状旁腺手术后可出现低钙血症，轻者手、足、唇、面部发麻，重则手足抽搐。低钙血症可开始于术后 24 小时内，血钙最低值出现在手术后 4～20 天。大部分患者在 1～2 个月之内血钙可恢复至 2.0mmol/L（8mg/dl）。发生低血钙后，立即口服乳酸钙或葡萄糖酸钙；手足抽搐明显者可缓慢静脉注射 10% 葡萄糖酸钙 10～20ml；难治顽固性低钙血症可静脉点滴葡萄糖酸钙于 5% 或 10% 葡萄糖液内。补充钙量是否足够，视神经肌肉应激性和血钙值两方面加以衡量。

9. 甲状旁腺危象的护理

补充生理盐水，纠正脱水补充血容量，大量钠自尿中排出，促使钙也排出。根据脱水程度，每天可给予液体 4000～6000ml 静脉滴注，注意监测心、肾功能。补充血容量的基础上应用利尿剂如呋塞米，促使钙排出。禁用可减少钙排出的噻嗪类利尿剂。有些利尿剂可造成钾和镁的丢失，应监测血电解质，适当补充。

【健康教育】

1. 指导患者均衡饮食，合理饮食，指导摄入钙、磷比例适当的饮食，如兔肉、豆类及奶制品。禁食刺激性食物，并禁食含咖啡因、酒精较高的食物，以减少骨折发生。

2. 指导患者每天坚持适当的锻炼，进行合理的户外活动，运动要循序渐进、持之以恒，使骨骼复原，肌力恢复。

3. 告知家庭成员注意家庭安全对患者的影响。

4. 坚持遵医嘱服药补钙，定期门诊随访。

第二节 甲状旁腺功能减退症

甲状旁腺功能减退症简称甲旁减，是指甲状旁腺激素（PTH）生成/分泌减少或功能障碍所导致的一组临床综合征。PTH 生成/分泌减少是由于甲状旁腺自身功能发生障碍所致，包括特发性甲旁减和继发性甲旁减等临床疾病。甲旁减的临床特点为手足抽搐、癫痫样发作、低钙血症和高磷血症。临床常见类型有特发性甲旁减、继发性甲旁减、低血镁性甲旁减，少见类型包括假性甲旁减等。

【临床表现】

1. 症状

（1）神经-肌肉兴奋性增高	（2）精神症状
90%以上患者存在手足抽搐（血清钙一般<2mmol/L），典型表现为双侧拇指强烈内收，掌指关节屈曲，指骨间关节伸展，腕肘关节屈曲形成鹰爪样。10%~20%患者呈现支气管哮喘、喉痉挛、胆绞痛、窒息等危象，儿童多见。	有兴奋、焦虑、恐惧、欣快、忧郁、记忆力减退、妄想、幻觉、谵妄，以及各种类型的癫痫发作，精神症状可能与脑基底的功能障碍有关。

（3）外胚层组织营养变性及异常钙化综合征

皮肤干燥、脱屑、指甲与头发粗而脆，约50%患者眼内晶状体可发生白内障。发生在儿童期者，可见牙齿发育不良、釉质增生不良或恒齿不长出等。

（4）其他症状

在特发性甲旁减中，可见贫血、白色念珠菌感染等表现，还可同时出现 Schmidt 综合征，以及甲状旁腺功能减退症伴肾上腺功能减退症和/或糖尿病。

2. 体征

（1）Chvostek 征

以手指或叩诊锤叩击面神经，位置在耳前 2~3cm 处，或颧弓的下方，可引起口轮匝肌、眼轮匝肌及鼻翼抽动为阳性，可有 1/3 假阳性。

（2）Trousseau 征

将血压计束带加压，压力维持在收缩压与舒张压之间 3 分钟，引起手臂抽搐为阳性，可有 4% 假阳性。

【辅助检查】

1. 实验室检查

（1）血钙降低、血磷升高、血 ALP 正常或稍低；血镁可升高或降低。

（2）尿钙、尿磷均减少。

（3）血 PTH：降低（激素缺乏性）；正常或升高（激素抵抗性）。

（4）PTH 兴奋试验（Ellsworth-Howard 试验）：甲旁减者在滴注 PTH 后，尿磷/尿肌酐比值明显升高（由于基础值低，增加 5 倍以上）。假性甲旁减患者无增加或增加值小于 1 倍。

2. 特殊检查

影像学检查可发现基底结节钙化，骨密度常增加。心电图示 ST 段延长、QT 间期延长和 T 波异常，甚至可出现脑电图异常。

【治疗原则】

1. 治疗目的

（1）控制症状，包括终止手足搐搦发作，使血清钙正常或接近正常。

（2）减少甲旁减并发症的发生。

（3）避免维生素 D 中毒。

2. 治疗方法

（1）暂时性甲旁减可不必治疗。

（2）可逆性甲旁减应给予相应的治疗，低镁血症可给予镁替代治疗，25%硫酸镁 10ml，溶于 5% 葡萄糖盐水 500ml 中，缓慢静脉滴注；或 10%硫酸镁 5ml，深部肌内注射，剂量依据血镁情况而定。

（3）伴有其他内分泌疾病者，应给予相应激素替代治疗。

（4）对于永久性甲旁减者，采用口服维生素 D 和钙剂治疗，使血钙维持在接近于正常的水平。这是目前最常用也是最有效的治疗手段。钙的用量为每天 0.6~1.2g，目前常用口服钙剂有碳酸钙、氨基酸螯合钙和枸橼酸钙等。通常要同时服用维生素 D，常需较大剂量维生素 D 每天 50000~100000U 或给予活性维生素 D $[1, 25-(OH)_2-D_3]$，每天 0.25~0.5μg。

【护理评估】

1. 健康史

评估患者的年龄、性别，了解患者有无颈部手术史；有无颈部放疗史；有无手足麻木、刺痛感；有无抽搐史。

2. 心理-社会状况

疾病对心理社会的影响表现为疾病本身多伴有精神兴奋、情感不稳定、易激惹或情绪淡漠、抑郁、失眠、自我贬低等症状，并可因其慢性病程和长期治疗而出现焦虑、性格改变，终致个人应对能力下降；家庭和人际关系紧张；社交障碍；自我概念紊乱等心理社会功能失调。

评估时应重点询问患者的职业、经济和婚姻状况、发病前有无过度紧张或精神创伤，发病后有无自我概念、精神或情绪状态的改变及其程度，对疾病的认知水平，家庭及人际关系处理方式等，全面了解患者的心理社会状况，为制定整体护理计划做准备。

【护理诊断】

1. 焦虑、恐惧

与病程长有关。

2. 疼痛

与甲状旁腺功能减退引起抽搐有关。

3. 自理缺陷

与代谢性骨病不能行走有关。

4. 知识缺乏

与缺乏疾病康复知识有关。

5. 营养失调——低于机体需要量

与食欲不振有关。

6. 潜在并发症

病理性骨折，与代谢骨病引起的骨质疏松有关。

【护理措施】

1. 一般护理

告知患者所用药物名称、作用、剂量和服用方法；告知患者要知道药物治疗的不良反应，激素过量或不足的表现，以及时就医调整剂量。指导患者了解所患疾病有关的实验室检查方法、过程和注意事项，指导患者按实验要求配合检查以确保实验结果的可靠性。

2. 饮食护理

给予患者清淡易消化饮食，注意各种营养的搭配。限制磷的摄入，给予无磷或低磷饮食。避免高磷食物，如粗粮、豆类、奶类、蛋黄、莴苣、奶酪等。注意食物的色、香、味。少量多餐，减少胃肠道反应。

3. 心理护理

（1）情感支持：应在患者亲属的理解和协助下，以尊重和关心的态度与患者多交谈，鼓励患者以各种方式表达形体改变所致的心理感受，确定患者对自身改变的了解程度及这些改变对其生活方式的影响，接受患者交谈中所呈现的焦虑和失落，使患者在表达感受的同时获得情感上的支持。

（2）提高适应能力：与患者一起讨论激素水平异常是导致形体改变的原因，经治疗后随激素水平恢复至正常或接近正常，形体改变可得到改善或复原，消除患者因形体改变而引起的失望与挫折感以及焦虑与害怕的情绪，正确认识疾病所致的形体外观改变，提高对形体改变的认识和适应能力。

（3）指导患者改善身体外观的方法，如衣着合体和恰当的修饰等；鼓励患者参加正常的社会交往活动。

（4）对举止怪异、有人格改变的患者要加强观察，防止意外。

4. 骨病护理

患者有骨损害，尚无病理性骨折。护理时应注意防止骨折，告诫患者不能做剧烈运动，不能提重物、踢东西等；外出检查时坐轮椅，必要时应有陪护协助。四肢疼痛时可以给予镇痛药。要加强基础护理，满足患者的需求。

5. 血钙监测

完成各项常规检查，注意有无明显手术禁忌。血钙平衡的监测：定期为患者采静脉血监测血钙的变化，对可能发生甲状旁腺危象和血钙 >14 mmol/L 的患者，可以静脉输入生理盐水或给予皮下注射降钙素或奥曲肽，以降低血钙。甲状旁腺切除术后血钙渐降，<2mmol/L 时会出现低钙表现，多为暂时性。常规表现为手足麻木，唇周麻木，严重者可出现四肢抽搐。有抽搐症状或血钙下降过快者，可以给予 10% 的葡萄糖酸钙溶液 10ml 缓慢静脉推注。静推后患者自觉全身麻木明显好转。患者出院后应定期门诊随诊，一般手术后 2 周左右甲状旁腺功能开始恢复正常，补钙量逐渐减少。

6. 急性期护理

（1）患者发生手足搐搦时，医护人员不要惊慌，沉着冷静会给患者安全感。

（2）加床栏，并在床旁保护；保持呼吸道通畅，防止抽搐时因分泌物引起窒息，必要时使用牙垫，防止舌咬伤。

（3）房间保持安静，避免刺激引起患者再次抽搐。各种操作应集中进行，避免不必要的刺激。

（4）遵医嘱给予钙制剂和镇静药，并观察用药反应。防止发生药物不良反应。

（5）密切观察病情变化，防止并发症的发生。

7. 间歇期的护理

（1）病室保持清洁，注意皮肤、口腔的护理，保持头发的清洁，减少脱发。

（2）告知患者所用药物名称、作用、剂量和服用方法；指导患者知道药物治疗的不良反应。

（3）轻症的甲旁减患者经补钙、限磷后，血清钙可以基本正常，症状得到控制；较重者要加用维生素 D 制剂，从小剂量开始，逐渐增加，以后逐渐调停，直至手足搐搦症状减轻，要告诉患者不要轻易地增减量，要按照医嘱进行服药。

（4）伴有低镁患者，应立即补充镁剂，纠正低镁血症后低钙血症随即纠正，在使用过程中应密切观察患者的生命体征。

8. 术后饮食护理

要进高钙低磷食品，如蔬菜、水果、牛奶、豆制品等，并给适量维生素 D，适当晒太阳，以帮助钙的吸收。

【健康教育】

1. 让患者正确认识疾病，坚持遵医嘱服药，不要随意地增减量。如有不适，应尽快就诊。服药期间监测电解质，防止发生电解质紊乱。

2. 告知患者应适当地调节自己的不良情绪，积极向上的心态有助于疾病的康复。

3. 告知患者的家属要给予患者心理上的支持，并学会观察用药过程中出现的不良反应，及时就诊。

第四章 肾上腺疾病患者的护理

第一节 肾上腺皮质功能减退症

肾上腺皮质激素是维持生命的基本要素，在肾上腺皮质激素中最重要的是皮质醇、醛固酮和雄性类固醇激素。当两侧肾上腺绝大部分被破坏，出现种种皮质激素不足的表现，称肾上腺皮质功能减退症（ACI）。也叫艾迪生病，按病因可分为原发性和继发性，按病程可分为慢性和急性。急性肾上腺皮质功能减退又称为肾上腺危象，多表现为循环衰竭、高热、胃肠功能紊乱、惊厥、昏迷等症状，病势危急，须及时抢救。

ACI 多见于成年人，男性多于女性，自身免疫所致者，女性多于男性。临床表现以虚弱乏力、体重减轻、色素沉着、血压下降等为特征。

【临床表现】

1. 早期症状不典型

可能在多年后才引起注意。偶有部分病例，因感染、外伤、手术等应激而诱发肾上腺危象，才被临床发现。

2. 色素沉着

皮肤和黏膜色素沉着，多呈弥漫性，以暴露部，经常摩擦部位和指（趾）甲根部、瘢痕、乳晕、外生殖器、肛门周围、牙龈、口腔黏膜、结膜为明显。部分患者可有片状色素脱失区。继发性肾上腺皮质功能减退症患者的 MSH 和 ACTH 水平明显降低，故均无色素沉着现象。

3. 乏力

乏力程度与病情轻重程度相平行，轻者仅劳动耐量差，重者卧床不起。是电解质紊乱、脱水、蛋白质和糖代谢紊乱所致。

4. 胃肠道症状

出现食欲不振、恶心、呕吐、上腹、右下腹或无定位腹痛，有时有腹泻或便秘。多喜高钠饮食，经常伴有消瘦。消化道症状多见于病程长、病情严重者。

5. 心血管症状

由于缺钠、脱水和皮质激素不足，患者多有低血压（收缩压及舒张压均下降）和直立性低血压，心脏较小，心率减慢，心音低钝。

6. 低血糖表现

由于体内胰岛素拮抗物质缺乏和胃肠功能紊乱，患者血糖经常偏低，但因病情发展缓慢，多能耐受，症状不明显。仅有饥饿感、出汗、头痛、软弱、不安。严重者可出现震颤、视物模糊、复视、精神失常，甚至抽搐、昏迷。本病对胰岛素特别敏感，即使注射很小剂量也可以引起严重的低血糖反应。

7. 精神症状

精神不振、表情淡漠、记忆力减退、头昏、嗜睡。部分患者有失眠、烦躁，甚至谵妄和精神失常。

8. 肾上腺危象

患者抵抗力低下，任何应激性负荷如感染、外伤、手术、麻醉等均可诱发急性肾上腺皮质功能减退性危象。

9. 原发病表现

如结核病、各种自身免疫疾病及腺体功能衰竭综合征的各种症状。

10. 其他

对麻醉剂、镇静剂甚为敏感，小剂量即可致昏睡或昏迷。性腺功能减退，如阳痿、月经紊乱等。

【辅助检查】

1. X线检查

腹部平片及肾上腺 CT 扫描示肾上腺区有钙化阴影，则可肯定肾上腺结核所致艾迪生病的诊断。此外，肾上腺 CT 扫描如发现双肾上腺萎缩，也有助于自身免疫性肾上腺炎的诊断。如能测定血中抗肾上腺抗体则对自身免疫性肾上腺炎是一个很好的指标。胸部除注意肺部有无病灶外，尚应注意心脏大小；必要时应摄头颅片。

2. 血液检查

嗜酸性粒细胞计数、血细胞比容，血尿素氮、钠、钾、氯及血糖，必要时行糖耐量试验、血浆皮质醇测定及其昼夜节律、促皮质素放射免疫测定。

3. 血、尿皮质醇水平测定

多数患者血、尿皮质醇及尿 17-羟皮质类固醇测定低于正常，也可在正常低限，故需多次测定。

4. ACTH 试验（促肾上腺皮质激素兴奋试验）

是艾迪生病确诊的重要指标，可测定肾上腺皮质分泌皮质醇的储备功能。方法：将促肾上腺皮质激素 25U 加入 5% 葡萄糖液 500ml 中每天匀速静脉点滴 8 小时，共 3 天，于对照日及刺激第 1 天、第 3 天分别留 24 小时尿测定尿游离皮质醇或 17-羟皮质类固醇水平。艾迪生病患者基础对照值低于正常及促肾上腺皮质激素刺激 3 天后仍无显著上升反应，而正常人促肾上腺皮质激素刺激 1 天后即可比对照日上升 1~2 倍。如病情较重者，应同时用地塞米松治疗，以防止发生肾上腺危象。

5. 血浆促肾上腺皮质激素及其相关肽 N-POMC 的测定

用放射免疫法测定血浆促肾上腺皮质激素及相关肽 N-POMC 水平，可较正常人高 5~50 倍，而继发性肾上腺皮质功能低下者一般低于正常或在正常低限，故此项检查对艾迪生病的诊断有极重要意义。

【治疗原则】

一旦确诊，应立即治疗，并终生用药。

1. 常规治疗

即补充日常状态下，维持正常功能的生理剂量的肾上腺皮质激素，部分患者需同时补充糖及盐皮质激素。氢化可的松最符合生理性，应为首选。给药方式应符合皮质激素的昼夜分泌节律，清晨服 2/3，下午服 1/3，故氢化可的松早上服 20mg，下午 5~6 点服 10mg，或醋酸可的松早上 25mg，下午 12.5mg。如患者血钠及血压偏低，则加用 9α-氟氢可的松，上午一次口服 0.05~0.1mg，同时患者应有充分的食盐摄入量。

2. 应激时治疗

肾上腺皮质功能减退症患者在应激状态时，由于抵抗力低下，肾上腺皮质储备功能减低，因此需增加肾上腺皮质激素的补充量，视应激程度轻重增加氢化可的松每天 50~200mg，不能进食及病情重者可用静脉滴注。同时需去除诱因，应激过后，再逐渐减至原来的基础用量。

3. 病因治疗

如为结核患者，应给予积极的抗结核治疗。如为自身免疫性肾上腺且伴有其他脏器的自身免疫疾病，应给予相应的治疗。如肾上腺病变为恶性肿瘤转移所致，应寻找原发病灶，进行相应治疗。

【护理评估】

1. 健康史

在评估时应了解患者疾病诱发因素，如既往有无结核感染史、有无长期服用激素治疗、外伤史及手术史等。

2. 身体状况

评估患者是否有逐渐加重的全身不适、乏力、倦怠、食欲减退、恶心、体重下降、头晕和直立性低血压等症状，观察患者皮肤黏膜色素沉着情况，注意观察患者有无肾上腺危象的发生。

3. 心理-社会状况

本病由于肾上腺皮质激素缺乏，患者中枢神经处于抑郁状态，易产生情绪低落、抑郁淡漠，或有违拗症、注意力不集中，多失眠。有时因血糖过低而发生神经精神症状，严重者有昏厥，甚至昏迷。应评估患者对疾病的认知程度、心理承受程度以及经济状况等。

【护理诊断】

1. 体液不足

与醛固酮分泌不足引起的水钠排泄增加，胃肠功能紊乱引起恶心、呕吐、腹泻有关。

2. 营养失调——低于机体需要量

与糖皮质激素缺乏导致食欲下降、消化功能不良有关。

3. 活动无耐力

与皮质醇激素缺乏导致的肌无力、疲乏有关。

4. 自我形象紊乱

与垂体 ACTH、黑色细胞刺激素和促脂解素分泌增多，以及皮质醇缺乏有关。

5. 知识缺乏

与缺乏服药方法、预防肾上腺危象的知识有关。

6. 潜在并发症

肾上腺危象、水、电解质紊乱。

【护理措施】

1. 饮食护理

ACI 患者由于肾上腺皮质激素分泌不足，患者常有食欲减退、嗜咸食、体重减轻、恶心、呕吐、胃烧灼感、消化不良、腹泻、腹胀及腹痛等症状，影响患者进食，护理上应注意：

（1）进食高碳水化合物、高蛋白、高钠饮食。在病情许可的情况下，鼓励患者多摄取水分，一般摄入每天 3000ml 以上；注意避免进食含钾丰富的食物，防止高血钾的发生，以免诱发心律失常。

（2）摄入足够的食盐（每天 8~10g）以补充失钠量。如出现大量出汗、呕吐、腹泻等应增加食盐的摄入量。

2. 活动指导

ACI 患者常感乏力，易疲劳、反应迟钝，常因血压低而出现头晕、视物模糊或直立性低血压。活动指导时要注意：

（1）给予安全的环境，保证患者充分休息。

（2）病情许可的情况下选择适当的活动方式和量，注意安全，以不感疲倦为宜。

（3）指导患者在起床下床活动或改变体位时动作宜慢，防止发生直立性低血压。

3. 病情观察

（1）记录每天出入量，观察患者皮肤颜色、湿度和弹性，注意有无脱水表现。

（2）监测血糖、电解质；监测心脏变化，注意有无心律失常。

（3）观察患者有无恶心、呕吐、腹泻情况并记录。

（4）观察血压及肢体有无水肿。

【健康教育】

1. 预防发生

（1）加强营养及体育锻炼，增强机体抵抗力，避免感染结核等。

（2）早期发现：若患者皮肤色素沉着、乏力、消瘦、头晕、视物模糊、直立性晕厥，应尽早检查。确诊本病后，立即给予高盐饮食及激素替代治疗。

（3）去除病因。积极预防应激（如感染、外伤），避免危象发生。

2. 饮食指导

（1）指导患者进食高碳水化合物、高蛋白、高钠饮食。

（2）在病情许可的情况下，鼓励患者多摄取水分，一般每天摄入 3000ml 以上。

（3）注意避免进食含钾丰富的食物，防止高血钾的发生，以免诱发心律失常。

（4）摄入足够的食盐（每天 8~10g）以补充失钠量。如出现大量出汗、呕吐、腹泻等应增加食盐的摄入量。

3. 用药指导

（1）教会患者认识所服用药物的名称、剂量、用法及不良反应。

（2）指导患者认识到随意停药的危险性，必须严格按医嘱服用药物，不得随意减量或停药。

4. 观察与随访

（1）指导患者定期随访。

（2）如果出现肾上腺危象征象时立即就医。

（3）外出时携带识别卡片，发生意外时及时得到救助。

【肾上腺危象】

机体在应激状态下，血皮质醇明显升高，以适应需要。肾上腺皮质功能减退时，该调节机制受损，导致在严重应激状态下，产生一系列肾上腺皮质激素缺乏的急性临床表现，如高热、循环衰竭、胃肠功能紊乱、神志淡漠、萎靡、躁动不安、谵妄甚至昏迷，称为肾上腺危象，必须立即处理，否则危及患者生命。

1. 诱因

严重感染、各种应激、创伤、中断治疗、严重基础病如心力衰竭、低血糖等。

2. 发病机制

肾上腺危象主要的发病机制是急性的肾上腺皮质激素分泌绝对或相对不足。人在应激状态下皮质醇分泌量是基础分泌量的 2~7 倍。当肾上腺急性损害或在原有损害的基础上出现应激状态时，就会出现急性肾上腺皮质激素分泌不足，其中主要是盐皮质激素分泌不足。这种状态下会使肾小管、唾液腺、汗腺及胃肠道钠离子重吸收减少，同时丢失水分，并伴有钾、氢离子潴留。当糖皮质激素分泌不足时由于糖原异生减少而出现低血糖，由于糖皮质激素也有较弱的盐皮质激素的作用，也能造成潴钠排钾。当分泌不足时会协同增加失钠离子、失水及钾离子、氢离子潴留。

3. 临床表现

肾上腺危象时患者糖皮质激素和盐皮质激素常同时缺乏，表现为：

（1）发热：多见，可达40℃以上，但有时体温可低于正常。

（2）消化道症状：早期常表现为厌食、恶心、呕吐，如能及时识别和治疗，很快好转。也可表现为腹泻、腹痛等症状。

（3）神经系统症状：萎靡不振、软弱无力、神情淡漠、嗜睡、极度衰弱状，或烦躁不安、谵妄、神志模糊，甚至昏迷。

（4）循环系统症状：心率快，可达160次/分；血压下降、四肢厥冷、循环衰竭、甚至休克。

（5）脱水症状：不同程度存在脱水表现。

4. 治疗

（1）糖皮质激素的治疗：①当患者处于肾上腺危象和应激状况时，糖皮质激素的剂量要大，小剂量补充糖皮质激素无效。在采集血标本送检皮质醇和ACTH后立即开始治疗；②先静脉注射磷酸氢化可的松或琥珀酸氢化可的松100~200mg，以后每6小时50~100mg，开始24小时总量400mg。第2~3天将氢化可的松减量至300mg，分次静脉输入。如病情好转，继续减量至200mg，继而100mg。呕吐停止，可以进食者，可氢化可的松片口服20~40mg或泼尼松5~10mg，3~4次/天，注意病情反跳。

（2）纠正脱水和电解质紊乱：补液量应根据失水程度、患者的心功能、年龄而定。开始24小时内补充葡萄糖生理盐水2000~3000ml。

（3）消除诱因和支持疗法：应积极控制感染及其他诱因，病情控制不满意者多半因为诱因未消除或伴有严重的脏器功能衰竭，或肾上腺危象诊断不确切，应给予全身性的支持疗法。

5. 护理

（1）肾上腺危象的患者要绝对卧床休息，按医嘱迅速及时准确地进行静脉穿刺并保证静脉通道的畅通，按医嘱补充生理盐水、葡萄糖和糖皮质激素。正确加入各种药品，注意观察药物疗效，并准备好各种抢救药品，积极与医生配合，测定患者血压、脉搏、呼吸等生命体征的变化，记好出入量及护理记录。

（2）按时正确抽血及留取各种标本送检。

（3）鼓励患者饮水并补充盐分，昏迷患者及脱水严重患者可插胃管进行胃肠道补液，并按昏迷常规护理。

（4）在用大剂量氢化可的松治疗过程中，应注意观察患者有无面部及全身皮肤发红，以及有无激素所致的精神症状等出现。

6. 健康教育

（1）避免诱因，预防发生。

（2）尽早识别和处理。

第二节　原发性醛固酮增多症

原发性醛固酮增多症简称原醛症，是由于肾上腺的皮质病变引起醛固酮分泌增多，导致水钠潴留、血容量增多、肾素-血管紧张素系统活性受抑制所致，属于不依赖肾素-血管紧张素的盐皮质激素过多症。

原醛症的主要临床特征为高血压、低血钾、肌无力、多尿、血浆肾素活性受抑制及醛固酮水平升高。原醛症是一种继发性高血压症，以往对高血压伴低血钾者进行检查，此症患病率约占高血压患者的 0.4%～2%。近年采用血浆醛固酮/血浆肾素活性比值对血钾正常的高血压病患者进行筛查，发现约 10% 为原发性醛固酮增多症。

【临床表现】

1. 高血压

为最早且最常见的表现，早于低血钾 3～4 年出现。几乎见于每一病例的不同阶段，一般不呈恶性演变，但随着病情进展，血压逐渐升高，大多数在 170/100mmHg 左右，高时可达 210/130mmHg，以舒张压升高较明显，一般不十分严重，患者诉头痛、头晕、耳鸣等，可有弱视及高血压眼底病等，酷似一般高血压病，高血压可能是由于钠重吸收增加，细胞外液容量增多所致，依赖性高血压，对降压药疗效较差，有肾小动脉硬化症和慢性肾盂肾炎者高血压更顽固。

2. 神经-肌肉功能障碍

（1）阵发性肌无力和麻痹：甚为常见，表现为血钾越低，肌病越重。

①诱因：劳累、服失钾性利尿剂（氢氯噻嗪、呋塞米等）、受寒、紧张、腹泻、大汗等多种应激因素。肌肉软弱麻痹常突然发生，可于任何时间出现，往往在清晨起床时突然感觉两下肢不能自主移动。

②临床表现：发作轻重不一，重者常累及两上肢，以至全身。有时会累及呼吸肌，发生呼吸肌麻痹。初发时常伴有感觉异常，如蚁走感或麻木或肌肉隐痛，常继以弛缓性瘫痪，反射常降低，一般系双侧对称性，持续时间可从数小时至数天，甚而数周，多数为 4~7 天。发作自每年几次至每周每天多次不等，轻者神志清醒，重者可模糊甚至昏迷。一般可自行恢复，但重者必须及早抢救，给予口服或静脉滴注钾剂后，麻痹即暂时缓解。一般脑神经支配的肌肉不受影响。

（2）阵发性手足搐搦及肌肉痉挛：约有 1/3 患者出现手足搐搦及肌肉痉挛，伴以束臂加压征（Tmusseous 征）及面神经叩击征（Chvostek 征）阳性，可持续数天至数周，可与阵发性麻痹交替出现，发作时各种反射亢进。在低钾严重时，由于神经-肌肉应激性降低，手足搐搦可比较轻微或不出现，而经过补钾，应激功能恢复，手足搐搦变得明显。此组表现与碱中毒时游离钙降低有关，加以低镁血症使手足搐搦更明显。

3. 心脏表现

由于低钾对心肌的影响，可发生心律失常，以期前收缩、阵发性室上性心动过速较常见，最严重时可发生心室颤动。心电图呈低血钾图形，Q-T 间期延长，T 波增宽或倒置，U 波明显，T、U 波融合成双峰。由于患者合并高血压，故后期常伴心肌肥大，心脏扩大，甚至发生心衰综合征。近年来引人注目的是醛固酮与器官纤维化，尤其是心肌纤维化的发生发展有密切关系，本病患者的心脏异常除上述因素外还可能有其他因素的参与。

4. 泌尿系统表现

由于长期大量失钾，肾小管功能紊乱，浓缩功能降低，患者常诉多尿，尤为夜尿增多，以致失水而引起烦渴、多饮、尿量增多，每天可达 3000ml，比重偏低，常在 1.015 以下，但垂体后叶素（ADH）治疗无效。患者常易并发尿路感染、肾盂肾炎。久病者可因肾小动脉硬化而发生蛋白尿与肾功能不全症。

5. 其他

儿童患者可因长期缺钾等代谢紊乱而出现生长发育障碍。本病的特点是不出现水肿，但病程长者可因肾功能不全或伴有心力衰竭而出现水肿。缺钾时胰岛素的释放减少，有时可出现糖耐量降低。

【辅助检查】

1. 实验室检查

多数患者血钾低于正常，一般 2~3mmol/L；尿钾排出增多，在低血钾情况下，每日尿钾排出量仍>25mmol。血钠一般在正常高限或略高于正常，血镁可低于正常。尿钾多>25mmol/24h。血浆醛固酮明显升高，尿醛固酮大多高于正常（21.32mmol/24h）。血浆肾素-紧张素低于正常。动脉血气分析可有血 pH 值和 CO_2 结合力略高于正常，病程久并伴肾功能损害的患者，CO_2 结合力可在正常范围。

2. 特殊检查

（1）平衡餐试验

普食条件下将患者每日钠、钾摄入量分别控制在 160mmol 和 60mmol，共 8 天，于第 5、6、7 天抽血测血 Na^+、血 K^+、CO_2 结合力，并分别留 24 小时尿测尿 Na^+、K^+、pH 值，第 8 天于早晨 8 时抽血测血醛固酮及留 24 小时尿测尿醛固酮。

原醛症患者血钠为正常高水平或略高于正常，尿钠<150mmol/24h，亦可 160mmol/24h，表现"脱逸"现象。血钾<3.5mmol/L，尿钾>30mmol/24h。血 CO_2 结合力可高于正常，呈碱血症，而尿 pH 值呈中性或弱碱性。

（2）低钠试验

每日钠摄入量限制在 10~20mmol，钾摄入量为 60mmol，连续 7 天，每日测血压，第 5、6、7 天各测血 Na^+、血 K^+、CO_2 结合力，并留 24 小时尿测尿 Na^+、K^+、pH 值。第 7 天同时测血醛固酮及 24 小时尿醛固酮排出量。在此期间，原醛症患者尿钾排出量明显减少，血钾有所升高，尿钠数日内迅速减少，降至 10~20mmol/24h，达到平衡。血及 24 小时尿醛固酮无显著改变。

（3）高钠试验

每日摄入钠 240mmol，钾仍为 60mmol，连续 7 天，每日测血压，第 5、6、7 天抽血测血 Na^+、血 K^+、CO_2 结合力，并留 24 小时尿测尿 Na^+、K^+、pH 值。第 7 天同时测血及 24 小时尿醛固酮。

原醛症患者尿钾排量增多，血钾下降，血压升高，症状及生化变化显著，血及 24 小时尿醛固酮不受抑制。对低血钾不明显的患者可做此试验，若临床及生化表现明显，则不做此试验，以免加重病情。

（4）螺内酯（安体舒通）试验

螺内酯（安体舒通）100mg/次口服，共 7 天，每日测血 Na^+、血 K^+、pH 值，观察血压及临床症状。原醛症患者服药 1 周后尿钾减少，尿钠增多，血钾上升，血钠下降，血 CO_2 结合力下降，尿呈酸性，症状改善，血压有不同程度下降。

（5）肾素-血管紧张素测定及动态试验

原醛症患者原来降低的血浆肾素活性在低钠饮食或呋塞米（速尿）0.7mg/kg 及立位刺激下，无显著上升。血浆肾素活性正常基值 0.46ng/（ml·h），正常人激发值为 2.96~4.00ng/（ml·h）；血管紧张素 Ⅱ 正常基值 24.11~27.89ng/（ml·h），正常人激发值为 38.84~51.16ng/（ml·h）。

3. 定位检查

可行 B 超、肾上腺 CT 和/或 MRI 检查，以 [131]I-胆固醇肾上腺扫描及肾上腺血管造影。肾上腺血管造影以静脉造影价值较大，并可通过静脉导管分别自左右两侧静脉取血测醛固酮，以鉴别腺瘤或增生以及腺瘤定位。

【治疗原则】

1. 手术治疗

醛固酮瘤的根治方法。术前口服螺内酯纠正低血钾、降低血压。

2. 药物治疗

适用于不能手术的肿瘤以及特发性增生型患者，应定期随访检查。常用药物有螺内酯、钙通道阻滞剂、血管紧张素转换酶抑制剂、糖皮质激素等。

【护理评估】

1. 健康史

应注意评估患者有无家族史，高血压、低血钾病史，如血压升高、乏力、肌肉麻痹、夜尿增多，严重时患者会出现周期性麻痹等病史。

2. 身体状况

评估患者是否有阵发性肌无力和麻痹、阵发性手足搐搦及肌肉痉挛等症状，评估患者是否有期前收缩、阵发性室上性心动过速等较常见心脏表现，是否有烦渴、多饮、尿量增多等泌尿系统表现。

3. 心理-社会状况

疾病可致低血钾软瘫发作，因此应注意患者是否存在对疾病的恐惧发作、易紧张、无助感。

【护理诊断】

1. 焦虑

与早期诊断不明确、不了解治疗计划以及预感对机体功能的影响和死亡威胁有关。

2. 头痛

与血压升高有关。

3. 活动无耐力

与血钾降低有关。

4. 知识缺乏

与缺乏原发性醛固酮增多症治疗的相关知识有关。

【护理措施】

1. 饮食护理

过量醛固酮引起体内高钠低钾，血容量增多，血压升高，心脏负荷增加。

（1）减少钠盐摄入，对血压特别高、血钠高者宜用低盐饮食，每日钠摄入量限制在 80mmol 左右。

（2）多吃新鲜蔬菜、多饮牛奶，补充钙和钾盐。

（3）减少脂肪摄入。

（4）限制饮酒。

2. 运动指导

由于血压升高，患者常诉头昏、头痛，病程长者可出现脑、心、肾并发症。肌无力及周期性麻痹与血钾降低程度平行，血钾愈低肌肉受累愈重，尤其是在劳累，或服用氢氯噻嗪、呋塞米等促进排钾的利尿药后。麻痹以下肢多见，严重时累及四肢。低钾严重时，由于神经肌肉应激性降低，手足搐搦可较轻或不出现，而在补钾后，手足搐搦往往变得明显。护理上应注意：

（1）评估患者病情和活动能力，根据病情适当休息，保持病室安静。

（2）保证充足的睡眠。

（3）根据年龄和身体状况选择合适的运动，避免剧烈运动和情绪激动。

3. 病情观察

患者典型的临床表现为高血压和低血钾，要注意观察相关症状和体征。

（1）定期监测血压，观察血压是否存在昼夜节律。

（2）观察患者有无头昏、头痛、肌无力、呼吸困难、吞咽困难等。

（3）及时留取各种标本，做电解质及体位试验、赛庚啶试验、地塞米松抑制试验等检查。

4. 口服药物的护理

（1）正确服用螺内酯：螺内酯可以纠正患者的低血钾，减轻高血压，是治疗原醛症的一线药物。但长期应用可出现男子乳腺发育、阳痿，女性月经不调等不良反应。在服药过程中要注意监测患者的高血压和低血钾是否得到改善，及时留取患者的血、尿标本复查电解质。不良反应明显者告知医生，必要时可改为氨苯蝶啶或阿米洛利，以助排钠潴钾。

（2）部分患者需同时使用钙通道阻滞剂、血管紧张素转换酶抑制剂或糖皮质激素治疗，要严格遵医嘱用药，监测血压和不良反应。

5. 术前护理

（1）低盐饮食。

（2）遵医嘱螺内酯治疗，以纠正低血钾，减轻高血压，每日螺内酯120~240mg，分次服用，待血钾正常，血压下降后，减至维持量时，即进行手术。

6. 术中护理	**7. 术后护理**
静脉滴注氢化可的松 100~300mg。	（1）遵医嘱逐步递减氢化可的松用量，直至停药。 　　（2）观察血压和电解质紊乱是否纠正。

8. 心理护理

　　（1）医护人员充分理解和尊重患者。

　　（2）引导患者面对现实，指导患者进行自我心理调节，使患者树立战胜疾病的信心，以最佳的心理状态接受治疗。

　　（3）告知家属和亲友，要关心爱护患者，给予患者精神和经济上的支持，减轻患者的心理压力。

【健康教育】

　　1. 进行疾病相关知识教育。根据家属的意见和患者的心理承受能力，以适当的方式和语言与患者讨论病情，对手术患者进行术前和术后健康指导，向患者讲解手术治疗的必要性，术前应做的准备如服用药物控制血压，保证水、电解质平衡，补钾治疗，用药后的不良反应等。使患者配合治疗。

　　2. 对长期服用药物治疗的患者，指导患者合理遵医嘱用药，定时随诊，监测肝、肾功能和电解质，对于长期服用激素治疗的患者注意讲解激素治疗的不良反应等。

　　3. 指导患者进行适当的功能锻炼，与患者一起制定活动计划。

　　4. 嘱患者坚持按时服药，定期复诊。

第三节　皮质醇增多症（Cushing 综合征）

　　皮质醇增多症即通常所称的库欣综合征（Cushing 综合征，CS），是指肾上腺皮质分泌过量糖皮质激素（主要是皮质醇）而出现的一系列临床症状与体征，主要临床表现为向心性肥胖、满月脸、多血质外貌、皮肤紫纹、痤疮、高血压、高血糖、骨质疏松等。临床上通常分为 ACTH 依赖性和 ACTH 非依赖性两大类。

库欣综合征女性发病率明显高于男性，各年龄组均可发病，但成人多于儿童，主要见于 20~45 岁女性，异位 ACTH 综合征主要见于 50 岁以后的男性。

【临床表现】

1. 向心性肥胖

为本病的特征。患者表现为面如满月，胸、腹、颈、脂肪增厚。疾病后期，因肌肉消耗、脂肪转移，四肢显得相对瘦小，和面部、躯干肥胖形成明显的对比。

2. 蛋白质代谢障碍

蛋白过度消耗，皮肤变得菲薄，毛细血管脆性增加，轻微的损伤即可引起淤斑。在下腹部、臀部、股等处，因脂肪沉积，皮肤弹力纤维断裂，可通过菲薄的皮肤透见微血管的红色，形成典型的紫纹。病程较久者肌肉萎缩，骨质疏松，脊椎可发生压缩畸形，身材变矮，有时呈佝偻、骨折，常易感染。儿童患者生长发育受抑制。

3. 糖代谢障碍

血糖升高，患者出现类固醇性糖尿病。

4. 电解质紊乱

低血钾使患者乏力加重，引起肾脏浓缩功能障碍。部分患者因高钠而有轻度水肿。

5. 高血压

患者常伴有动脉硬化和肾小动脉硬化，因而在治疗后部分患者血压仍不能降至正常。长期高血压可并发左心室肥大、心力衰竭和脑血管意外。

6. 抵抗力下降

患者对感染的抵抗力减弱，故皮肤真菌感染多见，且较严重；化脓性细菌感染不容易局限化，可发展成蜂窝织炎、菌血症、败血症。

7. 造血系统及血液改变

皮质醇刺激骨髓，使红细胞计数和血红蛋白含量偏高，加之患者皮肤变薄，故面容呈多血质。大量皮质醇使白细胞及中性粒细胞计数增多，促使淋巴组织萎缩、淋巴细胞和嗜酸性粒细胞的再分布。

8. 性功能障碍

女性患者大多出现月经减少、不规则或停经，轻度多毛、痤疮常见，明显男性化者少见，但如出现，要警惕为肾上腺癌。男性患者性欲减退、阴茎缩小、睾丸变软。

9. 神经、精神障碍

常有不同程度的精神、情绪异常，如烦躁、失眠多梦、性格改变、抑郁、少言等，严重者精神变态，个别可发生类偏狂。

10. 多毛

汗毛、阴毛、腋毛增多变粗，发际低下，眉浓，女性上唇出现小须，阴毛可呈男性分布。

11. 异位 ACTH 综合征

可无库欣综合征的特征表现，但有色素沉着及低血钾表现。

12. 消化系统症状

少数患者可并发消化性溃疡，有消化道出血、黑便史。个别患者可伴有胆结石。

13. 蛋白尿并发尿路感染

有类固醇性糖尿病及尿路结石者常有蛋白尿，易并发尿路感染，有血尿、脓尿、肾绞痛等，后期多肾衰竭。

14. 皮肤

色素沉着。

15. 其他

垂体肿瘤引起的库欣综合征还可引起头痛、视力减退及视野缺损等压迫症。

【辅助检查】

1. 实验室检查

（1）糖皮质激素测定

库欣综合征患者的糖皮质激素升高，昼夜分泌节律消失。

①尿 17-羟皮质类固醇（17-OHCS）升高： > 20mg/24h，如 >25mg/24h，诊断意义更大。

②尿游离皮质醇（P）升高：>110μg/24h，由于尿 P 反映 24 小时的皮质醇的水平，受其他因素影响比血皮质醇小，故诊断价值较高。

③血浆皮质醇基础值（早上 8 时）升高：其昼夜节律消失。正常人血浆皮质醇的分泌有昼夜节律，一般早上 8 时分泌最高，夜间 12 时最低。库欣综合征患者下午 4 时与夜间 12 时的分泌量不减少，甚至更高，正常的昼夜分泌节律消失。在测定血皮质醇时，须排除时差等因素对昼夜节律的影响，防止假阳性。

（2） 血浆 ACTH 测定

血浆 ACTH 测定可以鉴别 ACTH 依赖型库欣综合征与非 ACTH 依赖型库欣综合征。ACTH 也有昼夜分泌节律，早上 8 时最高，晚上最低，库欣综合征患者 ACTH 的昼夜节律消失。肾上腺增生和异位 ACTH 综合征血浆 ACTH 测定值高于正常，而肾上腺腺瘤或腺癌，由于自主分泌皮质醇，对垂体 ACTH 有明显的反馈抑制，其血浆 ACTH 测定值低于正常。

2. 地塞米松抑制试验

（1） 小剂量地塞米松抑制试验

方法：口服地塞米松 2.25mg/d，每 8 小时 0.75mg，连续 2 天。此试验仅能鉴别单纯性肥胖症，本病患者肾上腺皮质功能不能被小剂量地塞米松所抑制（试验前后以 24 小时尿 OHCS 或血浆皮质醇作为对照），而单纯性肥胖者往往能被抑制，结果基本正常［正常人 24 小时尿 17-OHCS 可抑制到 8.5~10.2μmol/L（2.5~3.0mg），或基值的 50%以下］，或午夜 11 时服地塞米松 1mg，本病患者次晨血浆皮质醇不受抑制。

（2） 大剂量地塞米松抑制试验

方法：地塞米松 8.25mg/d，分 3 次口服，连续 2 天。此试验可鉴别皮质增生或肿瘤，增生者可被抑制到基值的 50%以下，但大多 MAH 患者可不受抑制。肾上腺肿瘤者不受抑制。异位 ACTH 综合征亦不被抑制（支气管类癌除外）。本试验亦可以 24 小时尿游离皮质醇为对照。

（3） 午夜一次口服大剂量地塞米松抑制试验

即晨 8 时测血皮质醇，午夜 11 时口服地塞米松 8mg，次晨 8 时再测血皮质醇。以次晨血皮质醇下降 50%以上为正常反应。临床意义同上述经典的口服大剂量抑制试验。

（4） 静脉连续输注地塞米松抑制试验

其方法是上午 9 时开始试验，试验前测 30、15、0 分钟皮质醇，取其均值。而后即开始经静脉输注地塞米松溶液（溶液配制为生理盐水 350ml 加地塞米松 7mg），每小时输液 50ml，于试验第 5、7 小时分别测定血 P，试验当天结束。如第 5 小时血 P 下降达 3.67μg/L（100nmol/L），第 7 小时下降达 6.88μg/L（190nmol/L），即认为试验阳性，符合 Cushing 综合征。未达上述标准者则考虑肾上腺肿瘤或异位 ACTH 综合征。

3. CRH 兴奋试验

一般认为，给予外源性 CRH 后，Cushing 综合征患者的 ACTH、F 及其代谢产物升高，而肾上腺皮质肿瘤或异位性 ACTH 综合征患者则不受影响（Kaye 标准：CRH 刺激后，血 P 升高 20% 以上，血 ACTH 升高 50% 以上为阳性反应）。

4. ACTH 试验

经连续 2 天每 8 小时静脉滴注 ACTH 25U 且皮质增生者，24 小时尿 17-OHCS 显著增加，3~7 倍于基值；皮质腺瘤者则反应较差，约可升高 2 倍，且仅半数可有反应；皮质癌肿者对 ACTH 刺激无反应；异位性 ACTH 综合征者也有双侧肾上腺增生，对 ACTH 反应性增加，少数分泌 ACTH 特别高者，因其对肾上腺皮质的刺激已达最大限度，故再注射外源性 ACTH 亦可无反应。

5. 美替拉酮（化学名：双吡啶异丙酮，SU4885）试验

此药可抑制肾上腺皮质激素生物合成中所需的 11-β 羟化酶，从而抑制皮质醇、皮质酮等合成，形成多量 11-去氧皮质醇等中间代谢产物，以致尿中 17-酮类固醇或 17-OHCS 排泄量显著增加。

6. 影像学检查

（1）X 线检查

①蝶鞍 X 线平片或分层 X 线摄片：蝶鞍增大，有助于垂体瘤诊断。

②肾上腺的 X 线片：对肾上腺占位性病变定位有帮助，但不能鉴别结节性增生与腺瘤。

（2）CT 检查

对于直径>10mm 的垂体腺瘤，CT 分辨率良好，对直径<10mm 的垂体微腺瘤，CT 有可能要遗漏，阳性率可达 60%。所以 CT 未发现垂体瘤者，不能排除微腺瘤的可能。对肾上腺增生与腺瘤的检查，作用大，分辨率好，因为肾上腺腺瘤的直径往往>2cm。

（3）MRI 检查

Cushing 综合征中 MRI 是首选方法，可较好分辨下丘脑垂体及蝶鞍旁

结构（海绵窦、垂体柄和视交叉），但对直径<5mm 的肿瘤分辨率只为 50%。

（4）B超

属无创伤检查，方便、价廉、较准确，常与 MRI、CT 一起作库欣综合征的定位诊断。

7. 其他

（1）^{131}I-19-碘化胆固醇肾上腺扫描

能显示肾上腺腺瘤部位和功能。腺瘤侧浓集，对侧往往不显影。

（2）岩下窦 ACTH 测定（IPSS）

选择性静脉取血测 ACTH，若患者经生化检查为 Cushing 综合征，而 CT 等扫描为阴性，可做此检查。

Cushing 综合征患者患侧岩下窦血 ACTH 与外周血 ACTH 的比值 ≥2:1，异位 ACTH 综合征则岩下窦血与末梢血不会有梯度（一般 ≤1.5:1）；若一侧岩下窦血 ACTH 水平与对侧相比≥1.4，说明垂体腺瘤局限于这一侧。另外选择性静脉取血查 ACTH，还可判定可疑肿瘤部位，是否有异位 ACTH 分泌。双侧岩下窦取血（IPSS）如结合 CRH 试验，可使诊断精确性达 100%。

【治疗原则】

1. 肾上腺腺瘤或肾上腺腺癌应行肿瘤切除或（和）同侧肾上腺切除。
2. 异位 ACTH 综合征应手术切除产生异位激素的原发癌肿。
3. 皮质醇分泌抑制剂适用于晚期癌不能切除时，或切除后癌肿复发转移者。
4. 肾上腺增生的治疗：①垂体无病变者，行肾上腺次全切除或全切除术，再加垂体放射治疗；②垂体瘤者行垂体瘤切除术或行颅外 γ 刀切除术；③疑为垂体癌肿者，应早期切除垂体。
5. 对肾上腺次全切除或全切除的患者，手术前后必须按预定计划补充肾上腺糖皮质激素，并防治感染，纠正高钠低钾血症及低钾性碱中毒。
6. 对肾上腺全切除的患者可择期做异体肾上腺移植。

【护理评估】

1. 健康史

询问患者有无肾上腺皮质激素用药史及用药情况；询问患者体态改变或肥胖开始的时间、发展速度，有无肿瘤疾病史；询问患者有无睡眠型态的改变、乏力、肌肉无力、骨痛、易骨折，还应询问患者是否易发生感染、皮下淤斑、食欲增强等改变。

2. 身体状况

评估患者有无脂肪代谢障碍、蛋白质代谢障碍、糖代谢障碍、电解质紊乱、心血管病变、神经精神障碍及其他改变。

3. 心理–社会状况

由于皮质醇分泌的增多可引起患者体型改变，精神症状的产生如易激动、焦虑、妄想、抑郁、失眠、情绪失控，甚至自杀，因此在评估患者心理时应注意精神状况的评估。

【护理诊断】

1. 自我形象紊乱

与库欣综合征引起身体外观改变有关。

2. 体液过多

与皮质醇增多引起的水钠潴留有关。

3. 有感染的危险

与皮质醇增多导致机体免疫力下降有关。

4. 有受伤的危险

与代谢异常引起的钙吸收障碍，导致骨质疏松有关。

5. 活动无耐力

与蛋白质代谢障碍引起的肌肉萎缩有关。

6. 无效性生活型态

与体内激素水平变化有关。

7. 焦虑

与 ACTH 增加引起患者情绪不稳定、烦躁有关。

8. 有皮肤完整性受损的危险

与皮肤干燥、菲薄、水肿有关。

9. 潜在并发症

心力衰竭、脑卒中、类固醇性糖尿病。

【护理措施】

1. 饮食护理

由于高血浆皮质醇水平导致患者物质代谢紊乱，患者出现轻到中度甚至重度肥胖，机体长期处于负氮平衡状态，糖耐量降低甚至出现类固醇糖尿病、高血压、低血钾、骨质疏松、抵抗力下降等。所以饮食要注意：

（1）适量摄入低盐、高钾、高蛋白、低碳水化合物、低热量的食物，预防和控制水肿。

（2）鼓励患者食用柑橘类、枇杷、香蕉、南瓜等含钾高的食物。

（3）鼓励患者进食富含钙及维生素 D 的食物。

2. 运动和休息

保证患者在休息的基础上适当运动，不能过劳，注意安全。将患者安置于安静、舒适的环境中，尽量采取平卧位，抬高双下肢，有利于静脉回流。骨质疏松有腰背痛者适当限制运动，防止骨折。

3. 病情观察

（1）评估患者水肿情况，每天测量体重变化，记录 24 小时液体出入量，监测电解质浓度和心电图变化。

（2）密切观察生命体征变化，定期监测血常规，注意有无感染征象。

（3）注意患者精神、情绪变化，观察睡眠情况。

4. 用药护理

（1）应用利尿剂的护理：水肿严重时，根据医嘱给予利尿剂，观察疗效及不良反应。如出现心律失常、恶心、呕吐、腹胀等低钾症状和体征时，及时处理。

（2）糖皮质激素替代治疗的护理：在激素治疗过程中，应观察血压、电解质。永久性替代治疗的患者应坚持服药，不宜中断药物，防止肾上腺危象发生。

（3）服用阻断皮质醇生成药物时的护理：在使用药物过程中，应注意观察药物的不良反应，如低血压、头昏、嗜睡、口干、恶心呕吐、头痛、腹泻、皮疹等症状，定期复查肝功能等。

5. 肾上腺切除术的术前护理

（1）心理护理和指导：①术前应向患者及家属介绍手术的目的、方式、过程、预期效果及成功的病例，消除患者的恐惧及焦虑情绪，使其以良好的心态接受手术，积极配合治疗；②鼓励患者进食高蛋白及高维生素饮食等，注意个人卫生及保暖，减少剧烈运动，预防骨折发生。

（2）术前准备：术前必须做好充分准备，防止急性肾上腺皮质功能不全。

①纠正水电解质、酸碱平衡失调、低钾碱中毒，将血糖控制在正常水平等。

②遵医嘱舒张血管，降低血压，恢复血容量，纠正心律失常，改善心功能等。

③术前 6~12 小时开始给氢化可的松静脉滴注。

④手术前夜常规灌肠，术晨放置尿管、胃管。

6. 肾上腺切除术的术中护理

手术期间遵医嘱给予氢化可的松 100~200mg 加入 5% 葡萄糖盐水 500~1000ml 中缓慢滴注，肿瘤切除后加快滴注速度。如发生低血压、休克或皮质醇危象等情况，应及时给予对症及急救治疗，并立即加大皮质醇用量，直至病情好转。

7. 肾上腺切除术的术后护理

（1）患者麻醉未清醒时应去枕平卧，头偏向一侧，以防呕吐物引起呼吸道阻塞。患者清醒后鼓励其进行有效呼吸，术后 6 小时血压平稳后，可取半坐卧位，协助其翻身，防止压疮发生及促进肠功能恢复。

（2）由于二氧化碳（CO_2）气腹对循环、呼吸系统有一定的影响，可出现一过性高碳酸血症，严重时可发生肺栓塞或 CO_2 进入皮下出现皮下气肿，临床上表现为类似呼吸性酸中毒症状，皮肤捻发音。因此，术后常规给予患者持续低流量吸氧，以提高氧分压，促进 CO_2 排出。

（3）观察患者有无乏力、烦躁，注意呼吸频率和深度，监测血氧饱和度及生化各指标，必要时进行血气分析。

（4）积极配合治疗：①术后第 1 天：氢化可的松静脉滴注量共 200~300mg，有休克者需加量至 300~500mg；同时肌内注射醋酸可的松 50mg，每 6 小时 1 次或地塞米松 1.5mg，每 6 小时 1 次；②术后第 2 天和第 3 天：氢化可的松每天 100~200mg 静脉滴注或地塞米松 1.5mg 肌内注射每 8 小时 1 次，或醋酸可的松 50mg 肌内注射每 8 小时 1 次；③术后第 4 天和第 5 天：氢化可的松每天 50~100mg 静脉滴注或地塞米松 1.5mg 肌内注射每 12 小时 1 次，或醋酸可的松 50mg 肌内注射每 12 小时

1 次；④术后第 6 天及以后：糖皮质激素改为维持量，泼尼松 5mg 每天3 次，以后逐渐减至维持量。

（5）引流管的护理及观察：肾上腺切除术患者术后均常规留置后腹腔引流管及尿管，及时观察记录引流液的色、性质，准确记录 24 小时尿量及后腹腔引流量，保持引流管及尿管的通畅，防止受压、扭曲、脱落，严格执行无菌操作，每日更换引流袋 1 次。术后 2~4 天可拔除导尿管。

（6）疼痛与切口的观察及护理：术后患者对疼痛基本能忍受，可通过采取舒适体位与患者交谈，分散注意力或使用镇痛剂等缓解术后切口疼痛症状。术后第 2 天换药 1 次。

8. 心理护理

由于疾病导致身体外形和活动能力改变，加之皮质醇水平增高，CS 患者可出现不同程度的精神和情绪改变，表现为欣快感、失眠、注意力不集中、情绪不稳定，甚至焦虑、抑郁或躁狂。

（1）评估患者对身体保护的感觉及认知，多与患者接触和交流，鼓励患者表达其感受，语言温和，耐心倾听。

（2）讲解疾病有关知识。

（3）指导患者恰当修饰。

（4）建立良好的家庭互动关系。

（5）促进患者社会交往。

9. 感染和外伤的预防与护理

（1）感染的预防与护理：患者抵抗力下降，易发生感染。应保持病室环境和床单位整洁，室内温度、湿度适宜；严格无菌操作，杜绝交叉感染；加强对患者和家属的日常生活指导，保持皮肤、口腔和用具的清洁卫生，减少感染机会。

（2）外伤的预防与护理：广泛骨质疏松和骨痛患者要注意休息，避免过劳；优化环境设施布置，防止外伤和骨折；变动体位和护理操作时动作轻柔，防止骨折和皮下出血等。

【健康教育】

1. 指导患者正确地摄取营养平衡的饮食，饮食注意低盐、含钾丰富、高蛋白、高维生素、低胆固醇、低碳水化合物。

2. 指导患者在日常生活中，要注意预防感染，皮肤保持清洁，防止外伤、骨折。

3. 遵医嘱服用药，不擅自减药或停药。

4. 定期门诊随访。

第四节　嗜铬细胞瘤

嗜铬细胞瘤（PHEO）起源于肾上腺髓质、交感神经节或其他部位的嗜铬组织，瘤组织持续或间断地释放大量儿茶酚胺（CA）入血，引起持续性或阵发性高血压和多个器官功能及代谢紊乱。

典型的 PHEO 临床上引起高血压伴有"头痛、心悸、出汗"三联症，诊断不难。但其临床表现存在许多不典型的表现，如腹痛、呕吐、气促、心力衰竭、低血压甚至猝死，若不及时诊断，贻误治疗，可造成严重的心、脑、肾血管损害，治疗棘手，预后差，最终多可致残、致死。

PHEO 约占高血压患者病因的 1%（儿童高血压中比例增高），可发生于任何年龄，以 20～50 岁多见，男女相差无几。少数患者有家族史。

PHEO 是内分泌性高血压的重要原因，是可治愈的继发性高血压病因之一，临床诊断关键在于要考虑到其可能性，早期发现、正确诊断、及时治疗。

【临床表现】

1. 高血压

（1）阵发性高血压型：平时血压不高，发作时血压一般在 200～250/100～150mmHg 或更高。常伴有心动过速、剧烈头痛、视物模糊、面色苍白、大汗淋漓、精神紧张、恐慌等。严重者可并发急性左心衰竭、心律失常、高血压危象、脑血管意外等。发作历时数十秒到数小时。随病程进展发作次数增多且持续时间延长。

（2）持续性高血压型：持续高血压者的表现酷似高血压病，发展快者似急进型高血压，不同之处是患者有儿茶酚胺分泌过多的某些表现，如头痛、畏热、多汗、肌肉震颤、消瘦、乏力、精神紧张、焦虑、心动过速、心律失常、直立性低血压等。

儿童及青年患者病情发展较快，与急进性高血压相似，短期内可出现眼底病变，多为Ⅲ度，并可有出血、乳头水肿、视神经萎缩，以致失明。另外，尚可发生氮质血症或尿毒症、心力衰竭、高血压脑病。

嗜铬细胞瘤若得不到及时诊断和治疗，经一定时间（可长达数十年），则可出现诸多高血压心血管系统严重并发症，包括左心室肥大、心脏扩大、心力衰竭、冠状动脉粥样硬化、肾小动脉硬化、脑血管病变等。

2. 低血压及休克

少数患者血压升高不明显，甚至可有低血压，严重者乃至出现休克，另外可有高血压与低血压相交替出现现象，直立性低血压较为多见。

发生低血压的原因为：肿瘤坏死、瘤体内出血，导致儿茶酚胺释放锐减乃至骤停。大量儿茶酚胺引起心肌炎、心肌坏死，从而诱发严重心律失常、心力衰竭或心肌梗死以致心排血量锐减，诱发心源性休克。肿瘤分泌大量肾上腺素，兴奋肾上腺素能 β 受体，引起周围血管扩张。部分瘤体可分泌较多量多巴胺，多巴胺抵消了去甲肾上腺素的升压作用。大量的儿茶酚胺引起血管强烈收缩，微血管壁缺血缺氧，通透性增高，血浆渗出，有效血容量减少，血压降低。

3. 心脏表现

在疾病发展过程中因长期血压过高而引起左心室肥厚、心脏扩大、心力衰竭、冠状动脉粥样硬化性心脏病、心肌梗死。心电图可出现穿壁性心肌梗死图形，这种心电图的表现又可消失。大量儿茶酚胺可引起儿茶酚胺性心脏病如心律不齐、过早搏动、阵发性心动过速，甚至出现心室颤动。病理解剖结果证实部分患者可发生心肌退行性变，如心肌炎、心肌坏死等多种心肌损害。这可能与激素直接作用于心肌有关。

4. 高代谢症候群

嗜铬细胞瘤同时分泌去甲肾上腺素和肾上腺素，或仅分泌肾上腺素，可表现为高代谢症候群。产热多于散热可导致发热，肝糖原分解加速及胰岛素分泌抑制可引起高血糖、基础代谢率升高、肌肉消耗及疲乏无力等。

【辅助检查】

1. 实验室检查

（1）尿儿茶酚胺

嗜铬细胞瘤持续性高血压及阵发性高血压发作期尿儿茶酚胺常成倍

升高，超过正常值（去甲肾上腺素<885mmol/24h，肾上腺素<273nmol/24h）2倍以上有诊断意义。

（2）尿 VMA

儿茶酚胺最终代谢产物香草基杏仁酸（VMA）常显著升高（正常尿排量为 15~35μmol/24h）。

（3）血浆儿茶酚胺

可反映瞬间的血浆浓度，对于嗜铬细胞瘤阵发性高血压发作和激发试验血压升高有很高的诊断价值。正常基础值为 100~500pg/ml，500~1000pg/ml 为可疑诊断，2000pg/ml 或基础状态偏高而发作时明显升高，或每半小时持续升高一次，有高度诊断意义。

2. 特殊检查

（1）激发试验

适用于阵发性高血压型间歇期，试验前应停用降压药 1 周以上，试验前后应监测血浆儿茶酚胺浓度。激发试验前先行冷加压试验，嗜铬细胞瘤患者中最高血压较其发作时及激发试验中的水平为低。

血压高于 22.6/13.3（170/100mmHg）时不宜采用冷加压试验。组胺激发试验取磷酸组胺 0.07~0.14mg，加生理盐水 0.5ml 稀释，静脉注射，以后 15 分钟内每分钟各测血压一次。嗜铬细胞瘤患者可于注射后 2 分钟内血压急剧升高，收缩压升高（60mmHg），舒张压升高（40mmHg）。酪胺激发试验取酪胺 1mg 静脉注射，酪胺可促使嗜铬细胞患者贮存的儿茶酚胺释放，收缩压升高（20mmHg）。胰高糖素试验，给患者静脉注射胰高糖素 1mg，1~3 分钟血压明显升高，血浆儿茶酚胺升高 3 倍以上或 2000pg/ml。

（2）阻滞试验

适用于持续性高血压型和阵发性高血压发作时。酚妥拉明试验时，酚妥拉明（苄胺唑啉）为肾上腺素能 α-受体阻滞剂，静脉注射 5mg 后，每分钟测血压一次，共测 15~20 分钟，嗜铬细胞瘤患者多于注射后 2 分钟内血压迅速下降，收缩压下降>（30mmHg），舒张压下降>（25mmHg），且持续 3~5 分钟者为阳性。一度下降后迅速回升者为假阳性。正常人及其他高血压患者收缩压下降一般不超过 4.0（30mmHg）。此试验前应先停用镇静剂、麻醉剂及降压药物（特别是利血平）8~10 天，否则易引起假阳性结果。注意测血压时应固定一侧上臂及取同一姿势测压。久病者如发生肾小球硬化和肾性高血压患者，注射酚妥拉明后血压下降可不明显而发生假阴性结果。

3. 定位诊断

一般多在应用 α-受体阻滞剂控制血压后进行。

（1）B 型超声波定位检查

为首选的无创伤检查，经济方便，阳性率比较高，对直径 1cm 以上的肿瘤常能显示。

（2）CT 扫描

准确度、可靠度及阳性率更高于 B 超，亦为无创伤性检查，90% 以上的肿瘤可准确定位。但在注射造影剂强化检查前应注意先用 α-受体阻滞剂控制血压，否则有引发高血压的可能。

（3）磁共振成像（MRI）

尤对嗜铬细胞瘤合并妊娠的患者及肾上腺以外的肿瘤，具有较高的诊断价值。

（4）动脉导管术

为创伤性检查，自股动脉插管入腹主动脉并在不同水平采血测儿茶酚胺浓度，根据浓度差来推断肿瘤的位置。

（5）间碘苄胍（MIBG）闪烁扫描

同位素标记的 MIBG 因其结构与儿茶酚胺相近，可被交感嗜铬组织和嗜铬细胞瘤细胞摄取和浓集，故可显示嗜铬细胞瘤和恶性嗜铬细胞瘤的转移灶，也能显示其他的 APUD 瘤。本方法特异性强，敏感度可达 90%。

【治疗原则】

嗜铬细胞瘤一旦确诊并定位，应及时切除肿瘤，否则有肿瘤突然分泌大量儿茶酚胺（CA），引起高血压危象的潜在危险。

1. 术前准备和药物治疗

（1）α-肾上腺素能受体阻断剂：酚妥拉明适用于治疗高血压危象或手术中控制血压，不适于长期治疗。酚苄明用于术前准备，术前 7~10 天，初始剂量每天 10mg，口服，平均递增 0.5~1.0mg/（kg·d），分为 2 次/天，直至血压接近正常，大多数患者每天约需 40~80mg。服药过程中应严密监测卧、立位血压和心率的变化。应用哌唑嗪时易致严重的直立性低血压，故应在睡前服用，尽量卧床。乌拉地尔（亚宁定）在降压的同时不增加心率。

（2）β-肾上腺素能受体阻断剂：应在使用 α-受体阻断剂的情况下使用 β-受体阻断剂，否则可能导致严重的肺水肿、心力衰竭或诱发高血压危象等。这类药物包括普萘洛尔（心得安）、阿替洛尔、美托洛尔、艾司洛尔等。

（3）其他：①钙通道阻断剂：可用于术前联合治疗，尤其适用于伴冠心病或 CA 心肌病患者，或与 α、β-受体阻断剂合用进行长期降压治疗，常用硝苯地平；②血管紧张素转换酶抑制剂（ACEI）：卡托普利；③血管扩张剂：硝普钠主要用于嗜铬细胞瘤患者的高血压危象发作或手术中血压持续升高者；④儿茶酚胺合成抑制剂：常见的不良反应有嗜睡、抑郁、消化道症状、锥体外系症状（如帕金森病等），减量或停药后上述症状可很快消失。

2. ¹³¹I-MIBG 治疗

主要用于恶性及手术不能切除的嗜铬细胞瘤。

3. 嗜铬细胞瘤所致高血压危象的治疗

应首先抬高床头，立即给予静脉注射酚妥拉明 1~5mg。密切观察血压，当血压降至 160/100mmHg 左右时，停止注射。继之，以 10~15mg 溶于 5% 葡萄糖生理盐水 500ml 中，缓慢滴注。

4. 恶性嗜铬细胞瘤的治疗

恶性嗜铬细胞瘤可以在腹膜后复发或是转移到骨、肺、肝脏等处。复发有可能在第 1 次术后的数年或数十年后才发生，需要长期随诊观察。放疗虽效果不是很好，但对控制骨转移有好处。可以联合应用化疗、¹³¹I-MIBG 治疗。

5. 家族性嗜铬细胞瘤的处理

家族性嗜铬细胞瘤通常是多发的或是累及双侧肾上腺，而且复发率高。其治疗还是一个难题。可供选择的方案有对小的、无功能的肿瘤进行随诊观察、肿瘤侧肾上腺切除、预防性双侧肾上腺切除等。在双侧肾上腺全切术后应注意长期皮质激素替代治疗。

6. 术后处理

在肿瘤切除后，患者血压很快下降。如术后仍存在持续性高血压，可能是肿瘤未切除干净或已伴有原发性高血压或肾性高血压。儿茶酚胺在手术后 7~10 天即可恢复正常水平。因此在术后 1 周时要测定 CA 或其代谢物以明确肿瘤是否完全切除。

对于不能手术的患者或者恶性肿瘤扩散的患者，可以长期药物治疗。多数肿瘤生长很慢。应用肾上腺素能受体阻滞剂以及 α-甲基酪氨酸长期治疗可有效抑制儿茶酚胺合成。

【护理评估】

1. 健康史

询问患者有无疾病的家族史。询问疾病的起病情况与发作形式，有无诱因，主要症状及其特点，血压升高是阵发性还是持续性等。询问患者有无出现头痛、心悸和多汗三联症等。询问患病后检查和治疗经过，当前用药情况等。

2. 身体状况

评估患者高血压的水平，观察心、脑、肾有无继发性的损害，定期监测血压。评估患者全身状况是否耐受手术。阵发性高血压患者评估发作的诱因。本病的临床表现个体差异甚大，从无症状和体征到突然发生恶性高血压、心力衰竭或脑出血等。

3. 心理-社会状况

评估患者对疾病的认知程度、心理承受程度等。患者高血压发作时可有剧烈头痛、濒死感、心悸、大汗淋漓、四肢冰冷、恶心、呕吐等症状，患者可表现为精神紧张、焦虑、无助感。需评估患者情绪状态，能否正确面对疾病，是否有信心配合治疗。

【护理诊断】

1. 组织灌注无效

与去甲肾上腺素分泌过量致持续性高血压有关。

2. 疼痛、头痛

与血压升高有关。

3. 睡眠型态紊乱

与疼痛、焦虑及环境改变有关。

4. 活动无耐力

与疾病、治疗限制有关。

5. 自理能力缺陷

与视力下降、听力下降有关。

6. 便秘

与儿茶酚胺增高使肠蠕动及张力减弱有关。

7. 焦虑

与患病早期病因诊断不明、担心疾病治疗及预后有关。

8. 潜在并发症

心肌梗死、脑血管意外。

【护理措施】

1. 饮食护理

（1）根据血糖、糖耐量适时调整饮食，采用低糖、低盐、高热量、高蛋白质、高维生素、易消化饮食。

（2）避免饮用含咖啡因的饮料。

2. 休息和运动

（1）急性发作时应绝对卧床休息，保持环境安静，避免刺激。

（2）室内光线宜偏暗，减少探视。

（3）护理人员操作应集中进行，以免过多打扰患者。

（4）高血压发作间歇期患者可适当活动，但不能剧烈活动。

3. 病情观察

高血压是本病患者的特征性表现，可表现为阵发性高血压或持续性高血压伴阵发性加剧。要注意：

（1）密切观察血压变化，注意阵发性或持续性高血压、高血压和低血压交替出现，或阵发性低血压、休克等病情变化，定时测量血压并做好记录，测量时应固定使用同一血压计，嘱患者采用同一体位，并尽可能做到由同一人进行测量。

（2）观察有无头痛及头痛的程度、持续时间，是否有其他伴随症状。

（3）观察患者发病是否与诱发因素有关。

（4）记录液体出入量，监测患者水、电解质变化。

4. 用药护理

（1）α-受体阻滞剂在降低血压的同时易引起直立性低血压，增加患者发生意外的危险性。要严密观察患者的血压变化及药物不良反应，指导患者服药后平卧 30 分钟，缓慢更换体位，防止跌伤等意外。另外患者还可能出现鼻黏膜充血、心动过速等，要及时发现和处理。

（2）头痛剧烈者按医嘱给予镇静剂。

5. 手术患者的护理

（1）术前遵医嘱用药控制血压。

（2）麻醉诱导期、手术过程中尤其在接触肿瘤时，可诱发高血压危象、心律失常和休克。在血压骤升时可采用酚妥拉明静脉注射，然后静脉滴注或以硝普钠静脉滴注控制血压。

（3）嗜铬细胞切除后，血压一般降至 90/60mmHg。若血压骤降，周围循环不良，应立即给予补充全血或血浆，必要时可用适量去甲肾上腺素静脉滴注，但不可用缩血管药物来代替补充血容量。

余同本章第三节中"肾上腺切除术患者的护理"。

6. 心理护理

（1）因本病发作突然，症状严重，患者常有恐惧感，渴望早诊断早治疗。

（2）要主动关心患者，向其介绍有关疾病知识、治疗方法及注意事项。

（3）患者发作时，要守护在患者身边，使其具有安全感，消除恐惧心理和紧张情绪。

【健康教育】

1. 保持身心愉快

指导患者充分休息，生活有规律，避免劳累，保持情绪稳定、心情舒畅。

2. 术后的配合治疗

告知患者当双侧肾上腺切除后，需终身应用激素替代治疗，并说明药物的作用、服药时间、剂量、过量或不足的征象、常见的不良反应。指导患者定期复诊，以便及时调整药物剂量。

3. 携带疾病识别卡

嘱患者随身携带识别卡，以便发生紧急情况时能得到及时处理。

【高血压危象】

　　高血压危象是指在高血压基础上，某些诱因使周围小动脉发生暂时性强烈痉挛，引起血压进一步的急剧升高而出现的一系列危险表现，是一种致命性的临床综合征。嗜铬细胞瘤可在短时间内分泌大量儿茶酚胺释放入血，导致血压急剧升高，收缩压达 200～300mmHg，舒张压达 130～180mmHg，患者出现神志变化、剧烈头痛、恶心呕吐、心动过速、面色苍白、呼吸困难等。如不及时抢救，可导致死亡。

1. 诱因

　　情绪激动、体位改变、吸烟、饮酒、创伤、排便、屏气、灌肠、扪压肿瘤、腹膜后充气造影、麻醉诱导期、药物（如组胺、胍乙啶、胰升糖素、甲氧氯普胺）等。有些患者无明显诱因。

2. 发病机制

　　高血压危象的发生机制目前多数学者认为是由于高血压患者在诱发因素的作用下，血液循环中肾素、血管紧张素Ⅱ、去甲基肾上腺素和精氨酸加压素等收缩血管活性物质突然急骤的升高，引起肾脏出、入球小动脉收缩或扩张。这种情况若持续性存在除了血压急剧升高外，还可导致压力性多尿，继而发生循环血容量减少。血容量的减少又反射性引起血管紧张素Ⅱ、去甲肾上腺素和精氨酸加压素生成和释放增加，使循环血中血管活性物质和血管毒性物质达到危险水平，从而加重肾小动脉收缩。

3. 临床表现

　　（1）血压：舒张压 >（130mmHg），血压突然升高。

　　（2）眼底视网膜病变：出血、渗出或（和）视盘水肿。必要时可散瞳检查。新发的出血、渗出、视盘水肿情况存在则提示高血压急症。

　　（3）神经系统表现：表现为头痛、嗜睡、抽搐、昏迷。注意评估意识状态、有无脑膜刺激征、视野改变及局部病理性体征等。

　　（4）心脏：可出现急性左心衰竭。患者出现呼吸困难。检查可发现心脏扩大、颈静脉怒张、双肺底湿啰音、病理性第三心音或奔马律。

　　（5）肾脏：患者有少尿、氮质血症、尿毒症的表现。腹部听诊可发现肾动脉狭窄导致的杂音。

　　（6）胃肠道：有恶心、呕吐症状。

4. 治疗

高血压危象患者需要及早准确评估病情风险。对于高血压亚急症，需要密切监测，调整口服降压药、逐渐控制血压。对于高血压急症，需要快速、平稳降压，减轻靶器官损害，积极查找病因。当患者发生高血压危象时，应立即抢救，具体措施有：

（1）给予氧气吸入。

（2）立即应用酚妥拉明 1~5mg 以 5% 葡萄糖稀释后静脉注射，同时严密观察血压变化。当血压下降至 160/100mmHg 左右即停止推注，然后以酚妥拉明 10~15mg 溶于 5% 葡萄糖生理盐水 500ml 中缓慢静脉滴注，也可舌下含服钙拮抗药物硝苯地平 10mg 以降低血压，并继续监测血压变化。

（3）有心律失常、心力衰竭者做相应处理。

5. 护理

（1）病情监测：评估患者有无剧烈头痛、面色苍白、大汗淋漓、恶心、呕吐、视物模糊、复视等高血压危象表现，是否出现心力衰竭、肾衰竭和高血压脑病的症状和体征。

（2）急救配合与护理：①卧床休息，吸氧，抬高床头以减轻脑水肿，加用床档以防患者因躁动而坠床；②按医嘱给予快速降压药物如酚妥拉明等；③持续心律（率）、血压监测，每 15 分钟记录 1 次测量结果；④因情绪激动、焦虑不安可加剧血压的升高，应专人护理，及时安抚患者，告之头痛及其他不适症状可随药物的起效而得到控制，使患者安静；⑤若有心律失常、心力衰竭、高血压脑病、脑卒中和肺部感染者，协助医生处理并给予相应的护理。

6. 健康教育

（1）告知患者应调整生活方式以控制血压，如减肥、戒烟、调整饮食结构、减少酒精摄入量、控制情绪、消除社会心理紧张刺激，保持机体内环境的稳定。

（2）根据病情选择合适的运动，如绘画、散步、爬楼梯、慢跑、打太极拳、骑单车等；运动量应循序渐进，以不引起疲劳为宜。

（3）告知药物的名称、剂量、用法、不良反应，遵医嘱服药，如出现头晕、胸闷、血压控制不理想等情况应及时就诊。

第五章　代谢性疾病患者的护理

第一节　糖　尿　病

糖尿病是以慢性血葡萄糖（简称血糖）水平升高为特征，伴有脂肪、蛋白质代谢紊乱的一组慢性内分泌代谢性疾病群。主要特点是三多一少，即多尿、多饮、多食、消瘦。

1997 年，美国糖尿病学会（ADA）将糖尿病定义为：一组由胰岛素分泌和（或）作用缺陷所导致的以高血糖为特征的代谢性疾病，并与各种器官的长期损害、功能障碍和衰竭有关。2009 年，国际糖尿病专家委员会认为糖尿病是一种以高血糖为突出表现的异常代谢疾病，与特异性慢性并发症高风险相关。两者在糖尿病定义方面没有很大区别，都特别强调了长期高血糖与慢性并发症的关系。

【临床表现】

除 1 型糖尿病多在 30 岁以前的青少年期发病外，糖尿病典型的自觉症状是"三多一少"，即多饮、多食、多尿及体重减轻。原发性 2 型糖尿病一般在疾病发展到中晚期后，临床上才出现下列轻重不等的典型症状。

1. 多尿

糖尿病患者因体内血糖过高，不能被充分利用就要排出。糖尿病患者每昼夜的尿量可达 3000~4000ml，最多时可达 10000ml 以上。此外，排尿的次数也增多，有的患者每日排尿次数可达 20 多次。血糖越高，排出的尿糖越多，尿量也越多。

2. 多饮

由于多尿、水分过多的丢失，自觉口渴，只好以饮水来补充，饮水量和饮水次数都增多。因此，排尿越多，饮水也越多。

3. 多食

由于尿中丢糖过多，人体处于半饥饿状态，能量缺乏引起食欲亢进，总有吃不饱的感觉，甚至每天进食五六次，主食达 1~1.5kg，副食也比正常人明显增多，血糖升高，尿糖增多，如此反复。

4. 体重减轻

由于机体不能充分利用葡萄糖，使脂肪和蛋白质分解加速，消耗过多，出现体重减轻。以致疲乏无力，精神不振。

糖尿病的典型症状虽然是"三多一少"，但在临床上，并不是所有的患者都如此。有的患者症状不典型，往往是在体检时才发现出来；还有一部分患者对症状缺乏认识，直至出现并发症才就诊。

【辅助检查】

1. 尿糖测定

肾糖阈正常的情况下，当血糖达到 8~10mmol/L 时，尿糖出现阳性。尿糖阳性是诊断糖尿病的重要线索，但尿糖阴性并不能排除糖尿病的可能。每日 4 次尿糖定性（三餐前、睡前或分段检查）、24 小时尿糖定量测定，可作为判断疗效指标和调整降糖药物剂量的参考。但在并发肾小球硬化症时，肾糖阈升高可呈假阴性，反之肾糖阈降低可呈假阳性。

2. 血糖测定

糖尿病是通过静脉血浆葡萄糖进行诊断（表 5-1）。

表 5-1　糖尿病的诊断标准（mmol/L）

	正常	升高	糖尿病
空腹血糖	<6.0	6.0<血糖<7.0	≥7.0
2 小时血糖	<7.8	7.8≤血糖<11.1	≥11.1

注：空腹的定义是至少 8 小时没有热量的摄入。症状不明显者，诊断糖尿病需再次证实。

3. 葡萄糖耐量试验

葡萄糖耐量试验能看血糖值变化情况，也是诊断糖尿病的重要检查。空腹血糖 6.1~6.9mmol/L 的患者叫空腹血糖受损，需要进行糖耐量检查以明确诊断有无糖尿病。糖耐量 2 小时血糖<7.8mmol/L 为正常糖耐量，≥7.8mmol/L<11.1mmol/L 为糖耐量减低，≥11.1mmol/L 是诊断

糖尿病的依据之一。

4. 糖化血红蛋白 A1（HbA1c）和糖化血浆清蛋白（FA）的测定

作为糖尿病控制的监测指标之一，不作为诊断依据。HbA1c 为血红蛋白中 2 条 β 链 N 端的缬氨酸与葡萄糖非酶化结合而成，为不可逆反应，且与血糖浓度正相关。由于红细胞寿命为 120 天，故 HbA1c 测定可反映检查前 8~12 周血糖的总水平，以弥补空腹血糖只反映瞬间血糖值的不足。血浆清蛋白也可与葡萄糖发生非酶糖化反应而形成果糖胺，正常值为 1.7~2.8mmol/L，因清蛋白半衰期为 19 天，故 FA 测定可反映糖尿病患者近 2~3 周的血糖总水平。

5. 血浆胰岛素和 C-肽测定

有助于评价胰岛 B 细胞的储备功能，并指导治疗，但不作为诊断糖尿病的依据。

【治疗原则】

糖尿病的治疗应坚持早期、长期、综合治疗及治疗方法个体化的原则。治疗目标是使血糖达到或接近正常水平，纠正代谢紊乱，消除糖尿病及相关症状，防止和延缓并发症，维持良好的健康和劳动能力，延长寿命并提高患者的生活质量。糖尿病的治疗应通过糖尿病饮食、运动、药物、血糖监测以及糖尿病自我管理教育 5 个环节相互配合。

【护理评估】

1. 健康史

评估患者的患病与治疗经过，详细询问有无糖尿病家族史、巨大胎儿史及血糖情况等；评估患者起病的时间、主要症状及演变；评估患者有无糖尿病神经、血管受损的表现；另外，1 型糖尿病与 2 型糖尿病的病因不同（表 5-2），在进行评估时应予区别。

2. 身体状况

评估患者是否有代谢紊乱综合征，表现为：①多尿、烦渴、多饮；②善饥多食；③消瘦、疲乏无力、体重减轻。

表 5-2　1 型糖尿病与 2 型糖尿病临床特点

项　目	1 型糖尿病	2 型糖尿病
发病年龄	青少年居多，也可发于各年龄段	好发于 35 岁后，也可见于各年龄段，有年轻化趋势
诊断时间	症状体征明显、突然，可隐藏几年时间	不易出现急性症状，可隐藏多年未被发现
病因	胰岛素缺乏	胰岛素抵抗导致胰岛素分泌增加、脂肪代谢紊乱
环境因素	病毒感染、中毒	肥胖
营养状况	消瘦明显，代谢异常	肥胖
症状	"三多一少"明显	可无明显症状，易疲乏，并发感染常为就医原因
饮食治疗	必须	必须
胰岛素治疗	必须	可选择
血管神经病变	发生率高	发生率高

患者还可出现皮肤瘙痒，尤其是外阴瘙痒。高血糖还可使眼房水、晶体渗透压改变，引起屈光改变。

3. 心理-社会状况

由于本病为终身性疾病，漫长的病程及多器官、多组织结构和功能障碍对患者身心产生的压力易使患者产生焦虑、抑郁等情绪，对疾病缺乏信心，或对疾病抱无所谓的态度而不予重视，以致不能有效地应对慢性疾病。社会环境如患者的亲属、同事等对患者的反应和支持是关系到患者能否适应慢性疾病的重要影响因素，应予以评估。

【护理诊断】

1. 营养失调——低于机体需要量

与胰岛素缺乏或功能不足导致葡萄糖利用障碍有关。

2. 知识缺乏

与患者缺乏有关糖尿病治疗、并发症预防和自我保健的知识有关。

3. 有皮肤完整性受损的危险

与皮肤微循环障碍有关。

4. 活动无耐力

与葡萄糖不能被利用，不能有效释放能量有关。

5. 潜在并发症

低血糖反应、酮症酸中毒、感染等。

【护理措施】

1. 饮食护理

(1) 饮食治疗目标

①提供糖尿病患者生理所需均衡营养的膳食和能量。

②纠正代谢紊乱，获得并维持理想的血糖水平，同时使血脂、血糖尽可能达到接近正常水平。

③减少心血管危险因素，降低微血管及大血管并发症的风险。

④维持合理体重：超重的患者体重减少的目标是体重在3~6个月期间减轻5%~10%。消瘦的患者应通过均衡的营养计划恢复理想体重，并长期维持理想体重。

⑤提高糖尿病患者生活质量。

(2) 饮食治疗原则

①根据患者实际情况合理控制每日摄入总热量。

②平衡膳食，帮助患者均衡各种营养物质的摄入。

③进餐定时定量，少量多餐，每日可3~6餐。

调整饮食并不意味要求患者完全放弃所有饮食习惯及喜好，而是在患者原有的饮食习惯及喜好的基础上帮助其制定合理的、个性化的饮食计划，并鼓励和督促患者坚持执行。

(3) 制定饮食计划

1) 计算总热量：患者应注意控制总热量，即患者每天应摄取的食物的总量。应根据患者年龄、性别、标准体重、实际体重、有无合并症及体力活动情况而定。每天总热量的计算方法有：

①计算自己的标准（理想）体重

方法1：简易法：标准体重（kg）= 身高（cm）−105。

方法2：体质指数（BMI）：目前国际多用此法来评估患者，BMI = 体重（kg）÷ $[身高（m）]^2$。

②确定自己体重是否为标准体重

方法1：肥胖度（或消瘦度）=（实际体重−标准体重）/标准体重×100%；实际体重超过标准体重的10%为超重，超过20%为肥胖，超过40%为重度肥胖。实际体重低于标准体重10%为体重不足，低于20%为消瘦。

方法2：中国成年人体质指数18.5~24为正常；少于18.5为体重过轻，超过28为肥胖。

③根据自己的活动量选择热量级别（表5-3）。

表 5-3　不同体力劳动的热量需求表 [kcal/（kg·d）]

体型	休息	轻体力劳动	中体力劳动	重体力劳动
肥胖/超重	15	20~25	30	35
正常	15~20	25~30	35	40
消瘦	20~25	35	40	45~50

表 5-3 仅针对成人而言，儿童应按年龄选择热量（表 5-4）。

表 5-4　不同年龄儿童的热量需求表 [kcal/（kg·d）]

年龄	每日所需热量
<4 岁	45~50
4~10 岁	40~45
10~15 岁	35~40

④成人热量计算：每天需要的热量=标准体重×热量级别（注意按标准体重，而不是实际体重计算）。

2）总热量的营养分配：常见的三大营养物质包括碳水化合物、蛋白质、脂肪。

①碳水化合物：摄入量占总热量的 50%~60%。它是提供人体热量的主要来源，包括较小分子量的糖类和较大分子量的淀粉类，主要存在于谷类食物，1 克碳水化合物可产生 4kcal 的热量。在营养分配中，可选择复合碳水化合物，尤其是含高纤维的食物如蔬菜、豆类、全麦谷物、燕麦和水果。蔗糖提供的热量不超过总热量的 10%。水果的选择应在医生或专业护士、营养师的指导下，并根据病情决定。可以根据病情摄入少量的食糖。作为健康食谱的一部分，无热量的甜味剂可以用来替代食糖。每日进 3 餐，碳水化合物均匀分配，可在两餐之间适当加餐，但全天碳水化合物的摄入量仍保持不变。

②蛋白质：摄入量占总热量的（无肾损害时）10%~15%。它是机体生长发育、组织修复、细胞更新极为重要的部分，因此每日摄入量充足十分重要，但往往蛋白质丰富的食物其脂肪含量也不容忽视。蛋白质主要存在于肉类、蛋类、豆类、奶类等，1 克蛋白质可产生 4kcal 的热量。

微量清蛋白尿的患者每日摄入蛋白量应限制在每千克体重0.8~1.0g；有显性蛋白尿的患者蛋白摄入量宜限制在每千克体重0.8g以下，并以优质动物蛋白为主。富含优质蛋白的食物是鱼、蛋、海产品、瘦肉、低脂奶制品、坚果类，优质蛋白应占每日摄入总量的1/3。

③脂肪：膳食中由脂肪提供的热量不能超过饮食总热量的30%。饱和脂肪酸的摄入量不要超过饮食总热量的10%。脂肪会产生很高的热量，1克脂肪可产生9kcal的热量。若每日摄入过多会导致体重增加，血脂升高，甚至可能引起大血管粥样硬化斑块，同时增加发生心脑血管疾病的机会。在脂肪摄入量允许的范围内，可选择多不饱和脂肪酸和单不饱和脂肪酸的食物。在营养分配过程中，避免或限制高脂肪、全脂食品、棕榈油、花生油及油炸食品的摄入。食物中胆固醇摄入量每天<300mg，胆固醇主要存在于蛋黄、鱼子、动物内脏的食物中。

④盐：过多的食盐会导致高血压、水肿，对抗降压药的疗效，甚至导致心、肾功能衰竭等。食盐摄入量限制在每天6g以内，尤其是高血压患者。限制摄入含盐量高的食物，例如加工食品、调味酱等。尽量选择含盐量低的食品。

⑤酒：酒中除了热量以外，没有任何营养物质，大约1克酒精产生7kcal热量。饮酒不仅会增加肝的负担，而且还可促进内源性胆固醇和三酰甘油的合成。糖尿病患者如果以往有饮酒习惯也不一定戒酒，而是在病情允许的情况下适当饮酒。在营养分配过程中，应限制饮酒量，每天不超过1~2份标准量（一份标准量为285ml啤酒、375ml淡啤酒、100ml红酒或30ml白酒，约含10g酒精）。尽量不饮白酒。酒精可诱发使用磺脲类或胰岛素治疗的患者出现低血糖，因此不宜空腹饮酒。

3）餐次分配：建议合理分配早、中、晚餐的量，3餐摄入量分别占总摄入量的比例：1/5、2/5、2/5。可根据实际情况具体调整。用胰岛素治疗时，可在两餐之间和睡前加餐，以防止发生低血糖。

（4）注意事项

①饮食计划中的饮食量应基本固定，避免随意增减而引起血糖波动。②应忌食葡萄糖、蔗糖、蜜糖及其制品；蛋白质中要保证1/3以上是动物蛋白；限制动物脂肪和富含胆固醇的食物，提倡使用植物油，忌食油炸、油煎食物；提倡食用富含纤维素的食物。③患者进行体育锻炼时不宜空腹，应随身携带一些方便食品如饼干、糖果，以备在偶然发生

低血糖时食用。④注意按时进餐，如已服降糖药或注射胰岛素而未能及时进食，则极易发生低血糖。⑤限制饮酒，每天食盐摄入<6g。⑥每周定期测量体重 1 次，衣服重量要相同，且用同一磅秤。如果体重改变>2kg，应报告医生。

2. 运动护理

运动在 2 型糖尿病的管理中占有重要的地位和意义。适当的运动可以增加胰岛素敏感性，减轻体重，改善血糖情况。因此坚持有规律的运动是控制糖尿病的基本措施。糖尿病患者如果能坚持规律的运动 12～14 年，可以显著降低病死率。运动原则是：因人而异，量力而为，循序渐进，持之以恒。

（1）运动疗法的意义：①增加机体对胰岛素的敏感性，从而控制血糖；②调整血脂代谢，降低血压；③控制体重；④预防心脑血管疾病，改善心肺功能；⑤防治骨质疏松，增强身体灵活性；⑥放松紧张的情绪。

（2）运动疗法的适应证：①稳定的 1 型糖尿病；②稳定期的妊娠糖尿病；③病情控制稳定的 2 型糖尿病；④体重超重的 2 型糖尿病。

（3）运动疗法的禁忌证：①合并各种急性感染；②严重糖尿病慢性并发症，如严重的糖尿病肾病、糖尿病足、眼底病变、新近发生的血栓等；③有明显酮症或酮症酸中毒倾向，或血糖波动大，频繁出现低血糖者；④伴有心功能不全、心律失常，且活动后加重。

（4）运动方式的选择：①有氧运动：是指能增强体内氧气的吸入、运送和利用的耐久性运动。在整个运动过程中，患者的氧气吸入量基本满足氧气消耗量，没有缺氧的情况存在。是一种大肌肉群节奏性、连续性较强的运动，如散步、快走、慢跑、骑车、游泳、跳舞、打太极等，可帮助机体消耗葡萄糖和多余的脂肪，增加心肺活动（表5-5）。有氧运动方式是糖尿病患者选择的最佳运动方式。

表5-5　常见不同强度的运动方式

运动强度	内　　容
轻度运动	购物、散步、做操、太极拳、气功等
中度运动	快走、慢跑、骑车、爬楼梯、健身操等
稍强运动	跳绳、爬山、游泳、球类、跳舞等

②无氧运动：无氧运动是指对特定肌肉的力量训练，是突然产生爆发力的运动，无氧运动可以增加局部肌肉的强度，增加机体对胰岛素的敏感性，如举重、铅球、百米跑、摔跤等，但由于缺氧，血乳酸生成增加，患者易感到气急、肌肉酸痛等不适。

（5）运动前的准备

①全面检查：患者在开始运动治疗前都应彻底筛查潜在的并发症，以确保运动的安全。运动前准备的筛查内容包括：多点血糖、糖化血红蛋白、血脂、血压、血酮、心电图、眼底、尿常规、下肢血管彩超、足部和关节外形及感觉、神经系统等。

②运动前的代谢指标：若空腹血糖≥14mmol/L，且出现酮体，应避免运动；血糖>16.7mmol/L，虽未出现酮体，也应谨慎；如运动前血糖<5.6mmol/L，应摄入额外的碳水化合物后运动；收缩压>180mmHg，也应避免运动。

③制定运动处方：在制定运动处方前，应考虑患者的年龄、体重、病程、有无并发症，以及患者工作生活特点、文化背景、喜好、以往运动量、社会支持系统等。

（6）运动的方法

①运动疗法的总原则是"循序渐进、量力而行、持之以恒"。

②运动频率和时间为每周至少150分钟（3~4次/周），应在餐后1小时左右进行，每次运动持续20~30分钟为宜，避免空腹及感觉不适时运动。

③运动强度不宜过大，运动后的心率以每分钟不超过（170−年龄）次为宜。

④运动时最好有人陪伴，并随身携带糖尿病救助卡。

⑤糖尿病患者宜选择中强度的有氧运动方式，如快走、慢跑、健身操、太极拳、散步等。

⑥每周最好进行2次肌肉运动如举重训练，训练时阻力为轻或中度。

⑦运动项目要和患者的年龄、经济、文化背景及体质相适应，避免高强度的运动，不要操之过急，要循序渐进。

⑧养成健康的生活习惯，将有益的体力活动融入到日常生活中，合理的制定运动方案，克服懒惰情绪。

⑨活动量大或剧烈活动时应建议糖尿病患者调整食物及药物，以免发生低血糖。

（7）运动疗法的注意事项

①为防低血糖，不要在空腹时运动，运动时随身带些糖果，发生低血糖反应时立即进食。

②运动前应先做低强度的热身运动 5～10 分钟，即将结束时再做 5～10 分钟的恢复整理运动。

③带足够的水，尤其是天气较热的夏天，运动时会丢失大量水分，应注意及时补充水分。

④防损伤，运动环境应安静、空气清新，暮练好过晨练。

⑤穿着鞋袜柔软舒适，透气性强。每次运动结束后仔细检查双足皮肤有无异常情况。如有下肢血管病变和周围神经病变应在医护人员的指导下选择运动方式。

⑥防寒防暑，注意添减衣服，冬天较冷时最好选择室内运动。

⑦适可而止，心肺功能异常者，出现气促、心悸时，应停止运动。

⑧有条件者最好在运动前及运动后分别测一次血糖。

⑨伴有心功能不全、冠状动脉供血不足者；有严重急慢性并发症者；血糖波动较大者；活动后心律失常加重者；有活动性的增殖性糖尿病视网膜病变者；伴有严重高血压者（血压>180/100mmHg）等最好暂停运动，在运动前咨询专业医务人员后，制定切合实际的运动计划。

⑩对于糖尿病外周血管病变以及周围神经病变的患者，应注意避免负重运动和需要反复活动的运动项目（如步行）。

3. 口服降糖药物的护理

口服降糖药分类较多，但按照其作用机制不同可分为磺脲类、格列奈类、双胍类、噻唑烷二酮类和 α-葡萄糖苷酶抑制剂。磺脲类和格列奈类可以促进胰岛素的分泌，又合称胰岛素促泌剂；双胍类和噻唑烷二酮类可以减轻患者胰岛素抵抗，增强组织对胰岛素的敏感性，又合称胰岛素增敏剂；α-葡萄糖苷酶抑制剂可以延缓葡萄糖在肠道吸收速度，对降低餐后血糖效果明显。

（1）口服降糖药的适应证

①通过饮食运动治疗尚不能使代谢控制满意的 2 型糖尿病患者，可在上述治疗的基础上加服口服降糖药。

②用胰岛素治疗而代谢控制不佳的 1 型糖尿病，也可联合应用某些

口服降糖药治疗。

（2）磺脲类降糖药的护理要点

磺脲类药物降糖作用最强，患者的达标率也较高，目前被多个国家和国际组织制定的糖尿病指南推荐为控制 2 型糖尿病的主要用药。

1）作用机制：通过药物与 B 细胞膜的钾离子通道相结合，使细胞除极，细胞内钙离子增加，而触发胰岛素的释放。

2）适用人群：磺脲类药物适用于 2 型糖尿病，特别是非肥胖血糖升高者。

3）不适用人群：①1 型糖尿病患者；②单纯饮食运动治疗血糖已能控制的轻型糖尿病患者；③高胰岛素血症者；④有急性并发症的患者或有较严重的慢性并发症或急性感染拟行大手术的患者；⑤孕妇；⑥对该类药物中某种成分过敏者；⑦肝肾功能障碍，白细胞减少者。

4）不良反应：①低血糖反应；②皮肤过敏反应；③胃肠道反应；④神经系统反应；⑤骨髓抑制；⑥个别有转氨酶升高；⑦磺脲类药物失效：磺脲类药物常致高胰岛素血症，导致胰岛 B 细胞出现疲劳，甚至衰竭，内源性胰岛分泌功能进一步减少，形成胰岛素缺乏状态。而 20%～30% 糖尿病患者出现对磺脲类产生耐受性，并且每年有 5%～10% 的糖尿病患者继发失效。

5）护理要点：①注意服药时间，熟悉药物的作用机制、适应证、禁忌证、不良反应；②每日多次服用的磺脲类药物应在餐前 30 分钟服用，并鼓励监督患者的遵医行为；③教会患者做好血糖监测及日记，并掌握低血糖的症状及处理原则，以及发生低血糖后如何选择医疗支持；④注意药物之间的协同与拮抗，此类药物与磺胺类、水杨酸制剂、β-受体阻滞剂、利舍平等药物合用时会产生协同作用，可增加其降糖效应，应注意发生低血糖；和噻嗪类利尿剂、糖皮质激素、口服避孕药等合用时会产生拮抗作用，降低其降糖作用，应注意观察血糖变化。

（3）格列奈类降糖药的护理要点

1）作用机制：与磺脲类相似，不同之处主要表现在胰岛 B 细胞上结合点不同，通过与胰岛 B 细胞膜上的特异性受体结合来促进胰岛细胞膜上 ATP 敏感性钾离子通道关闭，使细胞膜除极，钙通道开放，促使胰岛素分泌。

2）适用人群：饮食、运动治疗及控制体重均不能满意控制血糖的 2

型糖尿病患者。

3）不适用人群：①1 型糖尿病患者；②对本类药物成分过敏者；③有急性并发症的患者；④妊娠或哺乳期女性。⑤12 岁以下儿童；⑥严重肝功能不全者。

4）不良反应：轻度低血糖。

5）护理要点：①注意服药时间，一般餐前 10～15 分钟给药；②不进餐不服药，服药后按时按量进餐，以预防低血糖的发生；③其余同磺脲类药物。

（4）双胍类药物的护理要点

1）作用机制：①作用于胰外组织，抑制肝糖异生及肝糖原分解，降低肝糖原产生及输出；②促进外周组织（骨骼肌和脂肪细胞）对葡萄糖的摄取和利用；③延缓葡萄糖在肠道吸收，促进糖的酵解。

2）适用人群：①IGT 患者；②肥胖的 2 型糖尿病，伴胰岛素分泌水平升高，用饮食运动治疗效果不理想者；③单用磺脲类药物代谢控制不佳的 2 型糖尿病患者，可联合使用二甲双胍类药物。

3）不适用人群：①孕妇；②用碘化造影剂者；③重型糖尿病伴有严重并发症者；④有急性并发症或有急性感染、创伤、大手术等情况；⑤肝、肾、心、肺功能障碍、休克、低氧血症时用此药易诱发乳酸性酸中毒；⑥消化道反应严重不能耐受者或原有慢性消化道疾病者；酒精中毒者可诱发低血糖。

4）不良反应：①胃肠道反应：不良反应出现与剂量有关，减量后可减轻或消失；②乳酸性酸中毒：特别是原有肝功能障碍或合并重症感染、缺氧等情况下更容易出现；③皮疹；④双胍类药物以原型从尿中排出，所以肾功能不全者禁用。此类药物单独使用不会发生低血糖。

5）护理要点：①注意服药时间，熟悉药物的作用机制、适应证、禁忌证、不良反应；②一般餐后或餐中服用；③如出现轻微胃肠道反应，应予患者讲解和指导，避免患者不必要的恐惧和疑虑；④用药期间限制饮酒；⑤教会患者做好血糖监测及日记，并掌握低血糖的症状及处理原则，以及发生低血糖后如何选择医疗支持。

（5）噻唑烷二酮类药物的护理要点

噻唑烷二酮类药物是许多国家和国际组织制定的糖尿病指南中推荐控制 2 型糖尿病患者高血糖的主要用药之一，为高选择性过氧化物酶体

增殖激活的 γ-受体（PPARγ）的激动药，提高靶细胞对胰岛素受体敏感性。临床试验显示，噻唑烷二酮类药物可以使 HbA1c 下降 1%～1.5%，罗格列酮可防止或延缓 IGT 进展为糖尿病。

1）作用机制：激活脂肪、骨骼肌和肝脏等胰岛素所作用组织的 PPARγ 核受体，从而调节胰岛素应答基因的转录，控制血糖的生产、转运和利用。通过促进靶细胞对胰岛素的反应而改善胰岛素的敏感性。

2）适用人群：①2 型糖尿病患者；②糖耐量降低者；③伴有胰岛素抵抗的患者；④代谢综合征及多囊卵巢综合征患者；⑤用于脂肪萎缩，伴有胰岛素抵抗及肾上腺功能早熟的患者。

3）不适用人群：①对本药过敏者；②有活动性肝病或转氨酶升高超过正常上限 2.5 倍的患者；③有心衰或潜在心衰危险的患者；④<18 岁、哺乳期女性。⑤1 型糖尿病或糖尿病酮症酸中毒的患者。

4）不良反应：①转氨酶升高；②容易引起水钠潴留；③可能增加女性患者骨折的风险；④可能增加心脏病风险，导致病死率增加。

5）护理要点：①每天服用 1 次，可在餐前、餐中、餐后任何时间服用，但服药的时间应尽可能固定。如果发现食欲不振等情况，立即抽血查 ALP，警惕肝损害；②熟悉药物的作用机制、适应证、禁忌证、不良反应；③对患者进行用药指导，教会患者合理安排用药时间，并做好血糖监测及日记；④此类药物疗效大多在开始服药后 1～3 个月才能表现出来，应向患者解释，避免其焦虑情绪。

（6）α-糖苷酶抑制剂的护理要点

α-糖苷酶抑制剂可使 HbAlc 下降 0.5%～0.8%，不增加体重，并且有使体重下降的作用，可与磺脲类、双胍类、噻唑烷二酮类或胰岛素合用。临床研究显示阿卡波糖可防止或延缓 IGT 进展为 2 型糖尿病，STOP-NIDDM 次级终点分析显示可能降低糖耐量异常者发生心血管疾病的风险。

1）作用机制：可竞争及抑制小肠黏膜刷状缘处的各种 α-糖苷酶，使淀粉、麦芽糖、蔗糖分解为葡萄糖的速度减慢；避免葡萄糖在小肠上段大量迅速吸收，使餐后血糖平稳上升，降低餐后血糖高峰而不减少葡萄糖的吸收。

2）适用人群：①轻度到中度的 2 型糖尿病患者；②餐后血糖升高而空腹血糖升高不明显的 2 型糖尿病患者；③预防 IGT 转化为显性糖尿

病的患者；④可与二甲双胍类和磺脲类药物合用；⑤对于 1 型糖尿病患者可与胰岛素合用，可减少胰岛素的用量，同时避免血糖大幅度的波动。

3）不适用人群：①糖尿病酮症酸中毒患者；②炎症性肠道疾病患者；③消化性溃疡患者；④部分性小肠梗阻或有小肠梗阻倾向的患者；⑤小于 18 岁的青少年；⑥肾病或严重肝病者；⑦孕妇或哺乳期患者。

4）不良反应：①肠胀气，肛门排气增多；②腹痛或腹泻；③如遇上述情况通常无须停药，在继续使用或减量后不良反应消失。单独服用本类药物通常不会发生低血糖。

5）护理要点：①熟悉药物的作用机制、适应证、禁忌证、不良反应，指导患者正确服药；②加强健康教育，使用时要注意，如果饮食中淀粉类比例太低，而单糖或啤酒过多则疗效不佳；③如果发生低血糖，不能食用淀粉类食物；④本品不宜与抗酸药、考来烯胺、肠道吸附剂、消化酶制剂合用，这些药可降低疗效。

4. 胰岛素治疗的护理

（1）作用机制

1）胰岛素的外周作用：胰岛素的作用主要是降血糖，同时影响蛋白质和脂肪代谢。①抑制肝糖原分解及糖原异生作用，减少肝输出葡萄糖；②促使肝摄取葡萄糖及肝糖原的合成；③促使蛋白质和脂肪的合成和贮存；④促使极低密度脂蛋白的分解；⑤抑制脂肪和蛋白质的分解，抑制酮体的生成并促进对酮体的利用；⑥非代谢作用：胰岛素可促进平滑肌舒张作用。

2）胰岛素的中枢作用：胰岛素现已被认为是向大脑摄食中枢传递信号的物质之一。

（2）胰岛素治疗的适应证

1）1 型糖尿病。

2）2型糖尿病发生以下情况：①血浆胰岛素水平较低，经合理饮食、体力活动和口服降糖药治疗控制不满意者；②糖尿病酮症酸中毒、高血糖非酮症性高渗性昏迷、乳酸酸中毒等急性并发症；③有严重感染、外伤、手术等应激情况；④合并心、脑血管并发症、肾脏或视网膜病变、肝损害；⑤严重营养不良患者、成年或老年糖尿病患者发病急、体重显著减轻伴有明显消瘦者；⑥新诊断的与 1 型糖尿病鉴别困难的消瘦糖尿病患者；⑦经最大剂量口服药物降糖治疗，糖化血红蛋白仍>7%；⑧患者同时需要糖皮质激素治疗。

3）妊娠糖尿病。

（3）胰岛素的种类

1）按来源不同分类

①动物源性胰岛素：从猪和牛的胰腺中提取，或两者的混合物制品。分子结构与人胰岛素有 1~3 个氨基酸不同。

②部分合成人胰岛素：将猪胰岛素第 30 位丙氨酸置换成与人胰岛素相同的苏氨酸，即为部分合成人胰岛素。

③生物合成人胰岛素：是借助 DNA 重组技术，将人的基因植入大肠杆菌或酵母菌，通过复制获得的高纯度的生物合成人胰岛素。

2）按胰岛素浓度和注射器不同分类

①一般胰岛素：40U/ml×10ml，用一次性胰岛素注射器。

②笔芯式胰岛素：100U/ml×3ml，用于胰岛素笔，胰岛素泵一般使用短效或速效胰岛素笔芯。

3）按作用时间分类：按胰岛素起效时间和作用持续时间将胰岛素分为速效胰岛素、短效胰岛素、低精蛋白胰岛素（中效胰岛素）和精蛋白锌胰岛素（长效胰岛素）。预混胰岛素是短效胰岛素和低精蛋白胰岛素的预混物或速效胰岛素和精蛋白锌胰岛素的预混物（表 5-6）。

表 5-6　胰岛素的分类（按作用时间）

产品名称		外观	剂型（U/ml）	作用时间			注射途径	注射时间
				开始	最佳	持续		
速效胰岛素	优泌乐	清亮	100	15 分钟内	20~40 分钟	4~6 小时	皮下静脉	3 餐前不超过 15 分钟
	诺和锐							
短效胰岛素	优泌林 R（人）	清亮	40 100	30 分钟内	1~3 小时	5~8 小时	皮下静脉	3 餐前 15~30 分钟
	诺和灵 R（人）							
	甘苏林 R（人）							
	单纯性中性胰岛素（猪）		40					
低精蛋白胰岛素	优泌林 N（人）	浑浊	40 100	1.5 小时	4~12 小时	16~24 小时	皮下	早晚餐前 1 小时或睡前
	诺和灵 N（人）							
	甘苏林 N（人）							
	万苏林（猪）		40					

续 表

产品名称		外观	剂型（U/ml）	作用时间			注射途径	注射时间
				开始	最佳	持续		
预混胰岛素	优泌乐25	浑浊	100	10~20分钟	1~3小时	4~5小时	皮下	餐前/后即注射
	诺和锐30							
	优泌林70/30（人）	浑浊	40 100	30分钟内	1~3小时和4~12小时	16~25小时	皮下	早餐前15~30分钟
	诺和灵30R（人）							
	甘苏林30R（人）							
	诺和灵50R（人）		100					
精蛋白锌胰岛素	单峰纯精蛋白锌胰岛素（猪）	浑浊	40	3~4小时	10~18小时	24~36小时	皮下	睡前
	鱼精蛋白锌胰岛素（猪）							
	基础胰岛素类似物		100			24小时	皮下	任一时刻

（4）胰岛素的储存

①最好贮藏于冰箱中，2~8℃冷藏，切勿冷冻或放在靠近冰柜的地方，勿放于冰箱门上，以免震荡受损。

②使用的胰岛素可放置在25℃以内的室温中，应避免光和热，存放在阴凉干燥的地方。

③运输过程中应尽量保持低温，避免光照和剧烈震荡。

④使用中的本品可在室温中保存1个月。

（5）胰岛素的不良反应

1）胰岛素过敏：胰岛素过敏以局部过敏反应为主，处理措施包括更换高纯度胰岛素，使用抗组胺药和糖皮质激素以及脱敏疗法，严重反应者应中断胰岛素治疗。

①局部过敏反应：患者偶有注射部位红肿、瘙痒现象称为局部过敏，通常在几天或几周内消失，某些情况下，也可能是其他原因引起而与注射胰岛素无关。如皮肤消毒剂的刺激、注射技术不佳等，如有局部反应发生，立即告知医生。

②全身过敏反应：这种反应发生较少，一旦发生则病情严重，是对胰岛素的全身过敏，症状包括：全身皮疹、呼吸短促、气喘、血压下降、脉搏加快、多汗，严重病例可危及生命。

2）局部皮下脂肪萎缩：注射部位出现凹陷或硬结，这可能与胰岛素制剂中有杂质有关，当停止该部位的注射后缓慢恢复。处理措施包括勤更换注射部位，更换高纯度胰岛素，也可以局部理疗。

3）低血糖反应：在胰岛素治疗过程中应密切观察血糖，尤其是有严重肝、肾病变的糖尿病患者。如果胰岛素使用过量或注射胰岛素后未及时就餐，可出现低血糖反应。为了预防低血糖反应，必须教患者学会识别和处理低血糖症状，如果经常发生低血糖且症状不易察觉，必须就医，与医生讨论是否改变治疗方案、饮食和运动计划以避免低血糖的发生。

4）高胰岛素血症和胰岛素耐药性：在无酮症酸中毒的情况下，每日胰岛素用量>200U，持续48小时者可以确诊为胰岛素耐药性。以2型糖尿病者常见，而且胰岛素用量偏大。高胰岛素血症确实能使一些人的血糖在几年甚至更长的时间内维持在不是太高的水平。但最终会导致人体胰腺组织分泌胰岛素的功能逐渐减弱以至衰竭。

5）水肿：初用胰岛素的糖尿病患者，有的在用药后数日内出现轻重不同的水肿，以颜面与四肢多见，轻症者在数日内可自行消退，水肿较重者可用利尿药治疗。

6）胰岛素性屈光不正：有的糖尿病患者在接受胰岛素治疗的早期出现一过性视物模糊，这可能与胰岛素治疗后血糖迅速下降，引起晶状体、玻璃体渗透压改变，晶状体内水分外溢而出现视物模糊，屈光率下降，一般2~4周自愈。

7）体重增加：以老年2型糖尿病患者多见。在注射胰岛素后引起腹部脂肪堆积，应指导患者配合饮食、运动治疗控制体重。

（6）胰岛素与其他药物的相互作用

①对抗胰岛素作用：糖皮质激素、促肾上腺皮质激素、胰高血糖素、雌激素、口服避孕药、肾上腺素、苯妥英钠、噻嗪类利尿剂、甲状腺素、某些钙通道阻滞剂、可乐定、丹那唑、二氮嗪、生长激素、肝素、H_2受体拮抗剂、大麻、吗啡、尼古丁、磺吡酮等可不同程度地升高血糖浓度，同用时应调整这些药或胰岛素的剂量。

②增强胰岛素作用：口服降糖药、抗凝血药、水杨酸盐、磺胺类药、甲氨蝶呤、非甾体消炎镇痛药、氯喹、奎尼丁、奎宁、血管紧张素酶抑制剂、溴隐亭、氯贝丁酯、酮康唑、锂、甲苯达唑、茶碱、某些抗抑郁药、奥曲肽可增强胰岛素降血糖作用，同用时应减少胰岛素的剂量。

（7）影响胰岛素吸收的因素

1）胰岛素类型和剂量：①中、长效胰岛素吸收慢，短效速效吸收快；②大剂量高浓度的胰岛素吸收延缓，建议剂量>40U时分次给药。

2）患者因素：①运动、按摩注射部位增加胰岛素吸收速度；②环境温度低、吸烟减慢胰岛素吸收速度。

3）注射技术：确保胰岛素注射到皮下组织。

4）注射部位：腹部吸收最快，其次为上臂、股部和臀部。

5）胰岛素注入后的位置：皮下脂肪组织。

（8）胰岛素治疗的护理

1）正确选择胰岛素注射的部位：掌握不同胰岛素的作用特点、不良反应、使用方法和操作程序。

2）对胰岛素自我注射患者的指导

①严格按照医嘱用药，不随意停止、更换药物，定期检查血糖。

②指导患者配合糖尿病饮食、运动治疗。

③胰岛素注射部位的选择应考虑患者的运动情况，避免注射在运动所涉及的部位。

④经常保持足够的胰岛素以及注射器和针头，经常佩戴糖尿病患者识别证件以确保离家发生并发症时能得到适当的治疗。

⑤胰岛素应用中的任何改变都应在医生指导下进行。每次使用胰岛素之前都应仔细检查胰岛素的浓度、注册商标、类型、种属（牛、猪、人）、生产方法（重组人胰岛素、动物提纯胰岛素）是否是医生所建议的。

⑥续购胰岛素时向医生讲清楚目前所使用胰岛素的产品名称，最好带上在用药的包装。

⑦每次买药不能太多，以保证用1支备1支为宜。

⑧取药前应仔细检查瓶盖是否完好；瓶签上的名称、字母标志是否清晰，是否与医生所开的处方一致；药物是否在有效期内，并要估计所

购药品能否在效期内用完；检查药品的物理性状和外包装，若所买的药品变质、保护盖不严、玻璃瓶破损或有异味，一定要退回药房。

⑨在混合使用两种剂型的胰岛素时，必须在医生指导下进行。注意不要改变抽取胰岛素的顺序。

⑩强调胰岛素的储存条件，不要使用超过有效期的胰岛素。

⑪一次性使用的注射器不得重复使用，针头和注射器不得与他人共用。

⑫患者伴有下列情况时，胰岛素需要量减少：a. 肝功能不正常；b. 甲状腺功能减退；c. 恶心呕吐；d. 肾功能不正常：肾小球滤过率减少到小于每分钟 50ml 以下。

⑬患者伴有下列情况时，胰岛素需要量增加：高热；甲状腺功能亢进；肢端肥大症；糖尿病酮症酸中毒；严重感染或外伤；重大手术等。

⑭用药期间应定期检查血糖、尿常规、肝肾功能、视力、眼底视网膜血管、血压及心电图等，以了解病情及糖尿病并发症情况。

⑮糖尿病孕妇在妊娠期间对胰岛素需要量增加，分娩后需要量减少；如妊娠中发现的糖尿病为妊娠糖尿病，分娩后应终止胰岛素治疗；随访其血糖，再根据有无糖尿病决定治疗。

⑯儿童易产生低血糖，血糖波动幅度较大，调整剂量应 0.5～1U，逐步增加或减少；青春期少年适当增加剂量，青春期后再逐渐减少。

⑰老年人易发生低血糖，需特别注意饮食、体力活动的适量。

⑱吸烟可通过释放儿茶酚胺而拮抗胰岛素的降血糖作用，吸烟还能减少皮肤对胰岛素的吸收，所以正在使用胰岛素治疗的吸烟患者突然戒烟时，应观察血糖变化，考虑是否需适当减少胰岛素用量。

5. 糖尿病的自我管理措施

在糖尿病"五驾马车"理论中，糖尿病患者的自我管理充当着十分重要的角色，在自我管理中，患者是主角，而医生护士则起协助和教育作用。自我管理包括很多内容，有血糖自我监测，血压、血脂、糖化血红蛋白、体重、并发症的监测，以及患者疾病期间、旅游期间和生活中的饮食、运动管理等。

护理工作人员应帮助患者学会将糖尿病护理纳入日常生活之中，树立"管理"好糖尿病的信念，只有这样才能提高健康状况和生活质量，减少医疗费用，防止和延缓并发症的发生发展。

血糖的控制好坏直接影响到患者的并发症的发生发展以及患者的生活质量，因此也是糖尿病治疗的关键和保障。目前，糖尿病治疗的根本是将血糖水平尽可能控制在接近正常范围，血糖的自我管理可以帮助医护人员与患者及时了解病情，以调整治疗方案。

自我血糖监测（SMBG）是近 10 年来糖尿病患者管理方法的主要进展之一，是进行糖尿病管理的有效工具，也是糖尿病综合治疗方法中的一个重要组成部分。应加强对患者 SMBG 认知的教育，让患者积极主动地参与糖尿病管理，提高自我管理能力，从而获得良好的病情控制，提高生活质量，更好地回归社会。

（1）监测血糖的时间通常选择空腹、餐前、餐后 2 小时、睡前及凌晨 2~3 时。2007 年《中国糖尿病防治指南》明确指出血糖控制差的患者或病情危重者应每天监测 4~7 次，直到病情稳定，血糖得到控制；当病情稳定或已达血糖控制目标时可每周监测 1~2 次；使用胰岛素治疗者在治疗开始阶段每日至少测血糖 5 次；达到治疗目标后每日自我监测血糖 2~4 次；使用口服药和生活方式干预的患者每周监测血糖 2~4 次。

（2）儿童、老人或妊娠期妇女应该特别加强 SMBG，而在某些特殊情况下也应该特别加强监测，如调整药物期间、改变饮食和运动习惯时、外出旅行时、情绪严重波动时、合并严重感染时、患病期间或处于围手术期时等。

6. 糖尿病并发症的护理

（1）预防感染的护理

①保持环境卫生，用空调时要注意通风；②积极防治上呼吸道感染和泌尿生殖道感染；③保持皮肤清洁，防止疖痈感染和皮肤真菌感染。

（2）糖尿病足的护理

①足部的观察与检查：经常检查足部皮肤、趾甲有无感染、有无感觉减退、麻木、刺痛、皮肤温度、足背动脉搏动和踝反射等；②促进肢体的血液循环：冬天足的保暖要适度，了解痛觉减退程度，正确掌握沐浴的适宜水温，避免烫伤。经常按摩足部，每天进行适度的运动，积极戒烟；③选择合适的鞋袜，避免足部受伤：选择宽松柔软的布鞋和袜子；④保持足部清洁，避免感染：勤换鞋袜，每天用温水清洁足部，并及时擦干。及时治疗足部霉菌和小伤口。

（3）糖尿病酮症酸中毒和高渗性非酮症昏迷的护理

①将患者安置在重症监护病房，专人护理，给予吸氧，注意保暖，严密观察生命体征，记 24 小时出入量，按昏迷常规护理；②按医嘱执行治疗方案，迅速建立静脉通道，心功能良好者，补液速度先快后慢；③执行胰岛素治疗时，密切监测血糖变化；④注意脱水、电解质紊乱和酸碱平衡失调的监测和纠正；⑤出现感染、心功能不全、心律失常、肾功能不全时给予相应的护理。

7. 心理护理

（1）心理治疗和护理是指用心理学原理与方法医治患者的各种困扰（包括情绪、认知和行为问题），其主要的目标是减轻患者的不良情绪反应，改善患者的不适应社会的行为，提供心理支持，重塑人格，帮助患者建立良好的人际关系和社会支持系统。

（2）在沟通交流中护理人员应具有高尚的道德和真挚的同情心、敏锐的观察力，注重接纳性、支持性、保证性和综合治疗的原则。另外还应运用语言沟通 5 层次，应经常评估自己与患者处于沟通的哪一个层次：①开始沟通时彼此关系生疏，为一般性交谈；②打开局面后引导对方陈述事实；③有了一定信任感后进而交流看法；④在彼此完全信任基础上护患双方诚恳交流；⑤最后达到沟通高峰。

（3）在与患者沟通的初期需耐心细致地进行心理护理，主动找患者谈话，耐心地解释疑问。

①宣教糖尿病的发生、发展和转归，指导患者掌握饮食、药物、运动、自我管理等方法。

②指导血糖测量和胰岛素注射方法、注意事项、低血糖反应的应对措施，足部护理的要点等。

③让患者了解到糖尿病目前虽不能根治，但通过合理控制饮食、适当运动、科学用药、保持良好的情绪可以控制病情，并能像健康人一样工作、学习和生活。

④消除患者的顾虑，帮助其解决实际困难，减轻其心理负担。

⑤此期应以安慰、关怀为主，帮助患者充分发泄愤怒与不满情绪，适当转移注意力，放松心情，消除不良情绪，帮助患者自我调整心态，勇敢地面对疾病。

（4）当患者拒绝承认患病事实时，应耐心向患者讲解糖尿病诊断标准，介绍糖尿病基础知识、高血糖的危害性、饮食治疗的重要性等，使患者消除否认、怀疑、拒绝的不良心理，并积极主动配合治疗。对于有轻视麻痹心理的患者，要耐心细致地讲解不重视治疗的后果以及并发症的危害。此期应谅解患者的不良情绪，不予计较，同时与家属配合做好心理疏导，往往能收到较好的效果。

（5）当患者进入接受期，应利用患者情绪较平稳的这段时间加强对患者自我管理的指导与训练。

①可根据患者年龄、身高、体重、体力活动量、饮食习惯、血糖、肾功能等综合指标，制定不同类型的饮食、运动和自我监测方案。

②对儿童患者特别要注意讲究交流方式方法，应轻松愉快地宣教，既让患儿明白身体有病要加强自我保护，又要避免造成依赖或自卑心理。

③还应注意着重指导家长、家属、陪护，严格执行医嘱，确保疗效。

（6）糖尿病患者心理护理应因人而异，宣教时语言尽量通俗易懂。与患者交流时要有端庄的仪表，专业的护理知识和技术水平。语言科学、举例恰当、和蔼可亲，给患者可信感。针对不同时期，应做到"四个用心"，即用真诚的爱心、耐心、细心、责任心进行心理疏导，以利于身心健康。良好的情绪、乐观的心态、积极的治疗，可以促进患者早日康复，充分体现心理护理的重要性。经过实践证明，综合性心理干预与系统化健康教育不仅能增加糖尿病患者的相关知识及社会支持，还能通过放松训练，纠正错误认知及不良行为，增强患者战胜疾病的信心，消除疑虑和担忧，缓解和改善抑郁和焦虑等负性情感，从而提高生活质量。

【健康教育】

1. 糖尿病健康教育包括行为、心理素质教育。倡导健康的饮食、运动等生活方式，改变某些不良的生活习惯，不吸烟、少饮酒。

2. 教会患者要监测血糖变化，学会尿糖测定，便携式血糖计的使用和胰岛素注射技术，学会糖尿病饮食配制及自我保健。

3. 告诉患者积极配合治疗，养成良好的遵医行为，可以一定程度地预防和延缓并发症的发生，而感染、应激、妊娠和治疗不当等会加重病情。

4. 指导患者及其家属识别低血糖反应，掌握其正确的处理方法。不可随意减药和停药。

5. 指导患者定期复查，如有症状加重等情况应立即就诊。

第二节 糖尿病急性并发症

一、糖尿病酮症酸中毒

糖尿病酮症酸中毒（DKA）是由于胰岛素缺乏、体内葡萄糖不能被利用、大量脂肪分解产生了大量酮体所引起的以高血糖、高酮血症和代谢性酸中毒为主要改变的临床综合征。DKA 是糖尿病最常见的急性并发症之一，临床以发病急、病情重、变化快为特点。

DKA 是糖尿病患者在各种诱因的作用下，胰岛素不足明显加重，升糖激素不适当升高，造成糖、蛋白质、脂肪以至水、电解质、酸碱平衡失调而导致的高血糖、高血酮、酮尿、脱水、电解质紊乱、代谢性酸中毒等为主要生化改变的临床综合征。DKA 以 1 型糖尿病患者多见，但 2 型糖尿病在一定诱因下也可发生。

【临床表现】

1. DKA 的早期症状主要为糖尿病本身症状的加重，多食多饮、多尿症状突出。患者主诉乏力、肌肉酸痛，随着病情的进展，可出现消化系统、呼吸系统、神经系统的症状。

2. 在 DKA 早期常出现食欲减退、恶心、呕吐，可发生肠胀气甚至麻痹性肠梗阻，可出现腹痛，酷似急性胰腺炎等急腹症表现。

3. DKA 时可以闻到患者呼出的气体，有烂苹果味，呼吸加快，严重时，出现 Kassmaul 呼吸，患者常有呼吸困难，呼吸中枢可处于麻痹状态，出现呼吸衰竭。

4. 轻度的 DKA 仅有头昏、头痛、烦躁等神经系统症状，一般无意识障碍。严重时可出现表情淡漠、反应迟钝、嗜睡、痉挛、肌张力下降、瞳孔对称性扩大、膝腱反射减退或消失，最后昏迷。

几乎所有的 DKA 患者均有不同程度的脱水，病程初期或轻度患者脱水可不明显；随着病情的进展，发展为中度脱水，表现为黏膜干燥、皮肤弹性减退、眼球凹陷、眼压降低等；重度脱水可出现心动加速、血压下降、四肢冰冷、体温下降，最后发生休克、少尿、无尿，以致肾衰竭、心力衰竭。

【辅助检查】

1. 尿液检查

尿糖阳性或强阳性，偶可出现弱阳性；尿酮体呈强阳性。肾功能严重损伤，而肾糖阈及酮阈升高者，可出现尿糖与酮体弱阳性，诊断时必须注意血酮检测，可有管型尿与蛋白尿，尿比重常升高，有时可达1.045 以上，肾小管重吸收功能减弱时，尿比重可以不高。

2. 血液检查

（1）血糖明显升高，多在 16.7~33.3mmol/L，有时可达 36.1~55.5 mmol/L。

（2）血酮定性强阳性。定量多在 4.8mmol/L 以上，危重患者可达 30mmol/L 以上。

（3）二氧化碳结合力（CO_2CP）降低，碱剩余（BE）负值增大，阴离子间隙常增大。

（4）代偿期，动脉血 pH 值可在正常范围；失代偿时 pH 值常低于 7.35，有时可低于 7.0。

（5）血钠多数下降，少数可正常，偶可升高；血清钾于病程初期正常或偏低，而少尿、失水、酸中毒严重期可升高至 5.5mmol/L 以上，以致出现高钾血症。经补液和胰岛素治疗后，血清钾又可降至 3mmol/L 以下，发生低钾血症。

（6）游离脂肪酸（FFA）、三酰甘油、磷脂、胆固醇均可升高，高密度脂蛋白胆固醇（HDL-C）水平常可降至正常范围的下限以下。

（7）尿素氮、肌酐常因脱水而升高，治疗后常可恢复正常。

（8）白细胞计数常增多，无感染时也可高达（15~30）$\times 10^9$/L，尤以中性粒细胞增多更为显著，在本症中不能以白细胞计数来判断感染的存在；血红蛋白与血细胞比容常升高，其升高情况与脱水的程度有关。

（9）血淀粉酶升高者应注意是否伴有急性胰腺炎的存在。

【治疗原则】

　　1. 迅速扩容纠正水、电解质紊乱：补液原则为先盐后糖，先晶体后胶体，见尿补钾，2 小时内输入 1000~2000ml，当 pH 值恢复到 7.1 以上时，停止补碱。

　　2. 小剂量胰岛素治疗纠正高血糖症和高血酮症：小剂量胰岛素 0.1U/（kg·h）或每小时 4~6U，病情严重者遵医嘱常规胰岛素 10~20U 静脉推注，并每小时监测血糖。小剂量的胰岛素还可防止低血钾，一般在 7~10 小时就能纠正糖尿病酮症酸中毒。

　　3. 治疗期间，防止低钾血症。

　　4. 纠正酸中毒：给予适当补碱，但宜少、宜慢。

　　5. 去除诱因：治疗感染、外伤、手术、心肌梗死、卒中等。

　　6. 对症治疗及并发症治疗。

【护理评估】

1. 健康史

　　评估患者是否有糖尿病病史及类型，患者有无糖尿病症状加重的表现。了解患者有无感染、胰岛素中断或不适当增减药量、饮食不当、创伤、手术、妊娠和分娩等诱发因素。

2. 身体状况

　　评估患者是否有多尿、烦渴多饮和乏力、食欲减退、恶心、呕吐等症状。评估患者的体温、脉搏、呼吸、血压、意识、面色、末梢温度及尿量，特别注意呼吸频率、深度及有无烂苹果味。了解患者的血糖、血酮等检测结果。

3. 心理-社会状况

　　了解患者及其家属对疾病的认识及心理反应。糖尿病易使患者产生焦虑、抑郁等情绪，对疾病缺乏信心，或对疾病抱无所谓的态度而不予重视，以致不能有效地应对慢性疾病。社会环境如患者的亲属、同事等对患者的反应和支持是关系到患者能否适应慢性疾病的重要影响因素，应予以评估。

【护理诊断】

1. 体液不足

　　与疾病所致的脱水有关。

2. 舒适的改变

　　与疾病所致的一系列临床表现有关。

3. 营养失调：低于机体需要量

与胰岛素分泌不足导致体内代谢紊乱有关。

4. 生活自理能力下降

活动无耐力，与疾病所致的代谢紊乱，蛋白质消耗过多有关。

5. 焦虑

与疾病为终身疾病且并发症多，担心疾病的预后有关。

6. 知识缺乏

与不了解疾病的相关知识有关。

【护理措施】

1. 补液的护理

（1）补液方式

①清醒患者可口服补液，昏迷者可通过胃管补液。

②一般建立 2 个静脉通道补液，严重脱水的可以建立 3~4 条静脉通道。

（2）迅速补液

①补液原则：先快后慢，先盐后糖。最初 2~3 小时输入 2000ml 生理盐水，待血液循环改善后每 6~8 小时静脉补液 1000ml，一般最初 24 小时的补液总量为 4000~5000ml，个别的可达到 8000ml 左右。

②对于因休克血容量持续不恢复的可以输入血浆或代血浆以便提高有效血容量。

③如 pH 值>7.2，CO_2CP>9mmol/L，HCO_3^->8mmol/L，给以纠酸不必补碱；如 pH 值<7.1，CO_2CP<9mmol/L，HCO_3^-<8mmol/L，应补碱。宜静脉补充 1.25%碳酸氢钠，4 小时内滴注完毕，同时注意监测血 pH 值变化，当 pH 值升至 7.2 时应停止补碱。

2. 胰岛素应用的护理

胰岛素是治疗 DKA 最关键的药物。明确诊断无休克患者立即使用胰岛素。

（1）使用方法：静脉使用。

（2）补充速度：每小时 5~7U 或 0.1U/（kg·h）。根据血糖水平调整胰岛素的速度。

（3）降糖速度：以每2小时血糖值下降幅度<基础血糖值的20%或4小时血糖下降值<基础血糖值的30%为宜。

（4）血糖降到14mmol/L左右后改为静脉输入糖胰比（2~4）:1的糖水。

（5）对于重度脱水至休克者先补充液体，待血容量改善后才使用胰岛素，否则在组织灌注量枯竭的状态下胰岛素发挥的作用不明显。

（6）血糖监测：一般间隔1~2小时监测血糖。直到血糖降到14mmol/L以后改为每4小时监测。

3. 病情观察

（1）严密监测患者的生命体征，包括神志、瞳孔等，必要时安置床旁心电监护。

（2）严密监测血糖、血酮变化。

（3）严格记录24小时的出入量，特别是尿量。

（4）及时配合医生抽血检查患者的各项生化指标如血糖、血钾、血酮、血气分析等，便于医生调节治疗方案。

4. 做好各种管道护理

如胃管、尿管、氧气管及输液管道等护理，气管插管的患者注意保持呼吸道通畅，必要时吸痰等。

5. 协助患者生活护理

如口腔、皮肤护理。

6. 安全护理

烦躁患者加床档保护防坠床。在积极治疗患者原发病因的同时做好预防并发症的发生。

7. 心理护理

给予清醒紧张患者心理护理，昏迷者做好家属的安慰、指导工作。

【健康教育】

1. 包括饮食、运动、药物的使用指导。

2. 教会患者自我血糖检测的方法。

3. 指导糖尿病相关急慢性并发症的知识。让患者了解此次发病的原因及DKA的常见诱因及预防措施。

4. 告知患者定期门诊复查的重要性。

二、高渗性昏迷

高渗性昏迷是指因高血糖引起血浆渗透压升高，出现严重脱水和进行性意识障碍的临床综合征。病情严重且以神经系统表现为主，患者多处于昏迷状态，病死率可高达 40%。此病多见于老年人及轻型糖尿病或糖耐量（IGT）减低的患者。以老年 2 型糖尿病患者多见。早期诊断尤为重要。

【临床表现】

患者一般起病缓慢，常伴有高血糖症状，2/3 患者有糖尿病病史，且 2 型居多，从发病至出现中枢神经症状需 2 周左右。表现为表情淡漠迟钝、失语、幻觉、偏瘫、斜视、定向力减退，也可表现嗜睡、意识模糊、昏迷、腱反射减弱。严重脱水表现：口渴、皮肤弹性差、眼窝深陷、无冷汗、疲乏无力。体检时体重常明显下降，患者口唇及口腔黏膜干燥，晚期少尿甚至无尿。脉搏细速，体温明显升高，甚至可引起急性肾衰竭。

【辅助检查】

1. 血糖

多为 33.3~66.6mmol/L。

2. 电解质

血 Na^+ > 145mmol/L，血 Cl^-、K^+、BUN、Cr 升高。尿糖++++，尿酮+~++。

3. 血浆渗透压

血浆渗透压高达 330~440mmol/L。

4. 渗透压间隙

测得的渗透压值−计算的渗透压值=渗透压间隙，渗透压间隙正常值<10mmol/L。导致渗透压间隙增大的原因很多，大多与高糖、高蛋白和高血脂有关。值得注意的是某些化学物中毒如甘露醇、乙醇、甲醇、乙二醇、丙酮也可以导致渗透压间隙增大，需结合病史和其他实验室检查予以鉴别。

【治疗原则】

1. 及时补液

补液总量（ml）＝病前体重（kg）×0.6×0.25×1000，应先盐后胶，先快后慢，开始的 2 个小时每小时补 1000ml，补液总量的一半在 12 小时内输入，另一半在 24 小时内输入。补液过程中必须监测血浆渗透压，以防血浆渗透压下降过快诱发脑水肿。

2. 纠正电解质紊乱

当每小时尿量不小于 30ml 时可给予 1000～2000ml 生理盐水，并加入 10%氯化钾溶液 20～30ml 补钾，使血钾维持于 4～5mmol/L。当血钾正常或有低血钾，尿量正常时应该立即补钾。

3. 小剂量胰岛素疗法

每小时 5U 常规胰岛素静脉滴注，若血糖过高可给予静脉推注或胰岛素泵皮下持续给药治疗。治疗过程中必须密切监测血糖，当血糖下降到 14mmol/L 时可改输 5%葡萄糖液。

4. 对症治疗，去除诱因

昏迷患者可给予吸氧，记录 24 小时出入量，监测生命体征、神志的变化。脱水症状可在输液过程中自行纠正，积极治疗诱因及并发症，如使用抗凝药物治疗血栓，抗生素治疗或预防感染等。

5. 纠正酸中毒

可给予 5%碳酸氢钠溶液。

【护理评估】

1. 健康史

在评估高渗性昏迷患者时，应注意评估患者的典型症状，如烦渴、多饮、多尿是否有高血糖、脱水、高血浆渗透压及进行性意识障碍等；既往有无本病的诱发因素，如严重感染、摄糖过多、失水过多、口服大量利尿药物等。

2. 身体状况

评估患者是否有恶心、呕吐、腹泻、少尿、反应迟钝、幻觉、嗜睡、昏迷、痉挛、偏瘫等症状；是否有皮肤干燥、弹性降低、舌干唇裂、眼球凹陷、脉搏细速、血压降低等严重脱水症状。

3. 心理-社会状况

高渗性昏迷患者由于病程长、昏迷而产生恐惧、焦虑等心理反应，对治疗缺乏信心，在对患者进行评估的同时，有针对性的给予心理疏导，缓解其不良心理反应。

【护理诊断】

1. 体液不足
与疾病所致的脱水有关。

2. 舒适的改变
与疾病引起的临床症状有关。

3. 营养失调——低于机体需要量
与疾病所致的机体代谢紊乱有关。

4. 生活自理能力下降
与疾病所致的活动无耐力有关。

5. 焦虑
担心疾病预后及此病为终身疾病有关。

6. 知识缺乏
与缺乏相关疾病专业知识有关。

【护理措施】

1. 补液护理

（1）根据临床表现评估患者脱水的程度，对于重度脱水者，补液量可按照总体液量的 24% 计算。

（2）根据血清钠及血浆渗透压的情况决定补液种类，一般补充生理盐水。当血清钠>160mmol/L，血浆渗透压>350mmol/L，患者无休克等情况时，可静脉输入 0.45% 的低渗盐水。低渗盐水输入不宜过量，注意监测患者血压、电解质情况，防止输入过多低渗盐水所引起的溶血、低血压、脑水肿等。

（3）补液应循序渐进，一般失水量可在 12 小时内补入，在最初的 1~2 小时内先输入 2000~3000ml，剩下的部分在 24 小时内补足。

（4）静脉补液时应特别注意防止液体进入过多过快所引起的肺水肿、脑水肿等。

（5）为了减少静脉补液量，清醒患者可口服温开水，昏迷者可管喂温开水，200ml/h。

2. 补充胰岛素的护理

参见糖尿病酮症酸中毒的护理。

3. 补钾的护理

（1）在应用胰岛素2小时内，如患者尿量排出充分可静脉补钾。

（2）临床上采用10%氯化钾口服或者静脉补钾。静脉补钾时随时监测患者血钾情况、尿量、补钾的速度及浓度等。

（3）24小时患者补钾量可达6~8g。

4. 病情观察

（1）严密监测患者的生命体征变化：遵医嘱安置床旁心电监护。

（2）及时监测患者的血糖、血清电解质特别是血清钠、血浆渗透压的变化，以便给医生提供治疗方案缩短抢救时间。及时做好各种基础护理，预防并发症的发生。

（3）及时判断治疗后患者病情恢复情况，对糖尿病非酮症高渗性昏迷患者抢救有效指标包括：患者神志恢复、皮肤弹性恢复、血压升高、尿量每小时50ml以上、脉搏搏动有力、血糖<14mmol/L、血浆渗透压下降至320mmol/L。

5. 吸氧

鼻导管吸氧或面罩吸氧。

6. 管道护理及生活护理

如气管插管、呼吸机管道、输液管道、尿管、胃管、氧气管、引流管等。做好昏迷患者的常规护理，包括口腔、生活及皮肤护理等。

三、糖尿病乳酸性酸中毒

乳酸是一种有机酸类，主要是糖类在体内代谢过程中产生的，在缺氧的条件下乳酸的生成量增加。正常时身体产生的乳酸可被肝脏作为能量的来源而被利用或再合成葡萄糖，多余的乳酸则经过肾脏排出体外。所以，正常情况下血液中乳酸的浓度不高，不超过2mmol/L。任何原因所致的乳酸产生过多或代谢障碍而使其在体内异常积聚引起的代谢性酸中毒即为乳酸酸中毒。糖尿病患者因丙酮酸氧化障碍及乳酸代谢缺陷引起糖尿病乳酸性酸中毒。

糖尿病乳酸性酸中毒临床上少见，病死率高，糖尿病有肾损害者，可在长期大量服用苯乙双胍（DBI）治疗的过程中出现，二甲双胍所致的乳酸酸中毒极为少见，治疗中也要警惕。

【临床表现】

乳酸性酸中毒发病急，常被原发或诱发疾病所掩盖，症状与体征无特异性。临床可分轻度、中度、重度，分度有时不十分清楚。

1. 轻度	2. 中至重度
可有乏力、恶心、呕吐、腹痛、腹胀、倦怠、食欲缺乏、头晕、嗜睡、呼吸深快等症状和体征。	可有头痛、头晕、疲乏无力、口唇发绀、血压下降、脉搏细弱、心率快、呼吸深大但无酮味，并有脱水表现，四肢反射减弱、肌张力下降、瞳孔扩大、体温下降；甚至出现意识模糊，深度昏迷或出现休克。

【辅助检查】

1. 血乳酸升高，乳酸值>5mmol/L，血中乳酸值与丙酮酸值常>30mmol/L。

2. 血糖升高或正常。

3. 血 pH 值<7.0，二氧化碳结合力<10mmol/L，阴离子间隙>18mmol/L，HCO_3^-<10mmol/L。

4. 血酮及尿酮多正常，合并酮症酸中毒时升高。

5. 血白细胞计数多升高，与感染相关。

【治疗原则】

1. 凡有肝肾功能不良者最好停止使用双胍类药物，改用胰岛素治疗。因为糖尿病性心脏病发病时易发生心衰，肾循环障碍可影响双胍类药物排泄，故宜慎用。胰岛素可解除丙酮酸代谢障碍，并促进肌肉组织利用乳酸，抑制其产生乳酸。

2. 纠正酸中毒可用 1.3% $NaHCO_3$ 的等渗溶液，也可用 5% 的 $NaHCO_3$ 溶液纠酸，直到 pH 值>7.35。

3. 避免使用甲醇、乙醇、木糖醇、水杨酸盐、异烟肼等药物，慎用普萘洛尔等药物。

4. 充分输液，促进乳酸的排泄。

5. 凡有休克、缺氧、肝肾衰竭状态的酸中毒者，应以纠正缺氧、缺血，纠正休克为基本措施，避免本症的发生。

6. 纠正循环障碍。

【护理评估】

1. 健康史

询问患者的起病时间，有无严重心、肺、肝、肾等慢性病，近期有无严重感染以及是否口服双胍类药物；了解患者的生活习惯如饮酒情况等。

2. 身体状况

评估患者是否有乏力、恶心、呕吐、食欲缺乏、呼吸深大、脉搏细数、血压下降、意识障碍、休克、皮肤苍白、口唇发绀、瞳孔扩大等症状和体征。

3. 心理-社会状况

由于本病发病急、病情危重，极易引起患者恐惧、焦虑，评估时应详细讲解疾病的相关知识，以减轻患者的心理负担，积极地配合治疗。

【护理诊断】

1. 舒适的改变

与此病引起的临床症状有关。

2. 气体交换受损

与此病所致的呼吸困难有关。

3. 体液不足

与此疾病所致的脱水有关。

4. 营养失调——低于机体需要量

与此病所致的代谢紊乱有关。

5. 生活自理能力下降

与疾病所致的临床症状有关。

6. 焦虑、预感性悲哀

与疾病并发症重、多，并为终身性疾病有关。

7. 知识缺乏

与缺乏本疾病相关知识有关。

【护理措施】

1. 病情观察

（1）患者病情危重，病死率高，入院后立即予以安置床旁心电监护监测患者的生命体征。

（2）严密观察患者的意识状态、血糖、微循环、口唇黏膜、皮肤温度及弹性、脱水的状态。

（3）严密记录患者的出入量，特别是尿量情况。根据患者的临床症状判断酸中毒的程度及脱水的情况。

（4）配合医生检查血气分析、血糖、电解质、血常规等，根据检查结果及时调整用药，用药后观察患者的病情并及时向医生反馈。

2. 静脉补液纠酸及应用胰岛素的护理

（1）及时抽血检查患者的各项生化指标，特别是血气分析及血乳酸的变化，为医生的临床治疗提供依据。

（2）补液循序渐进，防止补液过量或补碱过量导致的肺水肿、碱中毒的发生。

（3）遵医嘱应用胰岛素，及时监测血糖变化，防止胰岛素应用不当所致患者的血糖忽高忽低加重病情。

3. 吸氧

必要时面罩吸氧。保持呼吸道通畅，痰液堵塞气道可予以吸痰。对于呼吸衰竭出现呼吸困难持续得不到纠正的患者可予以气管插管或气管切开。

4. 做好各种管道的护理

做好胃管、导尿管、氧气管、输液管、气管插管及呼吸机管道等的护理。

5. 做好皮肤护理及生活护理

做好长期卧床患者的皮肤及口腔护理等。

6. 心理护理

患者病情危重，临床症状明显，紧张、恐惧，应积极给予心理安慰，必要时遵医嘱给予地西泮肌注镇静治疗。

【健康教育】

此病后期治疗效果差，所以应做到预防为主。对于有糖尿病并发症如糖尿病肾病、肝肾功能不全者，年龄大于 70 岁的老年人，心肺功能不全者避免使用双胍类药物，可采用胰岛素的治疗。

大量饮酒患者应告知饮酒的危害，尽量减少乳酸性酸中毒的发生概率。积极去除各种诱因所致的乳酸性酸中毒，如感染及其他原发病因等。

四、低血糖症

是指任何原因导致血浆葡萄糖浓度<2.8mmol/L。低血糖是糖尿病患者治疗过程中常见的并发症之一，表现出汗、手抖、饥饿、震颤、烦躁、面色苍白等临床表现，进食后可缓解，易反复发生，若未及时发现及纠正可导致昏迷，发生不可逆的脑损伤，甚至危及患者的生命。

【临床表现】

1. 交感神经兴奋的临床表现	2. 脑功能障碍的临床表现
患者表现为自觉症状明显，如心慌、面色苍白、心悸、乏力、饥饿、出汗、全身抖动、腹痛的症状。严重的患者可致晕厥、昏倒等。	患者表现为注意力不集中、反应迟钝、定向力障碍、头昏、视物模糊、步态不稳等。部分患者还会出现幻觉、躁动、行为怪癖等。严重低血糖会致患者意识障碍甚至昏迷。

老年患者对抵抗低血糖的升血糖激素的分泌减弱、易导致低血糖的发生，而且由于老年患者生理器官功能的减退，反应力迟钝，低血糖临床症状可无或者是不典型，不宜发现，所以应该关注老年患者低血糖的发生。老年患者血糖<3.9mmol/L 即可确诊。

【辅助检查】

1. 血糖是诊断低血糖最直接也是最重要的实验室检查，当低血糖发生时监测血浆葡萄糖浓度<2.8mmol/L 即可确诊。

2. 老年患者血糖诊断值可适当放宽，当血糖<3.9mmol/L 时就具有诊断价值。

【治疗原则】

1. 抢救昏迷患者

建立静脉通道，静脉推注 50%的葡萄糖 60~100ml，如果患者神志仍未改善可反复静推治疗，直到患者清醒后可改为口服或进食升糖治疗。对于 α-糖苷酶抑制剂如阿卡波糖所致的低血糖必须口服或静脉推注葡萄糖，进食食物一般无效。在患者血糖得到纠正后还应持续静脉滴入10%葡萄糖维持血糖3天，防止后期低血糖的再次发生，一般将血糖维持在正常或稍高的水平为宜。

2. 清醒患者的处理

嘱其立即进食含糖类食物，如葡萄糖、糖果、水果等。

3. 应用胰高糖素

一般皮下、肌内或者静脉注射，剂量为 0.5~1.0mg。用药仍未清醒者可反复用药。

【护理评估】

1. 健康史

询问患者的病程、起病时间、主要症状及发作频率；既往有无肝肾及内分泌疾病、胰岛素使用过量、感染等诱发因素；了解患者的生活方式、食量等；同时注意询问有无不明原因的昏迷、阵发性精神异常等情况。

2. 身体状况

评估患者是否出现饥饿、软弱无力、心悸、出汗、手抖、视物模糊等交感神经兴奋症状及烦躁、抽搐、惊厥、嗜睡、反应迟钝、昏迷等脑功能障碍；是否出现皮肤苍白、潮湿多汗、呼吸浅慢、血压下降、瞳孔缩小等表现。

3. 心理-社会状况

低血糖反应时患者易产生恐惧、紧张、焦虑心理，在评估的同时用通俗易懂的语言、和蔼的态度向患者讲解低血糖反应是糖尿病患者治疗中经常出现的情况。患者不必惊慌、恐惧，只要及时治疗，症状很快消失，并针对低血糖发生的原因讲解预防的方法，使患者保持情绪稳定。

【护理诊断】

1. 舒适的改变

与此病所致的临床症状有关。

2. 有受伤的危险

与疾病所致的跌倒有关。

3. 营养失调——低于机体需要量

与此病发生发展有关。

4. 生活自理能力下降

与疾病所致的糖代谢、蛋白质消耗过多有关。

5. 知识缺乏

与缺乏低血糖的相关知识有关。

6. 预感性悲哀

与此病为终身疾病，急、慢性并发症多有关。

【护理措施】

1. 病情观察

（1）根据患者的临床表现及时判断病情，并监测血糖。

（2）血糖的监测：一般进食或静推高糖后 15~30 分钟监测血糖，直到血糖恢复正常，后期继续监测血糖。直到血糖维持在正常或稍高的范围内。

（3）加强巡视，对于有低血糖诱发因素的患者或是老年糖尿病患者应该加强巡视，及时监测患者的血糖，了解患者的病情动态，防止低血糖的发生，做到早发现早治疗。

2. 低血糖的护理

（1）清醒的患者指导其进食，让其了解进食的重要性。

（2）昏迷的患者及时建立静脉通道静推葡萄糖以便恢复血糖，及时监测血糖的变化，将血糖维持在正常或者稍高的范围内。

3. 做好患者的基础护理

包括昏迷患者的皮肤、口腔、各种管道的护理，必要时吸氧，安置床旁心电监护监测生命体征的变化，严格记录 24 小时的出入量。

4. 安全的护理

做好安全措施，防止低血糖意外情况的发生。卧床患者加床档保护，防坠床的发生，烦躁患者予以约束带保护。

5. 心理护理

低血糖是糖尿病常见的并发症，且反复发作，容易导致患者对治疗失去信心，所以要加强患者对糖尿病及并发症知识的了解，鼓励家属与患者一起面对，增强患者战胜疾病的信心。

【健康教育】

低血糖重在预防，所以应该做好相关的健康教育。健康教育主要包括有饮食、运动、药物、血糖监测等。

1. 饮食

按时进餐，低血糖的患者最好少食多餐，不要盲目地进食过多的含糖类食物。在改变饮食时应该循序渐进，积极配合监测血糖，防止调节饮食的同时导致低血糖的发生。

2. 运动

合理的运动对糖尿病患者来说是控制血糖的一个措施，但不恰当的运动会造成患者低血糖的发生。有效的运动是指运动后的心率 = 170-年龄（岁），每次运动时间不宜过长，不超过 40 分钟，最好是从进餐开始后的 1 小时进行。运动时随身携带糖果或食物和糖尿病患者卡片，以便及时处理运动过程中发生的低血糖。

3. 药物

告知患者服用药物的时间、方法、注意事项及不良反应等，让患者更全面地了解药物的作用机制，减少低血糖的发生。特别是对老年患者，更应该耐心地讲解。

4. 血糖监测

教会患者自我监测血糖方法，让其认识到自我监测血糖的重要性。还要告知患者定期门诊复查，积极参加各种糖尿病教育课程。

第三节 糖尿病慢性并发症

一、糖尿病合并心血管疾病

糖尿病合并心脏冠状动脉粥样硬化即糖尿病冠心病是糖尿病合并心血管疾病的一种类型。糖尿病患者心血管系统的发病率明显高于非糖尿病患者。而糖尿病冠心病是糖尿病致死的最主要原因，约占 80%。其中男性糖尿病患者患冠状动脉粥样硬化心脏病的危险是正常人的 2 倍，而女性则高于正常人的 5 倍。

【临床表现】

1. 高血压

可表现为头晕、头痛（排除因嗜铬细胞瘤、原发性醛固酮增多症、皮质醇增多症、肾小球肾炎等其他原因引起的血压升高）。

2. 心脏表现

可表现为胸闷、活动后气短、心绞痛，严重者可表现为心力衰竭、心肌梗死、心律失常甚至猝死。

3. 脑血管病变

可有失语、神志改变、肢体瘫痪等定位体征，伴脑萎缩可表现智力下降、记忆力减退、反应迟钝等。

4. 下肢表现

可出现小腿及足部发凉、久站乏力，休息后可缓解，以后可出现间歇性跛行；行走后出现足部痉挛性疼痛，严重时可表现为昼夜持续性疼痛和感觉异常；患肢皮肤温度降低，皮肤颜色改变，动脉搏动减弱或消失，最终出现下肢溃疡、坏死。

【辅助检查】

1. 常规检查

空腹及餐后血糖、胰岛素、C肽、血脂测定。

2. 心电图

可有心肌缺血的表现。

3. 心脏彩色多普勒超声检查

可出现室间隔和（或）左心室后壁增厚，左心房扩大，主动脉硬化，左心室功能异常，尤其是舒张功能的改变，表现为左心室舒张末期内径减小，峰充盈率降低。

4. 放射性心肌核素检查

心肌核素检查作为直接评估心脏肾上腺能神经支配完整性的方法，可较早地提示亚临床期病变。

5. 冠状动脉造影

目前最有效的诊断和治疗方法，可发现局部管腔的狭窄或闭塞病变，常累及多处血管，也可同一血管多处受累。

6. 血管彩色多普勒超声

可检测颅内和下肢血管血流动力学情况。经颅超声波（TCD）可诊断颅内血管痉挛、狭窄和闭塞；局部狭窄血流及异常增高的峰值流速，则有力地提示该血管供血区可能有梗死灶。下肢彩色多普勒超声检查可发现血管壁增厚，内膜回声不均，动脉管腔狭窄、扭曲，其频谱呈单相波，血管内径及血流量降低，血流峰值流过及加速度/减速度高于正常。

7. 放射性核素脑血流测定。

8. CT 或 MRI

可确定病灶部位、大小、性质（出血或缺血）。MRI 可以更早、更好地显示病灶，磁共振血管显像（MRA）可发现闭塞血管及侧支循环情况。

9. 数字减影血管造影（DSA）

可发现阻塞血管的部位、范围（长度）、程度及侧支循环情况。

【治疗原则】

1. 降脂治疗

辛伐他汀、非诺贝特等。

2. 降压治疗

合理使用降压药物，尽量将患者血压控制在 139/85mmHg 以下。英国前瞻性糖尿病研究小组（UKP-DS）结果显示，严格控制血压可使心血管（包括微血管）并发症降低 24%～56%，心肌梗死的发生率降低 21%。

3. 严格控制血糖

控制血糖能有效减少心血管突发事件的发生，但对糖尿病合并心血管病变的患者要避免发生低血糖。

4. 降低血黏度，改善微循环

应用阿司匹林、低分子肝素、低分子右旋糖酐等药物。

5. 糖尿病伴急性心肌梗死治疗

溶栓治疗（发病后 6 小时内的效果最佳），但预后较非糖尿病患者的急性心肌梗死差。

6. 糖尿病合并心力衰竭治疗

包括扩张血管、利尿、强心等。

7. 糖尿病合并脑血管病变治疗

在脱水、降压等过程中要注意密切观察患者电解质、血糖、血浆渗透压的变化。

8. 消除氧自由基

可应用维生素 E 和维生素 C 等。

【护理评估】

1. 健康史

评估患者的生命体征、精神状态和神志情况，询问患者有无胸闷、心悸及心前区不适感，有无肢体麻木、疼痛及间歇性跛行；了解患者的生活方式、饮食习惯；评估有无饮食不当、吸烟饮酒、剧烈活动等危险因素。

2. 身体状况

评估患者的血压、心率有无异常，心前区的疼痛程度，判断有无记忆力减退、反应迟钝、下肢痛觉、温度异常、间歇性跛行等；是否伴有高血糖、高血脂、高血压等改变。

3. 心理-社会状况

评估患者对疾病的了解程度、治疗信心及心理状况，使患者正确认识糖尿病心血管疾病，消除紧张心理，使患者主动配合治疗，帮助患者树立战胜疾病的信心。

【护理诊断】

1. 舒适的改变——疼痛

与心肌缺血有关。

2. 活动无耐力

与心绞痛导致患者活动减弱有关。

【护理措施】

1. 疼痛的护理

（1）评估疼痛的部位、性质、程度、持续时间，严密观察血压、心率、心律变化，有无面色改变、大汗、恶心、呕吐等。

（2）绝对卧床休息，采取舒适卧位。

（3）心理护理，安慰患者，解除紧张不安的情绪，减少心肌耗氧量。

（4）必要时给予氧气吸入 4~6L/min。

（5）患者疼痛缓解后与其讨论本次发作的诱因，总结预防方法。

2. 服用硝酸甘油的护理

（1）给予硝酸甘油（心绞痛发作时使用）舌下含服。对于心绞痛频繁发作或含服硝酸甘油无效的，可遵医嘱静滴硝酸甘油。

（2）监测血压、心率变化，应注意输入速度，防止低血压的发生。

（3）部分患者用药后可出现面部潮红、头部胀痛、头晕、心动过速、心悸等不适，应告诉患者是由于药物导致血管扩张所致，以解除顾虑。

（4）第一次用药时，患者应平卧。青光眼、低血压患者禁用。

3. 活动指导

评估患者活动受限的程度，制订活动原则，解释合理活动的意义，指导患者活动及监测活动中不良反应。

4. 急性心肌梗死的护理

（1）绝对卧床休息，保持环境安静，限制探视，减少陪护。

（2）间断或持续吸氧。

（3）安置心电监护。

（4）镇静镇痛：给予患者适当心理安慰及解释工作，遵医嘱给予吗啡或哌替啶镇痛，烦躁者可给予地西泮。

5. 溶栓的护理

（1）迅速建立静脉通道，遵医嘱溶栓治疗。

（2）观察有无寒战、发热、过敏等不良反应。

【健康教育】

1. 指导患者提高自我监测及自我护理的能力，定期进行心电图、血糖、血压、血脂等检查，讲解心血管并发症基本知识及处理原则。

2. 指导患者生活规律、减肥、戒烟酒、调整日常生活与工作量，适当参加体力劳动和身体锻炼，不宜在过饱或饥饿时洗澡，水温勿过冷过热，时间不宜过长，保持平和乐观的情绪，避免焦虑急躁等。

3. 摄入低热量、低脂、低胆固醇、低盐、高纤维素饮食，保持大便通畅，限制单糖类食物（如水果、蜂蜜），鼓励多吃粗粮，少食多餐。

4. 坚持按医嘱服药，自我监测药物不良反应，外出时随身携带硝酸甘油应急。

5. 定期门诊随访。

【糖尿病合并高血压】

高血压是导致糖尿病大血管和微血管发生病变的危险因素。高血压能使血管进一步收缩变窄，脆性增加，进而发生阻塞或出血；肾脏功能减退，还会加重视网膜病变；它也是糖尿病患者死亡的主要原因。因此，糖尿病患者一旦发现有血压升高的趋势，一定要早治疗。

1. 发病机制

糖尿病患者血糖升高，机体为了使血糖能保持正常，代偿性地释放更多的胰岛素。胰岛素是一种促合成的激素，不仅能够促进蛋白质、脂肪等合成，而且能够使水钠潴留和体重增加，促进或加重高血压的发生和发展。同时糖尿病产生的动脉硬化也是加重高血压发生的重要因素。

2. 诊断要点

（1）确诊糖尿病。

（2）血压：定期监测血压非常重要，当发现糖尿病患者血压如表 5-7 所示，就应当采取相应的治疗措施。

表 5-7 高血压的诊断分类标准

（《WHO/ISH 高血压治疗指南，1999 年》）（mmHg）

类 别	收缩压	舒张压
理想血压	<120	<80
正常血压	<130	<85
正常高值	130~139	85~89
1 级高血压（轻度）	140~159	90~99
亚组：临界高血压	140~149	90~94
2 级高血压（中度）	160~179	100~109
3 级高血压（重度）	≥180	≥110
单纯收缩期高血压	≥140	<90
亚组：临界收缩期高血压	140~149	<90

3. 治疗要点

（1）非药物干预：当血压处于 130~139/80~89mmHg 水平时，主张非药物干预。主要是行为治疗：①量化饮食治疗，限制钠盐，每天 6g；②量化运动治疗：每天快走 45 分钟，每周坚持 5 天。合理饮食和运动，以控制体重。

（2）药物治疗：血压≥140/90mmHg 的患者；药物治疗，已经出现微量白蛋白尿的患者，遵医嘱给予药物治疗。定期监测病情，尽快控制血压。

①首先考虑使用 ACEI（血管紧张素转换酶抑制剂）或 ARBs（血管紧张素Ⅱ）

②利尿剂、β-受体阻滞剂、钙拮抗剂（CCB）作为二级药物，或者联合用药。

③阿司匹林或其他抗血小板等辅助药物可减少脑卒中和心血管病死亡的危险。

4. 护理诊断

（1）舒适的改变：与血压高导致脑部灌注改变引起的头晕有关。

（2）有跌伤的危险：与疾病有关。

5. 护理目标

（1）患者血压控制在既定目标范围。

（2）患者不发生因高血压导致的意外。

6. 护理措施

（1）重建良好的生活方式

①要纠正患者不良的生活方式，加强锻炼、生活规律、戒烟、戒酒。3 个月合理的行为治疗可以使收缩压下降 10~15mmHg。

②控制体重：体重每减轻 1kg，可使平均动脉压降低 1mmHg，对轻、中度高血压有效。

③量化饮食，每日摄入钠盐不应超过 6g。多进食低脂、少盐、高纤维饮食。

④量化运动，每天快走 45 分钟，每周坚持 5 天，运动后注意盐和水的补充。

⑤保证充足睡眠。

（2）用药的护理

①遵医嘱正确用药：ACEI 和 ARBs 为治疗糖尿病合并高血压的一线药物。前者抑制血管紧张素的产生，降低肾小球内压，阻止肾小球肥大，减少尿蛋白，降低肾小球滤过率，主要不良反应是咳嗽、血肌酐升高、血钾高、过敏、皮疹、WBC 降低等。咳嗽不耐受的可以选择 ARBs，但血肌酐>270μmol/L（3mg/dl）者慎用 ARBs，其主要不良反应是高钾血症、肾功能减退等。当需要联合用药时，也应当以其中一种为基础。

利尿剂、β-受体阻滞剂、钙拮抗剂（CCB）为糖尿病合并高血压二线药物，或者联合用药。血压达标通常需要 2 种或 2 种以上的药物联合治疗。但氢氯噻嗪可以升高血糖，β-受体阻滞剂会掩盖低血糖早期症状，故使用过程中需要注意。

阿司匹林或其他抗血小板药物可减少脑卒中和心血管病死亡的危险，但是要监测是否有出血倾向。

②观察用药后的反应：如监测血压、观察药物不良反应。

③预防发生直立性低血压，预防跌伤等意外。服药后注意体位变化，缓慢动作；穿弹力袜促进下肢血液循环；洗澡水温度不能太高，时间不能超过 15 分钟，禁止洗桑拿；运动时禁止突然转身、下蹲、起立、弯腰等动作。

7. 健康教育

（1）加强高血压危害的教育。

（2）做好降压药知识宣教，尤其是不良反应的宣教。

（3）坚持长期用药，不随意停药。定期随访。

二、糖尿病合并肾脏疾病

糖尿病肾病是常见的糖尿病合并肾脏的疾病，也是糖尿病患者主要的死亡原因之一。广义上的糖尿病肾病是指与糖尿病有关的肾脏疾病。狭义的糖尿病肾病是特指糖尿病性肾小球硬化症，一种以血管损害为主的肾小球病变。

1 型或 2 型糖尿病患者中 20%～30%的患者会发生糖尿病肾病，终末期糖尿病肾病已占肾透析治疗患者的 50%以上。1 型糖尿病从发病至出现典型糖尿病肾病一般历时 10 年，再经历 10 年左右进入肾衰竭时期。2 型糖尿病患者发生糖尿病肾病的概率比 1 型糖尿病低。

糖尿病肾病早期肾小球并无实质性损伤，经严格控制血糖，能改善肾小球基底膜的滤过环境，从而使微量蛋白从尿液排出减少，阻止病情发展，但若进入晚期，则为不可逆病变，治疗只能延缓病情发展。

【临床表现】

1. 糖尿病肾病分期

糖尿病肾病起病隐匿，进展缓慢。早期症状多不明显，随着病情发展，可逐渐出现一系列临床表现。

临床上常从轻到重将糖尿病肾病分为 5 期：

（1）Ⅰ期：肾小球高滤过期。此期改变与高血糖水平一致，血糖控制后病情可以得到缓解。

（2）Ⅱ期：无临床表现肾损害期。此期患者肾小球滤过率可仍较高或已恢复正常，患者多无自觉症状，仅极少数患者有时血压偏高。

（3）Ⅲ期：早期糖尿病肾病期。出现持续性微量清蛋白尿为此期标志，早期肾病期是糖尿病肾病得以完全恢复的最后机会。

（4）Ⅳ期：临床糖尿病肾病期。此期主要特点就是尿中出现大量蛋白，而且，常在此后三四年内迅速进展至大量蛋白尿（每天尿蛋白 > 3.5g）及肾病综合征。

（5）Ⅴ期：肾衰竭期。此时糖尿病肾病已进入晚期，常称之为终末肾病。

2. 症状与体征

（1）蛋白尿：是糖尿病肾病的特征，是预后不良的征象。24 小时尿蛋白检查是诊断糖尿病肾病和分期的重要依据。

（2）水肿：早期水肿不明显或较轻微，进入临床肾病期后，可有明显水肿，多表现在眼睑，少数可出现全身的水肿。

（3）高血压：严重的糖尿病肾病多合并高血压，而高血压又加速糖尿病肾病的进展和恶化。

（4）肾功能不全：尿毒症多是其最终结局。

（5）贫血：轻度至中度的贫血，铁剂治疗无效。贫血为红细胞生成障碍所致，可能与长期限制蛋白饮食和氮质血症有关。

（6）其他症状：如视网膜病变、恶心、呕吐、食欲缺乏、抽搐等。

【辅助检查】

1. 尿常规检查

筛查有无尿蛋白（24 小时尿蛋白超过 3.5g），检测尿液微量清蛋白。微量清蛋白尿的标准是：清蛋白/肌酐，男 2.5~25.0mg/mmol；女 3.5~25.0mg/mmol。大量的清蛋白尿诊断标准是 >25.0mg/mmol。

2. 血清肌酐检查

正常值男性为 53~106μmol/L，女性为 44~97μmol/L。肌酐升高提示肾功能受损。

【治疗原则】

1. 严格控制血糖

根据医生的建议谨慎选择口服降糖药，尽早采用胰岛素治疗。力争控制空腹血糖 < 6.1mmol/L、餐后血糖<8.0mmol/L、糖化血红蛋白<6.5%。

2. 积极治疗高血压

常选用钙拮抗剂（硝苯地平），血管紧张素转换酶抑制剂（贝那普利），β-受体阻滞剂（美托洛尔、普萘洛尔）等。如效果不满意，可加用血管扩张剂（哌唑嗪）、利尿剂（呋塞米）等，把血压降至 120~130/80~85mmHg。

3. 透析治疗

当患者血清肌酐在 530.4 ~ 707.2μmol/L，肌酐清除率每分钟<25ml，就应做透析治疗。包括血液透析和腹膜透析。

4. 对症治疗

如给予抗凝治疗以改善血液循环；纠正脂代谢紊乱；有低蛋白血症者补充清蛋白及适当应用利尿剂等。

5. 手术治疗

肾移植。

【护理评估】

1. 健康史

询问患者有无糖尿病家族史、感染史等；评估患者是否有蛋白尿、水肿、高血压及其他肾功能不全的典型症状；了解患者的营养状况、尿液性质；同时注意询问有无诱发因素，如泌尿系感染、服用肾毒性药物、大量蛋白质食物摄入等。

2. 身体状况

评估患者有无蛋白尿、高血压、水肿、氮质血症、肾功能不全等症状，是否出现恶心、呕吐、食欲下降、乏力、抽搐等。

3. 心理-社会状况

由于本病病程长、难以治愈，患者精神压力大，易产生悲观、失望、无助等心理反应，应了解患者及家属对疾病的掌握程度，并取得患者家属的配合，及时了解患者的需求，鼓励患者克服困难，树立长期与疾病做斗争的信心。

【护理诊断】

1. 体液过多

与肾脏排泄功能下降有关。

2. 活动无耐力

与贫血、水肿有关。

3. 有发生感染的危险

与疾病导致机体抵抗力下降有关。

【护理措施】

1. 饮食护理

饮食护理的基本原则是在控制总热量的前提下，强调低钠、低蛋白、高纤维素饮食。

（1）教会患者及其家属根据标准体重、热量来计算饮食中的蛋白质、脂肪和糖类的含量，并教会患者如何分配 3 餐食物，以及合理安排膳食结构。鼓励患者按时定量进餐。

（2）肾功能正常者蛋白质摄入量为每日每千克体重 0.8~0.9g，肾功能不全的患者应控制蛋白质摄入量为每日每千克体重 0.6~0.8g，并以优质动物蛋白代替植物蛋白，以减轻肾脏负担，选用高生物效价的蛋白质，如鸡蛋、牛奶、鱼、瘦肉等。

（3）各种糖类的限制不宜过分严格。控制血糖，通过提供足够的热量以减少自体蛋白质的分解，以免发生营养不良。必要时加必需氨基酸或 α-酮酸等治疗。并注意纠正贫血，补充铁剂和红细胞生成素。

（4）限制钠的摄入，以减轻水肿和高血压，每日膳食中钠应在 2~3g。

（5）限制水的摄入，水的摄入量应控制在前 1 日尿量加 500ml 为宜。

（6）因糖尿病肾病极易出现酸中毒和高钾血症，故应节制含钾饮料及水果。同时应该补充充足 B 族维生素、维生素 C 和微量元素钙、锌、铁等，对肾脏起保护作用。

2. 病情观察

（1）监测体重，每日 2 次，每次在固定时间穿着相同衣服测量。

（2）记录 24 小时出入量，观察尿量、颜色、性状变化，有明显异常及时报告医师。

（3）观察患者的血压、水肿、尿检结果及肾功能变化，如有少尿、水肿、高血压，应及时报告主管医师给予相应的处理。

（4）密切观察患者的生化指标：观察有无贫血、电解质紊乱、酸碱失衡、尿素氮升高等情况。如发现异常及时报告医师处理。

3. 保护肾脏

（1）避免应用肾毒性的药物：如庆大霉素、链霉素、丁胺卡那霉素等。避免进行静脉肾盂造影。避免使用碘造影剂。

（2）预防和治疗尿路感染：糖尿病患者对感染的抵抗力减弱，易合并肾盂肾炎，加重肾损害。并且症状往往不典型，仅有轻度排尿不适和腰痛。应注意个人清洁卫生。如有感染，立即做细菌培养，根据细菌培养结果在医生指导下用药。

（3）定期检查：每年查肾功能、尿微量清蛋白。以早期发现糖尿病性肾病。如果尿微量清蛋白增加，要 3~6 个月连测 3 次以确定；如为持续性微量清蛋白尿，并排除其他引起其增加的因素，如泌尿系感染、运动、原发性高血压、大量蛋白质摄入等，应高度警惕。

4. 心理护理

安慰患者，鼓励患者讲出心中的感受，以消除紧张情绪，保持思想乐观，情绪稳定；耐心向患者解释病情，使患者认识到大多数糖尿病肾病可以通过治疗得到控制，减轻患者的思想压力，有利于康复。

【健康教育】

1. 保持健康的生活方式。
2. 适当运动，对水肿明显、血压较高或肾功能不全的患者，强调卧床休息。
3. 减轻体重。
4. 戒烟、限酒。

三、糖尿病合并眼病

糖尿病可影响虹膜、角膜、结膜、晶状体、视网膜、视神经及眼外肌等，导致各种并发症，造成视力减退，甚至失明，失明率是正常人的 25 倍。其中最常见的是糖尿病性视网膜病变，它是糖尿病致盲的主要原因，对糖尿病患者危害最大，其次是糖尿病性白内障，是糖尿病破坏视力最常见的并发症。

（一）糖尿病性视网膜病变

【视网膜病变分期】

我国眼底病学组于 1985 年参考国外分期标准制订了我国的《糖尿病视网膜病变分期标准》，将糖尿病视网膜病变分为单纯型和增殖型 2 种，共 6 期。

1. 单纯型	2. 增殖型
Ⅰ期有微动脉瘤或合并小出血点；Ⅱ期有黄白色"硬性渗出"或并发出血斑；Ⅲ期有白色"软性渗出"或并发出血斑。	Ⅳ期眼底有新生血管或并发玻璃体出血；Ⅴ期眼底有新生血管和纤维增殖；Ⅵ期眼底有新生血管和纤维增殖，并发视网膜脱离。

【临床表现】

视网膜毛细血管的病变表现为微动脉瘤、出血点、出血斑、硬性渗出、软性渗出、静脉串珠状、视网膜内微血管异常（IRMA）及黄斑水肿等。广泛缺血会引起视网膜或视盘的新生血管、视网膜前出血、玻璃体积血及牵拉性视网膜脱离。患者有严重的视力障碍。

增殖型视网膜病变，视网膜损害刺激新生血管生长。新生血管可引起纤维增生，有时还可导致视网膜脱离，新生血管也可长入玻璃体或引起玻璃体积血。与非增殖型视网膜病变相比，增殖型视网膜病变对视力的危害更大，可导致严重视力下降甚至完全失明。

【辅助检查】

1. 血糖血脂检查

定期测定血糖水平，监控糖尿病病情发展。检查血脂。

2. 眼底荧光血管造影

在眼底镜下尚未发现糖尿病性视网膜病变时，眼底荧光血管造影可以发现异常荧光形态，如血管瘤，毛细血管扩张、通透性增加，无灌注区，动静脉异常，渗出及出血，新生血管等。

3. 视网膜电图振荡电位（OPs）

OPs 是视网膜电图（ERG）的亚成分，它能客观而敏感地反映视网膜内层血循环状态。在眼底未见病变时，它能反映出 OPs 的振幅异常，在有糖尿病性视网膜病变的患者中，它能进一步显示病程的进展和好转。

4. 其他检查

如视觉对比敏感度检查，可表现为早期患者的中、高空间频率平均对比敏感度显著降低；应用彩色多普勒血流成像技术可发现患者球后动脉血流动力学改变，表现为低流速、低流量、高阻力型改变；血液黏稠度检测可表现为黏度升高；血清 SOD 活力检测可表现为活力下降等。

【治疗原则】

1. 药物治疗

对于早期单纯性视网膜病变，主要采用抗凝治疗，如阿司匹林、肝素、双嘧达莫等，眼底出血时可合用透明质酸酶或普罗碘铵等。药物治疗也可作为眼底激光和手术治疗前后的辅助治疗。

2. 激光治疗

用于增殖型视网膜病变。适时采用激光治疗，可以保护患者视力，是目前世界医学界公认的控制糖尿病视网膜病变发展的最好治疗方法，它利用激光凝固出血点，阻止视网膜出血，封闭新生血管，保存现有视力，并防止视网膜病变进一步发展致眼球内部大出血。

3. 玻璃体切割术

对于严重的晚期糖尿病视网膜病变，如玻璃体积血、机化、牵拉性视网膜脱离，可采取玻璃体切割术，适当提高视力。

【护理评估】

1. 健康史

询问患者的糖尿病病程、目前用药情况及血糖控制情况；评估患者的瞳孔对光反射情况、视力及营养状况；判断既往有无高血糖、高血脂、剧烈活动等诱发因素。

2. 身体状况

评估患者是否出现视力减退、飞蚊症、眼压增高、失明等。

3. 心理-社会状况

患者由于视力减退会产生焦虑、恐惧、抑郁等心理反应，应评估不同患者的心理状态、家庭背景、文化程度及对疾病的认知程度，有针对性地给予正确的引导，使其面对现实，积极地配合治疗，树立战胜疾病的信心。

【护理诊断】

1. 有受伤的危险

与患者视力下降有关。

2. 焦虑

与患者担心疾病预后有关。

【护理措施】

1. 定期随访

检查确诊糖尿病后，患者要进行眼科检查，并定期随访。检查内容包括视力、瞳孔对光反射、眼底检查、测眼压等。

（1）1 型糖尿病发病 5 年后每年检查 1 次。

（2）2 型糖尿病发现糖尿病后每年检查 1 次。

（3）有眼睛的异常表现，随时进行眼科检查。

（4）糖尿病女性应在计划怀孕前 12 个月到医院检查眼底，怀孕后应于第一孕期内再进行眼底检查，以后定期复查。

（5）有视网膜病变者，应每年复查数次。

2. 早期诊断和及时治疗糖尿病。

3. 控制血压、血脂

高血压可加重眼底血管病变，增加眼底出血的可能性；高血脂可改变全身血液流变学。因此，将血压、血脂控制在正常范围内对控制早期病变有益。

4. 养成良好的生活方式

戒烟、限酒；适当运动，避免剧烈活动及潜水等运动；减肥；减少压力，保持心情愉快。

5. 尽快就医

发生以下情况需尽快就医：①视物模糊、视力减退、夜间视力差；②眼前有阴影漂浮（飞蚊症）；③视野缩小；④不能解释的眼部症状；⑤戴眼镜后视力下降；⑥眼压增高等。

6. 手术后的护理

①保护眼睛，减少用眼；②遵医嘱局部使用滴眼液；③保持正确的体位；④避免增加眼压的动作。

7. 安全护理。

【健康教育】

1. 向患者解释控制血糖的重要性，监测血糖，每个月至少 1 次。按时服用药物。

2. 合理饮食，戒烟限酒，注意休息，适当运动，定期进行健康评估，以达到锻炼的效果，减少并发症的发生。

3. 注意用眼卫生，避免熬夜及长时间近距离用眼。

4. 保持心情愉快，避免情绪激动及心理压力过大。

（二）糖尿病性青光眼

糖尿病性青光眼是糖尿病眼部并发症中一种发病迅速、危害性大、随时导致患者失明的常见疑难眼病，预后较差。

【发病机制】

糖尿病可引起前房角小梁网硬化、房水外流不畅、眼压升高而发生原发性青光眼；糖尿病血液循环障碍可导致眼部血流灌注减少，引起青光眼性视神经损伤，发生正常眼压性青光眼；在高血糖状态下晶状体发生肿胀，导致前房角关闭，眼压升高，引起继发性青光眼；最重的是糖尿病视网膜病变引起视网膜组织缺氧，产生具有活性的血管形成因子，向眼前部扩张，刺激虹膜形成纤维血管膜，跨越前房角，影响房水排出，致眼压升高，最终引起开角型青光眼；当纤维血管膜收缩，前房角粘连，则变成继发性闭角型青光眼。

【临床表现】

引起青光眼的病因非常复杂，因此它的临床表现也是多种多样。如原发性开角型青光眼早期一般无任何症状，当病变发展到一定程度时，可出现轻度眼胀、视物疲劳和头痛，视力一般不受影响，而视野逐渐缩小，当患者视野缩小呈管状时，出现行动不便，有些晚期病例可有视物模糊和虹视（患者看到白炽灯周围出现彩色晕轮或像雨后彩虹即虹视现象）。急性闭角型青光眼发病急骤，表现为患眼侧头部剧痛，眼球充血，视力骤降的典型症状，疼痛沿三叉神经分布区域的眼眶周围、耳根、牙齿等处放射，眼压迅速升高，眼球坚硬，常引起恶心、呕吐、出汗等。

【辅助检查】

青光眼眼科检查的基本检查项目包括：眼压检查、视神经检查、前房角检查、视野检查等。眼压是最基本的检查项目，前房角检查主要用来区分闭角型青光眼和开角型青光眼，立体眼底照相和视野检查在青光眼诊断中具有重要作用，是诊断青光眼的金标准。

【治疗原则】

1. 激光治疗。
2. 药物治疗：首选20%甘露醇静滴，必要时可用1%匹罗卡品和噻吗洛尔滴眼，或加用乙酰唑胺口服。

【护理评估】

1. 健康史

询问患者的血糖控制情况，有无诱发因素如过度劳累、情绪激动、剧烈活动等。评估患者的典型症状如眼侧头部剧痛、眼球充血、视力骤减等。

2. 身体状况

评估患者是否有剧烈头痛、眼痛、眼胀、虹视、恶心、呕吐、视力下降、眼充血和流泪等症状。

3. 心理-社会状况

患者由于视力下降而导致日常生活自理困难，疼痛使其难以入睡，从而产生恐惧、烦躁等负性情绪，在评估时详细讲解疾病的相关知识，有针对性地给予引导和安抚，解除患者精神上的紧张和焦虑，稳定情绪，树立战胜疾病的信心。

【护理诊断】

1. 疼痛

与眼压升高导致的眼痛有关。

2. 焦虑、恐惧

与视力骤降、担心失明及预后有关。

3. 知识缺乏

与缺乏与疾病相关的知识有关。

4. 自理缺陷

与视力下降有关。

5. 出血、感染

与不注意用眼卫生及糖尿病性微血管病变有关。

【护理措施】

1. 保持心情愉快

不良情绪很容易使眼压升高，引起青光眼，所以平时要保持愉快的心情。

2. 保持良好的睡眠

失眠容易引起眼压升高，诱发青光眼，必要时服助眠药。

3. 少在光线暗的环境中工作或娱乐

在暗室工作的人，每1~2小时要走出暗室或适当开灯照明。情绪易激动的人，要少看电影，看电视时也要在电视机旁开小灯照明。

4. 避免过劳

不管是体力劳动还是脑力劳动，过度劳累后都易使眼压波动，所以要注意生活规律，劳逸结合，避免过劳。

5. 饮食护理

暴饮暴食会使眼压升高，诱发青光眼。老年人要饭吃八分饱，不吸烟，不饮酒，不喝咖啡、浓茶，不吃辛辣及有刺激性的食物；不可在短时间内饮大量水；多吃西瓜、冬瓜、红小豆等利水的食物，因血浆渗透压升高，可把眼内多余的水分吸收到血液中来，从而降低眼压。

6. 自我监测

常摸自己的眼球，看灯光。青光眼的特点是眼球硬，看灯光有虹视，发现有这些症状后及早治疗。老年人每年要量一次眼压，尤其是高血压患者。发现白内障、虹膜炎也要及早治疗，以免引起继发性青光眼。

7. 防止便秘

便秘者排便时，常有眼压升高的现象，要养成定时排便的习惯，并多吃蔬菜、水果。

8. 坚持体育锻炼

体育锻炼能使血流加快，眼底淤血减轻，房水循环畅通，眼压降低。但不宜做倒立运动，以免使眼压升高。

【健康教育】

1. 青光眼患者眼压升高，尤其是急性闭角型青光眼发作，往往与情绪激动、过劳等诱因有关，故青光眼患者生活宜有规律，不宜暴饮暴食，要心情舒畅，注意劳逸结合。

2. 看电影、电视时间不宜过长，不要在暗室久留，衣领勿过紧、过高，睡眠时枕头高度适中（以一个半拳头为宜），避免长时间低头，以防因头部充血，导致眼压升高，

3. 饮食要易于消化，多吃蔬菜，忌吸烟、饮酒、浓茶、可可、咖啡，勿吃辣椒、油炸食品；保持排便通畅；一次饮水量不超过 300ml，饮水太多。升高眼压。

4. 糖尿病患者要到内科治疗，控制血糖。

5. 当发现有虹视现象，视物模糊，休息后虽有好转，但不宜拖延，应及早到医院检查，以免病情进一步发展。

6. 如出现头痛、眼痛，恶心、呕吐，要请眼科医生诊治，勿误诊误治。

7. 如多次滴缩瞳药后出现眩晕、脉快、气喘、流涎、多汗等中毒症状，要注意保暖，及时擦汗、更衣，防止受寒，可适量饮温开水，每次滴药后要压迫泪囊区 2~3 分钟。长期滴药有上述症状出现时，必须及时就诊。

8. 服乙酰唑胺（醋唑磺胺）后应少量多次饮水，要与碳酸氢钠同服，以碱化尿液，减少泌尿道磺胺结晶的形成，服后如出现面唇麻痹，足有蚁爬感，一般情况下可继续用药，如出现腰痛、尿少、尿痛等需要立即停药并及时处理。

9. 静脉滴注 20% 甘露醇，为保证药物在血液中的有效浓度，在 30~40 分钟注入 250ml，用药后不宜立刻起床，以防因直立性低血压而导致意外事故的发生。

10. 冬季口服甘油盐水宜适当加温，服药后 2 小时内不宜饮水，可用温水漱口。

11. 使用噻吗洛尔期间应观察心率、脉搏，如脉搏每分钟少于 60 次，应报告医生，必要时停药。

12. 原发性青光眼患者术后要注意非手术眼有无青光眼急性发作，如非手术眼疼痛、头痛或伴有恶心、呕吐，应立即报告医务人员及时作出处理。

13. 行房水引流管植入术的患者，术后不要揉眼及用力眨眼，切勿拉开眼睑查看，避免牵拉植管而引起移位。

14. 手术后患者，因有手术伤口，不要碰撞或用力揉眼睛以防伤口裂开出血或感染。

15. 出院后定期到门诊复查，并按医嘱坚持合理用药。

（三）糖尿病性白内障

糖尿病是导致白内障的危险因素之一。无论是 1 型糖尿病还是 2 型糖尿病，发生白内障的危险性均比正常人明显增加，其发病率仅次于糖尿病视网膜病变。

【发病机制】

目前认为糖尿病性白内障是由于醛糖还原酶活性增强，葡萄糖转化为山梨醇，导致晶状体代谢紊乱，使晶状体蛋白发生变性、浑浊，影响了物体在视网膜上的成像，使患者视物不清。

【临床表现】

糖尿病性白内障患者的症状一般表现为视物模糊、眼胀、畏光、看物体颜色较暗或呈黄色，甚至复视（双影）及看物体变形等症状，可分为以下 2 类。

1. 真性（早期）糖尿病性白内障：以年轻患者为多，一般 5 ~ 25 岁，双眼发病，发展迅速，可在数日，甚至 2 天内成熟，可通过裂隙灯显微镜检查发现。

2. 糖尿病性老年白内障：临床表现类似非糖尿病性老年白内障，但发病年龄稍早，成熟较快，发生率较高。

【辅助检查】

眼部检查应包括视功能（光觉、光定位、色觉）、眼的常规裂隙灯检查、眼压测定。对疑有眼底病变者，可做视电生理检查、眼的 B 超检查、黄斑功能检查等。对于曾做过眼手术者根据需要可做角膜内皮细胞计数测定。

【护理评估】

1. 健康史

评估患者糖尿病控制情况，患者视力下降的时间、程度、发展速度、治疗经过及生活自理情况等。

2. 身体状况

评估患者是否表现为视力下降、晶状体混浊、眼胀、畏光、复视、看物体颜色呈黄色等。

3. 心理-社会状况

评估患者对疾病的认知程度、对手术及疗效的反应及预后的心理反应，详细讲解疾病的相关知识，强调心理与疾病的相互关系，使患者解除焦虑、恐惧心理，增强信心，稳定情绪。

【护理诊断】

1. 感知改变	2. 焦虑
与视力障碍、晶状体混浊有关。	与视力障碍、预后及疗效不佳有关。
3. 社交障碍	4. 自理缺陷
与视力下降，外部信息难以感受，导致性格改变有关。	与视力下降导致的自理能力减退有关。
5. 潜在并发症	
术后感染、出血。	

【治疗原则】

手术更换晶状体。

【护理措施】

参见糖尿病视网膜病变的护理。

【健康教育】

1. 控制糖、甘蔗、水果、马铃薯、芋头、甘薯、藕、淀粉、荸荠等食物的摄取。

2. 饮食宜含丰富的蛋白质、钙、微量元素，多食含维生素 A、B、C、D 的食物。多食鱼类。

3. 积极治疗原发病，控制血糖，预防复发。

四、糖尿病合并神经病变

糖尿病神经病变是糖尿病神经系统发生的多种病变的总称，是糖尿病严重的并发症之一，病变可累及中枢神经及周围神经，后者尤为常见。患者可无症状或有疼痛、感觉缺失、无力和自主神经功能失调等。糖尿病神经病变的发生与糖尿病控制情况、有无高血压、是否吸烟等因素有关。早期有效的治疗可使病情得到良好的控制，当病情进一步发展至晚期时，则很难逆转。

【临床表现】

1. 周围神经病变

可单侧或双侧，对称或不对称，但以双侧对称性常见。

（1）对称性多发性周围神经病变：多为两侧对称的远端感觉障碍，下肢比上肢明显，是最常见的类型。常表现为双下肢麻木、感觉减退或消失，对冷热、压力、疼痛不敏感，四肢远端有"手套样"或"袜套样"感觉，膝反射、跟腱反射减弱或消失；位置觉减弱或消失；或出现肢体灼痛、针刺样痛，自发性闪电痛或刀割样痛，还可有蚁行感、发热和触电样异常感。

（2）非对称性多发性单神经病变：可出现皮肤苍白、青紫、少汗、无汗、脱毛、皮肤营养障碍等神经营养失调现象，以四肢近端尤其是下肢损害为主，起病较急，常有肌无力、肌萎缩。

2. 自主神经病变

可累及心血管系统、消化系统、泌尿系统、生殖系统、瞳孔、汗腺等，在糖尿病神经病变中表现得最复杂。它起病隐蔽，患者多无主诉，其症状易与其他疾病混淆。

（1）心血管系统：主要是血管运动反射受损害，常表现为静息时心动过速、直立性低血压、无痛性心肌梗死，可导致严重心源性休克、心力衰竭，甚至猝死。

（2）汗腺分泌异常：可出现躯干下部出汗减少，而上半身出现多汗，尤其吃饭时大汗淋漓。

（3）消化系统：常常出现胃排空迟缓、胃轻瘫、糖尿病性腹泻与便秘交替等。

（4）不察觉性低血糖：极易导致低血糖昏迷。

（5）无张力性膀胱：即神经源性膀胱。排尿后膀胱中的残余尿超过50ml，早期可无症状，以后可表现为尿流变细，排尿时间延长，直至出现排尿不尽、滴沥等现象。膀胱排空困难，残余尿增多，引起尿潴留，继而易发生反复尿路感染，甚至累及肾脏，引起肾盂肾炎、肾衰竭。

（6）性功能紊乱：男性可出现阳痿、早泄、逆行射精、不育；女性可有月经紊乱、不孕。

（7）瞳孔调节异常：瞳孔缩小，外形不规则，双侧不对称不等大，对光反射不灵敏。

3. 中枢神经病变

（1）糖尿病性脊髓病：较少见，表现为走路不稳、步态蹒跚，如踩棉花感。如有感觉障碍，则出现共济失调。

（2）脑部病变：以缺血性脑血管病多见。根据发生部位的不同，可发生偏瘫、偏盲、失语、智力障碍、血管性痴呆及帕金森病等。

【辅助检查】

肌电图电生理检查、B超测量膀胱内残余尿量等。

【治疗原则】

1. 严格控制血糖，纠正体内代谢紊乱

这是预防和治疗糖尿病神经病变的关键。

2. 药物治疗

以改善神经营养、改善微循环、促进神经修复为目的，如服用多种B族维生素，包括维生素 B_1、B_2、B_6、B_{12}及复合维生素B，以及醛糖还原酶抑制剂肌醇。

3. 对神经病变引起的各种症状采取相应的对症治疗

（1）物理疗法。

（2）镇痛剂：常用的有卡马西平、苯妥英钠、奋乃静、阿米替林等。

（3）止泻剂：鞣酸蛋白、碱式碳酸铋。

（4）神经源性膀胱：可试用耻骨上按摩，必要时应留置导尿、膀胱冲洗。

（5）胃肠低张状态：甲氧氯普胺（胃复安）。

（6）直立性低血压：9α-氟氢化可的松。

（7）阳痿：可肌内注射绒毛膜促性腺激素或睾酮。

【护理评估】

1. 健康史

询问患者的病程、发病时间及发病程度；评估患者合并神经病变的情况及足背动脉搏动情况，全身皮肤有无破溃等；同时注意询问患者目前的血糖控制情况、有无尿路感染。

2. 身体状况

评估患者是否有双下肢麻木、感觉缺失及过敏、静息时心动过速、直立性低血压、胃肠道食物不耐受、尿潴留、偏瘫、智力障碍、便秘和腹泻交替、跟腱反射消失等，是否出现皮肤苍白、青紫、少汗、皮肤营养障碍等。

3. 心理-社会状况

并发症的出现导致患者痛苦，对生活失去信心，在评估的同时，应耐心听取患者的倾诉及提出的问题，鼓励患者解除悲观、忧虑心理，保持乐观情绪，积极配合治疗。

【护理诊断】

1. 舒适的改变

与患者的异常感觉有关。

2. 有受伤的危险

与患者感知能力下降有关。

【护理措施】

1. 镇痛

遵医嘱可用吲哚美辛、苯妥英钠、卡马西平、曲马多、麻醉镇痛剂、镇静安眠剂、血管扩张剂等药物镇痛；心理安慰，减轻患者心理负担，转移患者注意力；保持环境安静舒适；适当按摩。

2. 止泻

遵医嘱应用红霉素、甲硝唑、次碳酸铋等西药或中药、针灸等方法止泻；同时给予适当安慰鼓励，帮助患者树立信心；每次便后保持肛周及臀部皮肤清洁干燥，预防压疮；指导患者锻炼盆底肌肉，控制排便。

3. 治疗胃轻瘫

患者应少食多餐，进食低脂、低纤维饮食，配合胃动力药如多潘立酮、西沙比利等。

4. 缓解尿潴留

鼓励患者白天每3~4小时排尿1次，排尿时下腹部用手压迫帮助排尿。

5. 减轻直立性低血压

患者改变体位时应缓慢，下肢可穿弹力袜。

【健康教育】

1. 养成良好生活习惯，戒烟限酒，适当营养，避免毒性物质等。

2. 强调早期筛查和早期治疗的重要性，让患者了解神经病变的症状和体征，强调有些病变可以是无症状的，并解释其危害及发生发展，告知不同病变的不同治疗方法及保护足的重要性。

五、糖尿病合并骨关节病

糖尿病骨关节病变是指糖尿病性神经病变引起的神经性关节病，是1988年由学者Charcot首次发现的Charcot关节病中的一类，又有无痛性关节病之称。常见于40~60岁患者，男女之比为=3:1。

【临床表现】

关节逐渐肿大、不稳，血性积液，可穿刺抽出血样液体。肿胀关节多无疼痛或仅轻微胀痛，关节受限不明显，关节疼痛和功能受限与关节肿胀破坏不一致为本病的特点。晚期关节破坏进一步发展，可导致病理性骨折或病理性关节脱位。

【辅助检查】

X线检查、CT检查等。

【治疗原则】

目前无特异性治疗手段，以保护防治措施为主。

1. 关节减负和保护。

2. 药物治疗。

3. 关节置换。

【护理评估】

1. 健康史

询问患者的糖尿病病程，目前的血糖控制情况等；评估有无眼底病、肾脏并发症及周围血管病变的症状和体征；询问有无诱发因素如服用磺脲类药物。

2. 身体状况

评估患者有无骨质增生、关节周围炎、骨性关节炎、软组织溃疡的皮肤病变、关节脱位、肿胀及畸形等症状。

3. 心理-社会状况

评估患者和家属对疾病的了解程度，详细讲解疾病的相关知识，使他们能正确面对疾病，减轻心理负担。

【护理诊断】

1. 舒适的改变——疼痛

与关节受损有关。

2. 肢体活动受限

与关节受损有关。

3. 有受伤的危险

与关节活动障碍有关。

【护理措施】

1. 病变上肢避免用力，下肢尽量减轻负重；破坏较重的关节（如膝、肘和脊柱部位）可用支架保护。

2. 卧床休息，将痛肢用被褥等垫起，采取舒适体位，以减轻疼痛，但必须变换体位，以免局部皮肤受压过久造成肌肉失用性萎缩及关节功能不良。

3. 避免所有诱发因素，加强自我管理意识，防止关节过度活动，注意关节保暖。

【健康教育】

1. 做好糖尿病合并骨关节性疾病的宣传教育，帮助患者及家属正确认识疾病。

2. 要注意避免受伤，尤其是足部感觉缺失的患者。

3. 坚持适当的体育锻炼，避免剧烈活动，过度劳累。

4. 保持良好的饮食习惯，戒烟忌酒。

六、糖尿病足

糖尿病足是糖尿病患者由于机体长期处于高血糖状态，造成下肢血管硬化、血管壁增厚、弹性下降，血管内形成血栓，集结成的斑块使下肢血管闭塞、肢端神经营养缺乏，从而造成的下肢组织病变。根据世界卫生组织（WHO）定义，糖尿病足是指糖尿病患者由于合并神经病变及各种不同程度末梢血管病变而导致下肢感染、溃疡形成的深部组织的破坏。

【临床表现】

1. 症状

患者除有糖尿病"三多一少"症状外，更主要的是出现皮肤瘙痒、肢端感觉异常，包括刺痛、灼痛、麻木及感觉迟钝或丧失，可出现脚踩棉絮感、鸭步行走、间歇性跛行、休息痛、无力、下蹲起立困难。

2. 体征

可发现肢端皮肤颜色变黑伴有色素沉着，肢端凉，水肿。可有趾间真菌感染、红癣、甲沟炎和趾甲内陷。皮肤干裂，无汗、毳毛少，或形成水泡、血泡、糜烂、溃疡，可出现足的坏疽和坏死，当有产气菌感染时，可闻及捻发音。肢端肌肉营养不良、萎缩、张力差，易出现韧带损伤、骨质破坏，甚至病理性骨折，可出现跖骨头下陷，跖趾关节弯曲，形成弓形足、锤状趾、鸡爪趾、夏科（Charcot）关节等。肢端动脉搏动减弱或消失，血管狭窄处可闻及血管杂音，深浅反射减弱或消失。

3. 分级

糖尿病足临床表现常用 Wagner 分级法来划分，具体如表 5-8。

表 5-8　糖尿病足分级

分　级	体　征
0 级：皮肤完整，无开放性病灶	常表现肢端供血不足、皮肤凉、颜色紫褐、麻木、刺痛灼痛、感觉迟钝或丧失，兼有足趾或足的畸形等高危表现
Ⅰ级：肢端皮肤有开放性病灶	水疱、血疱、鸡眼或胼胝、冻伤或烫伤及其他皮肤损伤所引起的皮肤浅表溃疡，但病灶尚未波及深部组织
Ⅱ级：感染病灶已侵犯深部肌肉组织	常有蜂窝织炎、多发性脓灶及窦道形成，或感染沿肌间隙扩大造成足底足背贯通性溃疡，脓性分泌物较多，但肌腱、韧带尚无组织破坏
Ⅲ级：肌腱、韧带组织破坏	蜂窝织炎融合形成大脓肿，脓性分泌物及坏死组织增多，但骨质破坏尚不明显
Ⅳ级：严重感染已造成骨质缺损、骨髓炎及骨关节破坏，或已形成假关节	部分趾或部分足发生湿性或干性严重坏疽
Ⅴ级：足的大部分或足的全部感染或缺血，导致严重的湿性或干性坏死	肢端变黑、变干，常波及小腿关节及小腿，一般多采取外科高位截肢

【辅助检查】

1. 周围血管检查

踝动脉－肱动脉血压比值（ABI）、多普勒超声检查、激光测定血压、跨皮氧分压。

2. 血管造影

血管造影可以用于了解下肢血管闭塞程度、部位，既可为决定截肢平面提供依据，又可为血管旁路手术做准备。

3. 糖尿病足溃疡合并感染的检查

感染的征象包括局部红肿、疼痛和触痛，有脓性渗出、捻发音（产气细菌所致）或深部的窦道，可利用探针取溃疡底部的标本做细菌培养，也可进行特殊检查（如 X 线平片等）确定有无深部感染。

【治疗原则】

1. 全身治疗

（1）控制高血糖、血脂异常、高血压，改善全身营养不良状态和纠正水肿。

（2）处理周围神经病变，扩张血管和改善微循环。

（3）抗感染治疗。

2. 局部治疗

（1）溃疡处换药。

（2）手术治疗：包括血管搭桥术、支架植入、截肢、干细胞移植。

（3）血管内超声消融技术。

【护理评估】

1. 健康史

评估发生糖尿病足的危险因素，询问患者发生糖尿病足的原因、时间，既往有无本病的诱发因素，了解患者自理程度及依从性，了解患者对糖尿病足预防方法和知识的掌握程度。

2. 身体状况

询问患者的足部感觉，检查患者足部有无畸形、皮肤颜色、温度、足背动脉搏动、皮肤的完整性及局部受压情况。测试患者的足部感觉，如振动觉、痛觉、温度觉、触觉和压力觉。

（3）心理-社会状况

糖尿病足患者因足部溃疡给工作和生活带来许多不便和影响，特别是面对截肢的危险，对健康和生活失去信心，情绪低落、消极、悲观，甚至有恐惧心理，严重者会拒绝治疗甚至轻生。因此，心理护理是对糖尿病足患者必不可少的护理环节。及时将糖尿病足的发病原因、防治知识和护理方法告知患者和家属，可以让患者对糖尿病足有一个充分的认识，同时还可以缓解患者的精神压力，以消除患者及其家属的顾虑，树立战胜疾病的信心。

【护理诊断】

1. 舒适的改变

与皮肤受损和糖尿病神经病变有关。

2. 皮肤完整性受损

与糖尿病足引起的皮肤溃疡、糜烂有关。

3. 感染

与血糖升高机体抵抗力低下有关。

4. 营养失调——低于机体需要量

与糖尿病引起的物质代谢紊乱有关。

5. 有受伤的危险

与患者活动能力下降有关。

6. 心情低落

与疾病疗效缓慢和治疗效果差有关。

7. 知识缺乏

与缺乏糖尿病足的预防与自我护理知识有关。

【护理措施】

1. 预防糖尿病足

糖尿病足（DF）重在预防。尽管 DF 的治疗困难，但 DF 的预防却十分有效。

（1）加强足部日常护理

①保证病室环境、床单及患者皮肤的清洁。

②改善局部血液循环，防止患部受压，抬高患肢，卧床时注意勤翻身，以减少局部受压时间，必要时使用支被架。指导患者做患肢运动练习是促进患肢血液循环的有效方法。

③合理饮食，改善全身营养状况，鼓励患者进食高蛋白、高维生素饮食。贫血者轻症可进食含铁丰富的食物，重症应间断输血。限制高脂饮食，荤素搭配，少食辛辣，饮食坚持清淡原则。

④足部自我检查，许多糖尿病足都起因于足部的外伤，因此足部检查非常重要。如果伤口出现感染或久治不愈合，应及时就诊。自我检查时，重点检查足趾、足底、足变形部位，看是否有损伤、水疱，皮肤温度、颜色，是否干燥、皲裂，趾甲、趾间有无异常，有无鸡眼、足癣、足部动脉搏动有无异常等。

（2）日常预防

①坚持每天用温水泡脚，温度应<37℃，不要用脚试水温，可用手、手肘或请家人代试水温；并适当用双脚按摩互搓，促进足底血液循环；洗的时间不要太长，10 分钟左右；洗脚后用柔软的毛巾擦干，尤其脚趾间；擦干后用剪刀小心地修整趾甲，并把边缘磨光滑，且不要修剪得过深。

②出现鸡眼、足癣、甲沟炎、胼胝、水疱、皮肤破损等情况时需要及时就医，不要自己处理；不能用化学物质或膏药除去角化组织或胼胝。

③不要打赤脚，以防被地面的异物刺伤；也不要穿脚趾外露的凉鞋。

④尽量选择浅色、吸水、透气性好的棉布袜或羊毛袜，袜子不宜太大或太小，袜边不要太紧，避免袜口勒出印痕，内部接缝不要太粗糙，袜子不能有破洞。

⑤天气冷时，不要使用热水袋或热水瓶暖脚，以防烫伤；不能烤火；可用厚袜及毛毯保温。

⑥选择适合的鞋子，如选择柔软的、透气性好的面料，圆头、宽松、厚底、有带的鞋子，鞋内部平整光滑；避免穿小鞋、硬底鞋、高跟鞋、尖头鞋，运动时，要穿运动鞋；保持鞋内卫生，勤洗鞋底和袜子；保持鞋内干燥，预防脚气；穿鞋前，要检查鞋内是否有异物，防止足部损伤；最好下午买鞋，双脚要穿着袜子同时试穿；新鞋穿20~30分钟后应脱下，检查双脚皮肤是否有异常，每天逐渐增加穿鞋时间以便及时发现潜在问题。

⑦如皮肤干燥，应该使用润滑剂或护肤软膏，但不要太油；皮肤皲裂者，可擦含有尿素成分的皲裂霜；脚出汗较多者，可用滑石粉置于鞋中或脚趾间擦酒精，再以纱布隔开，保持脚部的干爽。

⑧适当运动，改善肢端血液循环。双腿不要叠放，不要盘腿。

⑨避免足部针灸、修脚等，防止意外感染。

⑩戒烟。

⑪每年至少进行1次足部的专科检查。

（3）糖尿病足预防5大关键要点（美国ADA推荐5P原则）

Podiatric care——专科医护人员定期随访和检查。

Protective shoes——具有保护功能的舒适鞋，必须有特定足够的深度。

Pressure reduction——有压力缓解作用的鞋垫，甚至个性制作鞋垫。

Prophylactic surgery——预防性外科矫形手术。

Preventive education——患者和医务人员的预防知识教育。

2. 糖尿病足筛查

重点是糖尿病足高危人群。

（1）糖尿病足的高危人群

①有溃疡、穿透性的足底溃疡和截肢病史者。

②间歇性跛行者。

③足部畸形，还包括受压点角质层增厚、爪样趾、平足。

④足部感觉迟钝或丧失：温度辨别、疼痛和（或）震动感消失（至少两者）。

⑤有周围血管病变的证据。

（2）筛查的方法和注意事项

1）观察足部皮肤的颜色和营养状况，检查皮肤有无破损。

2）触诊患者足部皮肤的温湿度和足背动脉、胫后动脉搏动。

3）神经系统检查

①10g 尼龙丝检查：10g 尼龙丝一头接触于患者的大足趾、足跟和前足趾，患者此时能感到尼龙丝，则为正常，否则为不正常。不正常者往往是糖尿病足溃疡的高危人群，并有周围神经病变。

准确使用 10g 尼龙丝测定的方法为：在正式测试前，在检查者手掌上试验 2~3 次，尼龙丝不可过于僵硬；测试时尼龙丝应垂直于测试的皮肤，施压力使尼龙丝弯曲约 1cm，然后去除对尼龙丝的压力；测定下一点前应停止 2~3 秒；测定时应避免胼胝，但应包括容易发生溃疡的部位；建议测试的部位是大足趾，跖骨头 1、2、3 和 5 处。在不同研究中测试部位包括足跟和足背。如测定 10 个点，患者仅感觉到 8 个点或不足 8 个点，则视 2 点以上异常。如测定 3 个点，患者有 1 个点无感觉就视为异常。

②压力测定：国外已经研究出多种测定足部不同部位压力的方法，如 MatScan 系统、FootScan 系统等。这些系统测定足部压力的工作原理是让受试者站在有多点压力敏感器的平板上，或在平板上行走，通过扫描成像，传送给计算机，计算机屏幕上显示出颜色不同的脚印，如红色部分为主要受力区域，蓝色部分为非受力区域，以此了解患者有否足部压力异常。

③其他检查：音叉振动觉检查、肌电图检查、各种腱反射检查等。

4）周围血管检查

①扪足背动脉、胫后动脉、腘动脉搏动情况。

②踝动脉-肱动脉血压比值（ABI）：又称踝肱指数，是非常有价值的反映下肢血压与血管状态的指标，正常值为 1.0~1.4。0.7~0.9 为轻度缺血；0.5~0.7 为中度缺血；<0.5 为重度缺血，这些患者容易发生下肢（趾）坏疽。

③彩色多普勒超声检查。

④血管造影：磁共振血管造影、DSA 血管造影。

5）其他检查：关节和骨的 X 线检查、皮肤温度觉检查等。

3. 观察护理

（1）监测血糖、血压等。

（2）观察溃疡的大小、分泌物和肉芽生长情况并换药。

（3）患肢制动和减压，注意局部保暖。

4. 心理护理

（1）尊重接纳患者，注意倾听患者的诉求。

（2）评估患者心理压力的来源和程度，给予疏导，必要时请心理治疗师会诊。

（3）向患者讲解疾病和治疗的相关知识，取得患者合作。

（4）取得家属的合作和支持。

（5）请成功病例现身说法。

【健康教育】

1. 知道糖尿病足的高危因素

①糖尿病周围神经病变，感觉丧失。

②糖尿病周围血管病变，足畸形，胼胝形成。

③糖尿病微血管病变，合并视网膜病变，肾脏病变。

④既往足部溃疡或者截肢史。

⑤血糖控制不良，血脂代谢紊乱。

⑥其他：吸烟、男性老年独居者、肥胖、缺乏相关教育、饮酒、精神状态差、社会状况，不能进行有效足部保护者。

2. 了解糖尿病足的常见诱因

鞋创伤、切割伤、温度异常致伤、重复应激、压疮、医源性损伤、甲沟炎、鸡眼及其他皮肤病、皮肤水肿；穿鞋、袜子、剪趾甲不合适等。

3. 教会糖尿病患者足部护理和预防糖尿病足的方法。

七、糖尿病合并感染

糖尿病患者因抵抗力低，易发生感染，在血糖控制差的患者中更常见且严重，感染也会加重糖尿病的发展，或产生其他并发症，故控制感染也是糖尿病治疗的任务之一。

【临床表现】

1. 皮肤感染	2. 泌尿生殖系统感染
皮肤瘙痒症、湿疹、皮肤化脓性感染、皮肤真菌感染等。	阴道炎、女性外阴瘙痒、肾盂肾炎、膀胱炎、龟头炎等。
3. 呼吸道感染	4. 口腔感染
肺炎、肺结核。	牙周病和龋齿。

【辅助检查】

血常规、胸部 X 线、分泌物涂片检查等。

【治疗原则】

控制血糖，积极治疗糖尿病，对症治疗。

【护理评估】

1. 健康史	2. 身体状况
询问患者血糖控制情况，有无泌尿系感染、感冒、发病时间、病情程度；了解患者的生活方式、饮食习惯、体温等。	评估患者有无呼吸系统、泌尿系统、皮肤感染等症状。

3. 心理-社会状况

评估患者目前的自理程度及依从性，了解患者及家属对疾病的掌握程度及心理反应，有针对性地进行心理疏导和安慰。

【护理诊断】

1. 舒适的改变
与疾病导致疼痛、瘙痒等有关。

2. 体温异常
与感染有关。

【护理措施】

1. 皮肤护理

（1）卧床患者应勤翻身，减少局部组织受压，预防压疮发生。

（2）作好个人卫生，勤洗澡，勤换衣，保持皮肤清洁；洗澡时，水温不宜过热，应轻轻揉搓，防止皮肤破损引起感染；使用刺激性小的中性香皂、浴液，切勿使用刺激大的碱性洗涤剂；老年患者每次洗澡时间不宜过长，最好采用淋浴。

（3）对有反复真菌感染、化脓性皮肤病、顽固性皮肤瘙痒的中老年人，应重视血糖测定，做伤口细菌培养以选用敏感抗生素，伤口局部不可随意用药，尤其是刺激性药物。

2. 泌尿生殖系统护理

女性患者勤换内裤，内裤不宜过小过紧，避免使用松紧带和各种约束带，选用通气性能好的天然织物内衣，并消毒晾晒。月经期应使用消毒卫生纸或符合卫生要求的卫生巾。

3. 口腔护理

每日至少早晚各刷牙 1 次，使用软毛牙刷，每 3 个月更换牙刷 1 次；饭后要漱口，注意预防口腔疾病；每日仔细检查牙龈有无发炎组织；重患者给予特殊口腔护理。

4. 呼吸道护理

预防感冒等上呼吸道传染疾病，避免与肺炎、感冒、肺结核等感染者接触。

【健康教育】

1. 养成良好的卫生习惯，戒烟忌酒，保证适当的营养。
2. 讲解糖尿病相关知识，做到早预防，早治疗。

3. 注意肢体保暖，多喝水，避免上呼吸道感染和皮肤破溃，学会自我检测体温和血糖。

第四节　妊娠糖尿病

妊娠糖尿病（GDM）是指在妊娠期间发生或发现的糖尿病或糖耐量异常，属于高危妊娠范畴，它严重危害母儿的健康。GDM 通常发生在妊娠中晚期，在孕妇中患病率为 0.15%～15%，目前呈逐年上升的趋势。

糖尿病合并妊娠是指在糖尿病诊断之后发生妊娠者，不属于 GDM。但两者如病情控制不佳均可导致一系列母婴并发症，如妊娠高血压疾病、酮症酸中毒、新生儿畸形、巨大儿等，胎儿易出现呼吸窘迫综合征、高胆红素血症、智力障碍等，所以，对此类人群进行规范管理及个性化护理至关重要。

【妊娠对糖尿病的影响】

1. 妊娠可使隐性糖尿病显性化，使无糖尿病患者发生 GDM。

2. 妊娠可使原有糖尿病患者病情加重。其主要与胎儿摄取葡萄糖和氨基酸有关，另外由于胎盘激素（胎盘催乳素、雌激素、孕激素、皮质激素）的抗胰岛素作用，妊娠糖尿病胰岛素用量比非孕期增加 70%（60%～100%）。

3. 妊娠使糖尿病增殖性视网膜症发生率增加，可达 25%。

4. 糖尿病性肾病、糖尿病性神经损害加重，糖尿病酮症酸中毒发生率增高。

【糖尿病对孕妇的影响】

1. 孕早期自然流产发病率增加达 15%～30%，多见于血糖未及时控制的患者。高血糖可使胚胎发育异常甚至死亡。所以糖尿病妇女宜在血糖控制正常后再妊娠。

2. 糖尿病孕妇妊娠高血压疾病为正常孕妇的 3～5 倍。伴有血管广泛病变的糖尿病孕妇，多有小血管内皮细胞增厚及管腔变窄，组织供血不足，尤其是糖尿病孕妇并发肾血管病变时，妊娠高血压疾病发生率高达 50% 以上。糖尿病一旦并发妊娠高血压疾病，病情极为复杂，临床较难控制，对母儿极不利。

3. 糖尿病孕妇抵抗力下降易合并感染，以泌尿系统感染最常见。

4. 羊水过多的发病率较非糖尿病孕妇多 10 倍，其发生与胎儿畸形无关，原因尚不明了，可能与胎儿高糖高渗性利尿致胎儿尿量增多有关。

5. 巨大胎儿增多，难产、产道损伤、手术产概率增高，产程延长容易发生产后出血。

6. 易发生糖尿病酮症酸中毒。

一般酮症酸中毒血清葡萄糖水平在 16.7～19.4mmol/L（300～350mg/dl），但妊娠糖尿病患者血糖在 8.3～16.7mmol/L（150～300mg/dl）时也有酮症酸中毒发生。

由于妊娠期复杂的代谢变化，加之高血糖及胰岛素相对或绝对不足，代谢紊乱导致脂肪分解加速，血清酮体急剧升高。在孕早期血糖下降，胰岛素未及时减量也可引起饥饿性酮症。酮酸堆积导致代谢性酸中毒。糖尿病酮症酸中毒对母儿危害大，不仅是糖尿病孕妇死亡的主要原因，发生在孕早期还有致畸作用，发生在妊娠中晚期加重胎儿慢性缺氧，容易导致胎儿窘迫及胎死宫内。

【糖尿病对胎儿的影响】

1. 先天畸形

发生率为 6%～13%。高于非糖尿病孕妇，可能与早孕时血糖过高或治疗糖尿病药物有关。

2. 巨大胎儿

发生率达 25%～40%。由于孕妇血糖高，通过胎盘转运给胎儿，而胰岛素不能通过胎盘，使胎儿长期处于高血糖状态，刺激胎儿胰岛 B 细胞增生，产生大量胰岛素，活化氨基酸转运系统，促进蛋白、脂肪合成和抑制脂解作用，使胎儿巨大。

3. 胎儿宫内发育迟缓

发生率为 21%。见于严重糖尿病伴有血管病变时，如肾脏、视网膜血管病变。

4. 早产

发生率为 10%～25%。原因有羊水过多、妊娠高血压疾病、胎儿窘迫及其他严重并发症，常需提前终止妊娠。

5. 胎儿低血糖症和新生儿低血糖症

胎儿胰岛功能损害易发生此症状，严重时危及生命。

【糖尿病对新生儿的影响】

1. 手术生产率高达 24%~39%。胰岛素依赖性糖尿病新生儿低血糖症率可高达 50%~75%。该症多发生于生后 1~2 小时。

2. 新生儿肺透明膜病发生率 40%，临床可表现为肺透明膜综合征和湿肺综合征。

3. 新生儿低血钙症发生率为 10%~15%。

4. 先天性畸形发生率 6%~15%，其中心血管畸形占 35%，先天性心脏病 17%，其他为无脑儿等神经管缺陷。

5. 新生儿糖和脂肪代谢异常。

6. 新生儿肾静脉栓塞发生率 2.4%。

7. 新生儿红细胞增多症和高胆红素血症发生率 30%。

8. 先天性糖尿病发生率 5%（1%~9%），糖耐量异常率 12%~14%。

9. 智力低下发生率 21%，精神异常率 30%。

【糖尿病的筛查及诊断标准】

妊娠糖尿病一级预防十分重要，糖尿病筛查是有力手段，早期发现、早期治疗，及时进行规范化教育，加强孕妇自我健康管理能力，可有效减少妊娠并发症的发生率。

1. 筛查高危人群

既往有妊娠糖尿病病史，年龄>30 岁，肥胖史；有糖尿病家族史，既往生过巨大胎儿。

2. 测定血糖方法

所有妊娠妇女应在妊娠 24~28 周采取以下 2 种方法之一测定血糖。

（1）一步法：进行 75g OGTT 检测。

（2）两步法：先行 50g OGTT，服糖后 1 小时血糖高于 7.2mmol/L 者进行 75g OGTT。

3. 诊断标准

任何 2 个以上时间点值高于表 5-9 中的标准可确定诊断。

表 5-9　妊娠糖尿病的诊断标准（75g OGTT）（mmol/L）

	血　糖
空腹	5.3
负荷后 1 小时	10.0
负荷后 2 小时	8.6

【临床表现】

妊娠期有多饮、多尿、多食或反复发作的外阴阴道念珠菌感染，伴有羊水过多或胎儿较大。

【辅助检查】

1. 血糖测定

妊娠期 2 次或 2 次以上空腹血糖≥5.8mmol/L 者可诊断为妊娠糖尿病。

2. 糖筛查

妊娠 24～28 周进行，有症状者可在孕早期进行。将 50g 葡萄糖粉溶于 200ml 水中，5 分钟内服完，从开始服糖时记时间，1 小时抽静脉血测血糖，如果血糖值≥7.8mmol/L 为 50g 葡萄糖筛查阳性，应进一步行葡萄糖耐量试验。

3. 葡萄糖耐量试验

是指空腹 12 小时后，口服 75g 葡萄糖。测空腹血糖及服糖后 1 小时、2 小时、3 小时 4 个点的血糖，正常值为 5.6mmol/L、10.5mmol/L、9.2mmol/L、8.0mmol/L。

其中有 2 项或 2 项以上超过正常值，可诊断为妊娠期糖尿病。仅 1 项高于正常值，诊断为糖耐量异常。

【可否妊娠及人工流产的条件】

1. 可否继续妊娠

胎儿畸形的发生与妊娠早期母体高血糖相关。因此，在妊娠前控制血糖是非常重要的。妊娠使重度血管病变及肾功能低下母体病变明显恶化。在决定可否妊娠时，必须考虑以下 3 点，要在医生的指导下进行。

（1）血糖值的控制

妊娠早期控制 HbAlc 在 11% 以下（HbA1c 8%~9%）为目标。血糖控制不良时，不宜妊娠。

（2）血管病变

Scott Ⅲb 以上的增殖性视网膜病变，不能妊娠。

（3）糖尿病性肾病

具备下列 5 项者可考虑妊娠：①妊娠前肾小球滤过率每分钟 80ml 以上，血中肌酐 80μmol/L 以下；②妊娠前血压 140/90mmHg 以下，妊娠中能维持在 160/95mmHg 以下；③尿蛋白每天 1g 以下；④未合并增殖性视网膜病变者；⑤自己能测血糖者。

2. 人工流产的条件

（1）White 分类

目前普遍使用 White 分类法，根据妊娠糖尿病患者的发病年龄、病程是否存在血管并发症等进行分类，有助于估计病情的严重程度及预后：

A 级：妊娠期出现或发现的糖尿病。

B 级：显性糖尿病，20 岁以后发病，病程<10 年。

C 级：发病年龄 10~19 岁，或病程 10~19 年。

D 级：10 岁以前发病，或病程 ≥20 年，或合并单纯性视网膜病。

F 级：糖尿病性肾病。

R 级：眼底有增生性视网膜病变或玻璃体积血。

H 级：冠状动脉粥样硬化性心脏病。

T 级：有肾移植史。

（2）GFR 每分 70ml 以下，眼底所见 Scott Ⅲb 以上者。

【治疗原则】

治疗妊娠糖尿病最主要的是早期诊断、及时治疗。糖尿病确诊后，首先要考虑的是对妊娠的处理。发病年龄小，病程长，病情控制差或并发症重的患者都应建议终止妊娠。继续妊娠的孕妇在治疗中应该注意以下几方面。

1. 饮食控制可适当放宽，每天摄入的热量应比非妊娠糖尿病孕妇多，多摄入富含蛋白质的食品。

2. 要坚持适量运动，避免体重过度增加，但运动的方式和强度都要适合妊娠的情况。

3. 除了非药物治疗就能把糖尿病控制很好的病例外，若需要用药，一律使用胰岛素。

4. 糖尿病孕妇应以血糖为指标观测病情。

5. 由于 GDM 孕妇病情复杂，随着孕期的进展要逐渐增加就医的次数。

【护理评估】

1. 健康史

询问患者受伤史、既往史、手术史、饮食、睡眠、过敏史、用药情况。评估产妇血糖控制情况。

2. 身体状况

评估患者的生命体征、意识、皮肤情况。评估患者有无外阴瘙痒，皮肤是否经常患疖肿、毛囊炎。

3. 心理-社会状况

了解患者对疾病的认识程度及心理活动。重点评估孕产妇的焦虑及抑郁程度、社会支持系统、对有关妊娠合并糖尿病的自我护理知识的掌握情况。向孕妇及其家属介绍妊娠合并糖尿病的有关知识，讲解降糖治疗的必要性和孕期血糖控制稳定及孕期保持心情舒畅的重要性，取得患者及家属的积极配合。

【护理诊断】

1. 焦虑

与担心身体状况、胎儿预后有关。

2. 知识缺乏

与缺乏糖尿病及其饮食控制、胰岛素使用知识有关。

3. 有受伤的危险

与低血糖等有关。

4. 有感染的危险

与糖尿病导致机体抵抗力下降有关。

5. 潜在并发症

低血糖、产后出血。

【GDM 健康问题】

1. 生理健康问题

（1）视网膜病变：可因妊娠而加重。在怀孕前使血糖得到控制和预防性眼底光凝治疗可减少糖尿病视网膜病变加重的危险性。

（2）糖尿病肾病：妊娠可造成暂时的肾功能减退或永久性的损害。

（3）高血压：妊娠高血压可加重妊娠妇女已有的糖尿病并发症。

（4）神经病变：胃轻瘫、尿潴留、对低血糖反应性降低、直立性低血压将增加妊娠期糖尿病管理的难度。

（5）心血管病变：如潜在的心血管疾病未被发现和处理，妊娠可增加死亡的危险性。

2. 心理健康问题

（1）孕妇将面临更多的心理问题，不仅担心自己身体状况，也担心胎儿的发育和健康状况。有研究表明妊娠糖尿病患者的焦虑及抑郁症状的发生率较高，约为 25.6%，尤其焦虑症和焦虑水平均显著高于正常孕妇。

（2）情绪异常可导致交感神经亢进，拮抗胰岛素的激素分泌增加，引起血糖波动，影响胎儿发育。孕妇也可出现不良健康行为，例如不按时使用胰岛素，自我监控能力下降等。

【护理措施】

1. 妊娠前的准备

（1）计划妊娠。

（2）病史和体检：包括糖尿病的病程，急慢性并发症，详细的糖尿病治疗情况，其他伴随疾病和治疗情况，月经、生育、节育史，家庭和工作单位的支持情况。

（3）受孕前准备

①开始口服叶酸，停用他汀类药物，停用口服降糖药物，必要时改为胰岛素治疗。

②严格将血压控制在 130/80mmHg 以下。严格控制血糖、加强血糖监测，空腹血糖控制在 3.9~5.6mmol/L，餐后血糖在 5.0~7.8mmol/L 范围，HbA1c 控制在 7.0% 以下，如有可能尽量控制在 6.0% 以下。

③加强并发症的筛查，检查有无视网膜病变并对视网膜病变加强治疗。

④饮食治疗原则同 2 型糖尿病患者。

⑤戒烟、限酒。

2. 妊娠期糖尿病管理

（1）尽早确定是否妊娠，每 1~2 周应就诊 1 次。

（2）指导患者密切监测血糖，有条件者每日测定空腹和餐后血糖共 4~6 次。血糖控制的目标是空腹或餐前血糖<5.6mmol/L，餐后 2 小时血糖≤6.7mmol/L；HbAlc 尽可能控制在 6.0%以下，血糖高于正常上限如空腹血糖>7mmol/L，应考虑开始胰岛素治疗。

（3）指导患者监控血压：血压应该控制在 130/80mmHg 以下，每 3 个月进行 1 次眼底检查并做相应的治疗。

3. 妊娠期饮食调整原则

（1）饮食调整目的：提供母体与胎儿足够的热量及营养素。

（2）饮食调整要求：孕妇体重增长不超过每个月 1.5kg，孕期增加 10~12kg；避免低热量摄入导致酮症及低血糖，切忌妊娠期减肥。

（3）营养原则：平衡、荤素搭配、粗细结合、饥饱适度、不偏食，避免餐后血糖大幅度升高，提倡少量多餐。

（4）饮食策略

①应根据孕妇标准体重或孕前体重及运动强度消耗来计算热量，妊娠前 3 个月，热量与平时相同，蛋白质增加 5g/kg 体重；4~6 个月，蛋白质增加 15g/kg 体重，热量增加 836kJ；7~9 个月，蛋白质增加 20g/kg 体重，热量增加 836kJ。

②指导调整膳食热能比例：糖类占 50%~55%、蛋白质占 20%、脂肪占 20%~30%，FDA（2001 年）建议体质指数>30 的肥胖孕妇，每日热量为 104.6kJ/kg 体重（25kcal/kg 体重），糖类占每日总热量的 35%~40%。

③可根据食物的血糖指数（GI）指导患者合理选择食物，低 GI 如：粗粮、非淀粉类蔬菜、豆类，蔬菜每天不少于 500g，绿色蔬菜不少于 50%。

④胰岛素治疗者睡前可适量加餐，但应指导患者以糖类为主，以预防低血糖。

4. 妊娠期运动护理

（1）应指导患者在运动前进行全面、系统的体检，协助其制订一套合适的运动方案，指导患者穿着合适的鞋袜，选择合适的场所，有人陪伴，自备适量的糖果。

（2）运动宜适量、持续，注意安全。

（3）指导患者选择舒缓、有节奏的运动项目，不能进行紧张剧烈的体育运动。

（4）心率保持在 130 次/分以内，持续时间 20~30 分钟。

（5）告知如何避免发生低血糖。

（6）如出现先兆流产、糖尿病急性并发症、妊娠高血压疾病等情况不宜运动。

5. 孕期监测

（1）指导患者定期产前检查，监测血糖、尿酮体。

（2）孕 28 周前每个月全面体检 1 次，孕 29 周后每 2 周 1 次。孕 35 周后住院待产，一般选择 36~38 周终止妊娠。

（3）胎儿监测，包括胎儿生长发育情况、胎儿的成熟度、胎儿-胎盘功能。

6. 分娩后孕妇糖尿病的管理

（1）多数妊娠糖尿病患者分娩后血糖可恢复正常，甚至可以不使用降糖药物，但其较正常人群及无 GDM 史的女性将来患 2 型糖尿病的概率明显增加。因此应指导分娩后血糖正常者，在产后 6 周做 OGTT，重新评估血糖代谢情况并进行终身随访，并每 2 年复查 OGTT。

（2）讲解产后继续随访与管理的重要性，协助与指导患者制订健康饮食计划（同 2 型糖尿病）、减轻体重、产后早期运动、产后避孕等。

（3）部分妊娠糖尿病患者在分娩后可能成为永久性的 1 型或 2 型糖尿病患者。

（4）指导患者注意个人卫生，预防产褥期感染。

【健康教育】

1. 孕妇因处于特殊生理时期，体内激素改变可引起情绪异常，如焦虑、多疑、抑郁、紧张等，加之血糖异常，考虑到胎儿的发育及健康和自身健康及安全问题，孕妇更易出现情绪波动。应注意多与患者沟通，及时发现其存在和潜在的心理问题，并向其讲解有关血糖与妊娠的知识，让其正确面对疾病与妊娠。

2. 由于孕期过程需要使用胰岛素治疗，部分孕妇有排斥心理，应重视胰岛素治疗错误观念对孕妇心理的负面影响，并教会其认识胰岛素、正确使用胰岛素。

3. 教育形式可多样化，包括集体讲授、示教、胰岛素注射训练、书面资料与音像教材的制作与应用、墙报及宣传栏、座谈会、经验交流等。应根据患者的心理特点，采取针对性的教育，帮助妊娠糖尿病患者正确对待疾病，消除心理顾虑。具体形式应为孕妇所乐于接受，避免单一信息传递方式，另外还应根据孕妇年龄、学习能力、文化程度、身心状态等来选择教育方式，做到形式的多样性与个体化相结合，提高教育效果。

4. 鼓励家属参与教育，帮助孕妇建立良好的社会支持系统，同时加强随访，了解孕妇健康行为的建立和维持，给予孕妇及家庭长期教育支持。

5. 以跨学科多领域合作为方向，提倡团队化管理，应由内科医师、产科医师、儿科医师、护士、营养师、运动治疗师、心理咨询师、家属共同参与。

第五节　老年糖尿病

老年糖尿病是指年龄在 60 岁以上的糖尿病患者，其中一部分是在进入老年期，即在 60 岁以后发病并诊断的，另一部分是 60 岁之前确诊。

老年糖尿病患者绝大多数为 2 型糖尿病，诊断标准和其他年龄组的糖尿病是一样的。

【临床表现】

老年糖尿病绝大多数为 2 型糖尿病，很少有"多饮、多尿、多食、消瘦"的三多一少表现，其原因为老年人血糖升高不明显，尿糖排出不多，同时老年人口渴中枢不敏感，加上老年人一般肾糖阈较高，血糖较高时尿糖才会显现为阳性，肾失水相对少。大多数患者在常规检查时才发现有糖尿病。老年糖尿病患者典型症状的发病率可能仅占17%，故老年人首次出现糖尿病症状时，其病情往往较年轻患者为重，多以各种并发症为首发症状就诊。

一般来说，老年人血糖升高的幅度不仅随着年龄的增长而增高，而且以餐后血糖升高较突出为其特点。空腹血糖平均每增龄10岁，上升0.05mmol/L，餐后血糖上升0.4~0.7mmol/L。

【辅助检查】

1. 葡萄糖测定

关于老年糖尿病的诊断有2种意见：一种看法是不分年龄，均用统一的标准。另一种看法是由于老年人糖耐量降低是生理现象，故不能用一般人的血糖标准。目前，国际和国内一致认为应不分年龄采用统一的标准。

1999年WHO与国际糖尿病联盟公布标准：空腹血浆血糖（FPG）≥7.0mmol/L；餐后2小时血浆血糖（2hPG）≥11.1mmol/L。具备以上两项者，即可诊断为老年糖尿病。老年人生理状态下糖耐量降低，2hPG升高明显多于空腹血糖升高，因此，对老年人必须重视餐后2小时血糖的测定。

2. 尿糖测定

尿糖可作为诊断和评价老年糖尿病的参考，但老年人肾动脉硬化使肾小球滤过率低，尿糖的阳性率低，血糖和尿糖阳性程度不符合。老年人应以血糖作为诊断和评价糖尿病的标准。

3. 胰岛素释放试验

了解老年胰岛素水平和胰岛素释放功能，以判断有无高胰岛素血症和胰岛素释放功能受损的程度，对评价糖尿病程度、指导治疗、判断预后有重要意义。临床观察，老年人多数并存胰岛功能低下和胰岛素抵抗。

4. 糖化血红蛋白

糖化血红蛋白可反映较长一段时间血糖的变化情况，对指导糖尿病治疗有重要意义。糖化血红蛋白特异性高，但敏感性差，可作为诊治糖尿病的参考指标。

【治疗原则】

治疗原则同一般糖尿病患者,但应根据年龄和实际健康状况、并发症及合并症、预期寿命等制订治疗方案。

1. 老年糖尿病多属 2 型糖尿病,在选择口服降糖药时,避免首选作用强的降糖药如格列苯脲等,以避免低血糖。

2. 用药时要特别注意老年人的肝肾功能,早期联合用药,慎用 β-受体阻滞剂。

3. 对口服降糖药疗效降低或已有明显合并症者宜尽早改用胰岛素。

4. 应注意避免低血糖反应,血糖控制标准略宽于一般人。空腹血糖<7.8mmol/L,餐后 2 小时血糖<11.1mmol/L 即可。在不出现低血糖事件的情况下使糖化血红蛋白<7%,或尽可能接近正常。

5. 如预期寿命<5 年;极度虚弱有严重并发症的患者;有发生严重低血糖危险等患者不必严格控制血糖和糖化血红蛋白。

6. 同时注意降压和调脂综合治疗。

【护理评估】

1. 健康史

询问患者受伤史、既往史、手术史、饮食、睡眠、过敏史、用药情况。评估老年糖尿病患者的血糖控制情况。

2. 身体状况

评估患者的生命体征、意识、皮肤情况。

3. 心理-社会状况

了解患者对疾病的认识及心理活动。重点评估老年糖尿病患者的焦虑及抑郁程度、社会支持系统及对有关糖尿病的自我护理知识的掌握情况。老年人多已退休,心理已经不平衡,如果再患糖尿病,容易产生忧虑情绪。故应重视老年糖尿病患者的心理状况评估。

【老年糖尿病生理健康问题及特点】

1. 症状不典型

老年糖尿病患病率高,绝大多数为 2 型糖尿病。多数起病隐匿、缓慢,无明显"三多一少"症状,甚至部分老年糖尿病以并发症为首发表现。

2. 合并症多

老年人机体老化，容易发生动脉硬化、高血压、高血脂、冠心病、脑梗死等，而高血糖加重以上情况的发生、发展。

3. 并发症严重

非酮症性高渗综合征多见于老年糖尿病患者，病死率高达15%~20%，为老年糖尿病患者最严重的急性并发症；慢性并发症中，80%老年糖尿病患者死于心血管并发症，且周围神经病变和自主神经病变均随年龄逐渐增多，白内障、视网膜病变和青光眼明显多于年轻患者。

4. 容易发生低血糖

老年人代谢率低，用药容易发生低血糖，尤其是服用一些长效磺脲类，易发生夜间低血糖。而且老年人感觉迟钝，常常发生无症状性低血糖，因而不易及时发现，往往会导致低血糖昏迷及心脑血管意外等严重后果，甚至死亡。另外，老年糖尿病患者易并发动脉硬化及心血管病变，一旦发生低血糖可诱发脑血管意外和心肌梗死。

【护理诊断】

1. 舒适的改变

与下肢麻木疼痛有关。

2. 睡眠型态紊乱

与环境改变、疼痛有关。

3. 便秘

与运动较少，饮食中缺乏粗纤维及滥用缓泻剂有关。

4. 知识缺乏

与缺乏疾病相关的知识有关。

5. 有感染的危险

与血糖升高抑制吞噬细胞功能有关。

6. 潜在并发症

低血糖。

【护理措施】

1. 饮食护理

（1）老年糖尿病患者饮食营养指南同普通成年人，但制订计划前应考虑老龄患者特点，如活动量减少、味觉减退、合并多种疾病、牙齿等口腔问题、胃肠功能的改变、认知和情绪改变等。

（2）老年人群的饮食个体差异很大，营养不足与营养过剩两种极端现象同时存在，此类人群不主张节食降糖。

（3）应对患者营养需求进行评估，固定糖类的摄入量和进餐时间，避免血糖大幅度波动。但应限制脂肪摄入，保证富含维生素、蛋白质和纤维素的食物。

（4）除向其讲解饮食治疗的目的、重要性之外，饮食治疗计划尽量简单，同时鼓励配偶和家庭成员的加入。

（5）合并多种疾病者还需要兼顾其他疾病，如下肢坏疽，要增加含优质蛋白质的食物比例。

（6）适当补充微量元素，补充适量的水分（老年人口渴中枢敏感性降低）。

2. 运动护理

（1）在运动前应指导患者做必要的医学检查以全面了解其病情，根据患者具体情况决定运动方式、时间及所采用的运动量。

（2）适合老年人的运动形式有散步、太极、瑜伽、平地慢跑、交谊舞、庭院维护、做家务等舒缓运动形式，运动时应注意循序渐进、量力而行、持之以恒。

（3）在血脂、血压、血糖稳定或身体情况允许的条件下适度运动，目标运动心率＝（170-年龄）次/分。

（4）运动时需要注意的问题包括健康状况、交通问题、跌倒的风险及对其产生的恐惧、运动环境的安全舒适、低血糖或发生其他疾病的可能等。

（5）有下列情况应指导患者暂不宜运动：①血压高，收缩压≥180mmHg；②血糖不稳定；③有严重心脏病；④大量蛋白尿；⑤下肢有坏疽；⑥急性感染、发热等。

（6）学会预防和处理运动的不良反应，运动中最好有家属及同伴陪同。

3. 用药护理

在治疗老年糖尿病过程中特别注意防止低血糖反应，口服降糖药引起的低血糖容易反复、持久、难以纠正，因此注意老年人低血糖发生。老年糖尿病患者常因已有动脉粥样硬化或糖尿病性血管病变，低血糖时肾上腺素分泌增多使血压上升，因此老年糖尿病患者低血糖发作时常被误诊为心肌梗死或脑血管意外，如忽视对低血糖的治疗，将造成严重的不良后果，故在治疗过程中要密切观察血糖、尿糖变化。

4. 心理护理

（1）老年患者突出的要求是被重视、受尊敬，因此，对老年患者一定要用尊敬的语言及称呼。

（2）多用肯定、赞扬和鼓励的语气，消除其思想顾虑，激励、指导患者，增强其战胜疾病的信心。

（3）帮助患者学会自我情绪的调节，鼓励倾诉和面对情绪问题，遇到不良刺激时要通过自我安慰的方式转移注意力，达到一个新的心理平衡。

【健康教育】

1. 老年患者理解及接受能力差，记忆力下降，应注意语速放慢，不断重复，运用记忆辅助措施，必要时安排护理者或家访护士。

2. 强调自我血糖监控（SMBG）的重要性，强调预防无症状性低血糖的发生，教会患者如何预防和处理低血糖。

3. 建立良好的护患关系，得到患者的信任，此方法教育效果大于普通成人。

4. 鼓励家属或陪同接受教育及相关培训，协助患者建立良好的社会支持系统。

5. 强调治疗的依从性。

【老年糖尿病的筛查及预防】

1. 加强老年人的自我保健意识，定期体检。要从中年开始预防，对40岁以上人群应每年例行空腹及餐后血糖检查。

2. 对体胖及超重者，定期查血糖、尿糖，尤其要查餐后2小时血糖及尿糖。

3. 对老年人的慢性病、常见病，如高血压、冠心病、脑梗死及老年感染性疾病者，要常规检查血糖、尿糖，可将血糖监测作为常规检查。

4. 生活起居要有规律，进餐定时定量，少吃多餐，多进食高纤维食物（如粗粮蔬菜等），少吃甜食及脂肪含量高的食物。

第六节　儿童糖尿病

儿童糖尿病是指 15 岁以前发病的糖尿病患者，其中绝大多数患者属 1 型糖尿病。近年来由于肥胖儿童增多，2 型糖尿病的发病率也在逐年增加。

【临床表现】

1. 1 型糖尿病

患儿起病较急，常因感染或饮食不当诱发起病，可有家族史，典型者有多尿、多饮、多食和消瘦等"三多一少"症状，20%~40% 的患儿以糖尿病酮症酸中毒急症就诊，不典型隐匿发病患儿多表现为疲乏无力、遗尿，食欲降低。

2. 2 型糖尿病

患儿发病较隐匿，多见于肥胖儿童，发病初期呈超重或肥胖，以后逐渐消瘦，不易发生酮症酸中毒，部分患儿伴有黑棘皮病，多见于颈部或腋下。

【辅助检查】

1. 血糖测定

以静脉血浆（或血清）葡萄糖为标准。1997 年美国糖尿病学会（ADA）制订的诊断糖尿病的标准：正常空腹血糖<6.1mmol/L，空腹血糖 6.1~6.9mmol/L 为空腹血糖受损；如空腹血糖 ≥ 7.0mmol/L，或口服糖耐量试验（OGTT）2 小时血糖值>11.1mmol/L，即可诊断为糖尿病。糖耐量试验不作为临床糖尿病诊断的常规手段。

2. 血浆 C 肽测定

C 肽测定可反映内源性胰岛 B 细胞分泌胰岛素的功能，不受外来胰岛素影响。有助于糖尿病的分型。儿童 1 型糖尿病 C 肽值明显降低。

3. 糖化血红蛋白（HbA1c）

可反映近 2 个月血糖平均浓度，是判断一段时间内血糖控制情况的可靠、稳定、客观的指标，与糖尿病微血管及神经并发症有一定的相关性。正常人 HbA1c<6%；HbA1c 维持在 6%~7%，表示控制良好，糖尿

病并发症不发生或已发生但不进展；HbA1c 8%～9% 为控制尚可；HbA1c 11%～13% 为控制较差，糖尿病并发症显著增加。因此，美国糖尿病学会要求糖尿病的患儿 HbA1c 控制在 7% 以内。

4. 糖尿检查	5. 尿蛋白
重症病例治疗前经常有尿糖，轻症仅见于餐后或有感染等应激情况下，有的患者由于肾糖阈升高，虽有高血糖而无尿糖。因此收集一段时间的尿液进行定量检测更有意义。	反映糖尿病患者肾脏早期受累程度，糖尿病患儿无并发症时尿清蛋白阴性或偶有清蛋白尿，清蛋白排泄率在 30～300mg/d 时称微量清蛋白尿，表明患者已有早期糖尿病肾病，清蛋白尿排泄率 > 300mg/d 时，称临床或大量清蛋白尿。
6. 尿酮体	7. 管型尿
重症或饮食失调伴酮症酸中毒患儿尿酮体阳性。	往往与大量蛋白尿同时发现，多为透明管型及颗粒管型。见于弥漫型肾小球硬化症。

8. 其他检查

　①拍 X 线胸片除外肺结核；②B 超检查肝脏和胰腺；③眼科检查眼底。

【治疗原则】

　1. 保证患儿正常的生长与发育。

　2. 减少由低血糖或高血糖所引起的临床症状。

　3. 减少慢性并发症的发生。

　儿童及青少年由于特殊的生理情况，因此，不应以成人血糖控制目标来要求他们，其血糖控制目标可参考表 5-10。

表 5-10　儿童和青少年糖尿病血糖控制目标 (mmol/L)

	血糖目标值范围		HbA1c	根　据
	餐前	睡前/夜间		
0～6 岁	5.6～10.0	6.1～11.1	<8.5% >7.5%	脆性，易发生低血糖

续 表

	血糖目标值范围		HbAlc	根 据
	餐前	睡前/夜间		
儿童期 (6~12岁)	5.0~10.0	5.6~10.0	<8.0%	青春期前低血糖风险相对高，而并发症风险相对低
青少年期 (13~19岁)	5.0~7.2	5.0~8.3	7.7%	①有严重低血糖的风险 ②需要考虑发育和心理健康 ③如无过多的低血糖发生，能达到7%以下更好

【儿童和青少年糖尿病患者健康问题】

1. 患儿大多正处于身体和心理的发育成熟期，由于身体的各种变化可以导致血糖脆性增加、生理和心理发育迟缓及认知障碍。患儿发病年龄早，相对成年患者而言病程长，微血管并发症发生率相对较高，而且同时面临更多的家庭和社会问题，例如求学、就业、结婚、生子等。

2. 糖尿病患儿智力发育未成熟，认知理解能力相对较低，行为控制能力欠佳。尤其青春期患儿由于和社会交往越发广泛，更易出现叛逆、愤怒、自卑甚至厌世等情绪，甚至出现不良行为问题，如攻击、残忍、交往不良，而最终导致遵医行为的缺失，增加糖尿病急慢性并发症发生率，同时影响患儿社会化过程，甚至可能导致他们到成年期发生适应不良、违法犯罪和精神疾病。

【护理评估】

1. 健康史

评估患儿是否有感染或饮食不当等诱发因素，是否有家族史。评估患儿是否有发病隐匿的特点，发病初期是否呈超重或肥胖，以后逐渐消瘦，评估患儿是否伴有黑棘皮病等症状。

2. 身体状况

评估患儿是否有多尿、多饮、多食和消瘦。评估患儿是否有脱水、酸中毒、电解质失衡、低血糖等症状。评估患儿是否有感染症状。

3. 心理-社会状况

糖尿病需要终身用药、行为干预与饮食管理，给患儿及家长带来很大的精神负担。能否坚持并正确执行治疗方案，是控制疾病的关键。应重点评估患儿及家属对糖尿病的认识程度，能否正确地进行饮食调配，能否独立正确地进行血糖的监测及胰岛素注射。

【护理诊断】

1. 营养失调

与胰岛素缺乏致体内代谢紊乱有关。

2. 排尿异常

与渗透性利尿有关。

3. 有感染的危险

与抵抗力下降有关。

4. 潜在并发症

酮症酸中毒、低血糖。

【护理措施】

1. 饮食护理

（1）目的：维持标准体重，纠正代谢紊乱，减轻胰岛 B 细胞的负担。帮助肥胖儿逐渐减至标准体重。

（2）制订饮食计划：应协助患儿及家属制订饮食计划，控制总热量，但也应注意保证其正常生长发育的需要，避免低血糖，因而不必像成人一样严格控制饮食。

①患儿不同年龄段每千克体重能量的摄入量：3 岁以下为 90 ~ 100kcal；4~6 岁为 85 ~ 90kcal；7 ~ 10 岁为 80 ~ 85kcal；10 岁以上 70 ~ 80kcal。

②可根据公式计算：身体较瘦的患儿每日摄入总能量约等于 1000+（年龄－1）×100，而较胖的患儿每日所需能量约等于 1000+（年龄－1）×80。

③全日总热量＝1000+年龄×（70~100）。

摄入量计算方式较多，应根据患儿年龄、体重、BMI、活动量、饮食习惯、用药等情况进行选择，不能一成不变。

（3）营养搭配原则

①均衡膳食，保证足够营养，特别是优质蛋白的供应保证在 2 ~ 3g/（kg·d）。

②不必过分限制糖类，一般推荐占总能量的 50%~60%，以多糖类淀粉为主，仍应适当限制单糖和双糖等精制糖的摄入，可适当摄入部分粗粮，一般占总主食量的 30%。

③脂肪供给不能过量，一般占总能量的 25%，不宜超过 30%。其中，饱和脂肪酸的产热比例不宜>10%，多不饱和脂肪酸的供热比例为 10%，而单不饱和脂肪酸的供热比例应达 10%~15%。每日总胆固醇的摄入量应控制在 300mg 以内，肥胖患儿每日总胆固醇的摄入量控制在 200mg 以内。

④指导患儿多进食高维生素、高纤维素食物，烹调宜清淡，避免煎炸等烹调方式。

⑤定时定量，少量多餐，每日可安排 5~6 餐，但要注意进正餐和加餐的时间与胰岛素治疗相配，必要时可睡前加餐。

2. 运动护理

运动对糖尿病病情控制有良好作用，有利于患儿控制体重，增加胰岛素敏感性，利于身心健康，病情稳定后可以参加各种体育活动，但尽量避免竞技类体育运动。在运动治疗过程中应注意以下几点。

（1）运动方式和运动量应个体化，应根据患儿性别、年龄、体力、体形、运动习惯及爱好等选择，应循序渐进，强度适当，量力而行，注意安全，防止运动后低血糖。

（2）患儿在运动前必须做好胰岛素和饮食的调节，让饮食、药物、运动三者达到平衡，在运动前后最好监测血糖，在运动过程中注意携带食物和水。

（3）指导患儿选择合适的服装和鞋袜，避免活动中受伤，运动后注意清洁卫生。

（4）已有视网膜病变患者应避免剧烈运动以及避免撞击头部的活动。

（5）避免空腹运动，尤其在注射胰岛素后未进食时应注意避免注射部位的肌肉活动。如患儿出现发热、感冒、呕吐或血糖过低(<4.4mmol/L)或过高（>16.7mmol/L），以及较严重慢性并发症时不宜运动，应和医师、家属共同沟通后确定运动治疗方案。

（6）家属宜共同参与患儿运动治疗，一方面可增加患儿信心和毅力，增进亲子感情，另一方面可避免患儿发生意外情况（如低血糖）时无法自救。

3. 心理护理

心理治疗是糖尿病患儿综合治疗的一部分，应呼吁社会、学校、家庭给予糖尿病儿童更多的关心和爱护，使他们能与正常儿童一样健康成长，同时鼓励他们融入学校生活。

儿童焦虑抑郁等心理障碍的发生与家长的心理健康状况密切相关。糖尿病儿童及家长是一特殊的群体，对这一群体应给予更多关怀及更多有关糖尿病知识的教育。

不仅关注患儿的心理问题，同时也应关注家长心理问题及对患儿的影响，帮助患儿建立良好的社会支持系统，更好地应对各种不良刺激。另外，应注意对患儿多关怀、倾听、疏导、沟通，尤其对于青春期患者不宜使用命令式口吻。另外，应鼓励患儿面对、承认心理问题，帮助患儿重新树立治疗信心，用正确的人生观、社会观感染患儿。

【健康教育】

1. 普及糖尿病知识，让患儿及家长了解什么是糖尿病，糖尿病治疗的目的和原则。

2. 糖尿病是终身性的，是治疗方法繁琐的疾病，要鼓励家长和患儿树立战胜疾病的信心，并对患儿进行心理治疗。

3. 糖尿病需要长期治疗，绝大部分时间在家庭治疗，这要求医务人员教会家长及患儿如何测量血糖及尿糖，如何抽取胰岛素，如何正确注射胰岛素。

4. 告诉患儿及家长出现低血糖时的症状及自救的方法。

5. 了解酮症酸中毒临床症状及预防知识。

6. 建立糖尿病专科门诊，指导饮食治疗，建立家庭记录，及时帮助他们解决问题。

7. 至少每 2~3 个月到糖尿病专业门诊复查，每次携带病情记录本及血糖监测本，以供医师参考。定期随访均应测量身高、体重、血压、尿常规、餐后 2 小时血糖和糖化血红蛋白。每半年至 1 年应检测血脂、尿微量清蛋白及眼底等，对并发症进行早期筛查。肥胖儿童应每半年至 1 年到门诊随访 1 次，进行身高、体重、血压、血脂、血糖的检查，以早期发现糖尿病。

第七节 围手术期糖尿病

在糖尿病患者的围手术期，不仅患者面临巨大的挑战，医护人员也面临着巨大挑战。糖尿病患者手术所造成的主要并发症为感染和心血管事件，而有些手术也与糖尿病的并发症相关，如肾移植、截肢和溃疡的清创等。据调查显示，25%~50%的糖尿病患者一生中会经历各种手术，而在接受外科手术的中老年患者中，其中10%~15%为糖尿病患者。糖尿病患者外科手术有其独特之处。①糖尿病患者接受外科手术，住院时间延长，费用高，并发症的发生率和病死率比普通患者增加50%，突出表现在老年、病程长、血糖控制不佳。②糖尿病本身潜在的大、小血管并发症可显著增加手术风险，如麻醉意外，而低血糖的发生更增加了手术风险。③手术应激可使血糖急剧升高，患者又处于禁食状态，胰岛素需要量相对增加，诸多因素均易造成糖尿病急性并发症（如酮症酸中毒等）发生率增加，这也是术后病死率增加的主要原因之一。④高血糖易导致机体白细胞等免疫细胞吞噬能力下降，造成感染发生率增加，另外，糖尿病患者机体组织修复能力减弱，更易导致伤口愈合延迟。

因此，术前应对糖尿病患者的健康状况和血糖控制做全面评估，并在围手术期通过高质量的护理保持良好的血糖控制，使患者平安渡过围手术期。

【术前评估与护理】

1. 做好病史回顾

包括糖尿病确诊的日期、目前的症状、治疗方案、血糖自我监测情况、住院史、过敏史、糖尿病并发症情况等。

2. 协助医师选择手术时机

术前尽量使血糖达到良好控制，HbA1c>9%，或空腹血糖>10.0mmol/L，或餐后2小时血糖>13.0mmol/L者的非急诊手术应予推迟。

3. 对于急诊手术

应协助医师评估血糖水平以及有无酸碱、水、电解质平衡紊乱，如有应及时纠正。

4. 对于择期手术者

应进行全面评估，包括心血管疾病、自主神经病变及肾病。术前空腹血糖水平应控制在 8mmol/L 以下。对于口服降糖药血糖控制不佳的患者，应及时调整为胰岛素治疗。口服降糖药控制良好的患者手术前一晚或手术当天停用口服降糖药，大、中手术应在术前 3 天停用口服降糖药，改为胰岛素治疗。

5. 对患者进行访视，开展亲情护理

此法已在临床护理方面取得较好的成效。稳定患者情绪能改善其应激状态，大量文献表明糖尿病患者手术前焦虑、恐惧、悲观、烦躁等不良心理比一般手术患者更明显。术前亲情护理可明显缓解患者术前紧张、恐惧和焦虑的心情。应对所有患者耐心、细致做好术前心理护理，具体介绍手术的治疗效果及成功病例，讲解术中术后的注意与配合事项，消除焦虑和恐惧心理，保持良好的身心状态以积极配合手术。

6. 术前饮食原则

糖尿病饮食有限制，总热量不能过多，但由于手术和其他合并症或并发症的影响，应根据实际情况而定，如适量增加食物中蛋白质的比例、进食软流质饮食等。

【手术日的护理】

1. 常规护理

保持静脉通道通畅，加强病情监测和生活护理。保持手术室适宜的温度和舒适的环境。

2. 血糖监测

术中应激反应会导致血糖升高，同时患者术中由于不进食还可发生低血糖，两者都会对人体造成危害，甚至诱发和加重术后并发症的发生发展（如感染、水电解质紊乱、伤口愈合延迟等），因此血糖监测十分重要。血糖控制的目标为 5.0~11.0mmol/L。

3. 及时、准确执行医嘱

对于既往仅需单纯饮食治疗或小剂量口服降糖药物即可使血糖控制达标的 2 型糖尿病患者，在接受小手术时，术中不需要使用胰岛素，术后监测血糖，恢复进食后再恢复原药物治疗。如果服用二甲双胍类药物

应复查肾功能，以防乳酸酸中毒等情况发生；大、中型手术术中均需要静脉应用胰岛素，术中宜输注 5% 葡萄糖液，每小时 100~125ml，以防止低血糖；葡萄糖-胰岛素-钾联合输入是代替分别输入胰岛素和葡萄糖的简单方法，并根据血糖变化及时调整葡萄糖与胰岛素的比例。

【术后护理】

1. 亲情护理

大多数患者对手术都有本能的恐惧和焦虑心理，亲情护理应贯穿于整个围手术期。

2. 及时、准确执行医嘱

在患者恢复正常饮食以前仍予胰岛素静脉输注，恢复正常饮食后可予胰岛素皮下注射。

3. 严密监测血糖变化

中、小手术术后血糖应控制在 5.0~11.0mmol/L。对于术后需要重症监护或机械通气的患者，血糖控制在 4.5~6.0mmol/L 可改善预后。在控制血糖同时，应注意严格防止低血糖。

4. 术后饮食原则

术后患者机体处于饥饿状态，容易分解体内的脂肪和蛋白质，使酮体产生增多，易合并酮症酸中毒，因此应争取早期进食，避免由于长时间禁食所造成的饥饿性酮症酸中毒（具体饮食方案可视不同手术而定）。

5. 术后伤口管理

术后血糖大于 11.1 mmol/L 时，手术切口愈合会受到影响，此时应仔细评估患者伤口愈合能力，观察伤口有无感染、渗出、红肿的异常情况，并知道如何处理。

6. 术后并发症的护理及出院宣教

糖尿病患者白细胞吞噬能力下降，感染灶及创口肉芽组织再生迟缓，创口愈合时间长，且手术本身也会引起应激反应，导致许多并发症。应密切观察病情，按不同的手术护理原则指导患者的生活、饮食与运动，帮助患者恢复健康并适应和回归社会。

尽管糖尿病患者手术风险相对较大，并发症多，但若能做好围手术期处理，可最大限度减少并发症及病死率，使患者平稳渡过围手术期。

第八节 肥 胖 症

肥胖症又称肥胖病，是在遗传和环境因素等多种因素相互作用下体内脂肪含量过多和（或）分布异常所引起的慢性代谢性疾病。一般认为肥胖症是体内贮积的脂肪量超过标准体重的 20%，而不是指实际体重超过标准体重的 20%。肥胖并非一种疾病，而是一种临床症候群，患者常常具有腹部脂肪积聚过多的特点，可并发心血管疾病和多种内分泌代谢紊乱的临床综合征。临床所见肥胖绝大多数为单纯性肥胖，不伴有器质性疾病（肥胖所致的并发症除外）；由某些少见的特殊疾病引起的肥胖称继发性肥胖。如果脂肪主要在腹壁和腹腔内蓄积过多，被称为"中心型"或"向心性"肥胖，对代谢影响很大。中心性肥胖是多种慢性病的重要危险因素。

【临床表现】

肥胖症按其病因及发病机制可分为原发性肥胖和继发性肥胖两种。

1. 原发性肥胖

又称单纯性肥胖，是最常见的一种肥胖。主要是由于不良的饮食习惯（摄食过多，尤其摄入过多的脂肪食物）及活动量不足的生活方式所致，而并非继发于其他疾病。单纯性肥胖又分为体质性肥胖和过食性肥胖两种。

①体质性肥胖：即双亲肥胖，与家庭遗传有关。这类人的物质代谢比较弱，合成代谢超过分解代谢。

②过食性肥胖：也称获得性肥胖，是由于人成年后有意识或无意识地过度饮食，使摄入的热量大大超过身体生长和活动的需要，多余的热量转化为脂肪，促进脂肪细胞肥大与细胞数目增加，脂肪大量堆积而导致肥胖。

2. 继发性肥胖症

是由于下丘脑-垂体疾病、皮质醇增多症、甲状腺或性腺功能减退、胰岛素瘤等器质性疾病引起的肥胖。继发性肥胖是由于疾病引起的肥胖，是由内分泌紊乱或代谢障碍引起的一类肥胖，临床特点见表 5-11。

表 5-11 常见继发性肥胖症临床表现特点

疾 病	临床特点
下丘脑性肥胖	常伴有摄食、睡眠、体温异常及自主神经功能紊乱、尿崩症、女性月经紊乱或闭经、男性性功能减退
皮质醇增多症	向心性肥胖、满月脸、水牛背、皮肤紫纹、痤疮、多毛、多血质外貌，可出现高血压、水肿，易发生皮肤、呼吸道、尿路感染，女性月经减少、闭经，男性阳痿等
甲状腺功能减退症	体重增加伴水肿，发病女多于男。有怕冷、睡眠增多、反应迟钝、表情淡漠、皮肤粗糙、声音嘶哑、月经过多等表现
多囊卵巢综合征	月经稀少或闭经、不孕、多毛、肥胖、痤疮、男性化
胰岛素瘤	发作性空腹低血糖，发作时软弱无力、出汗、饥饿感、震颤、心悸，或表现为精神症状等，因进食过多而有肥胖
药物源性肥胖	有使用特殊药物史，如抗精神分裂症药、糖皮质激素、胰岛素、雌激素等。肥胖由于药物刺激食欲，食量增加所致，多数患者停药后即自然缓解

【诊断依据】

1. 临床表现

身体脂肪组织堆积。

2. 体质指数

体质指数（BMI）主要反映全身性肥胖水平，简单易测量，不受性别的影响。虽然 BMI 不是金标准，但目前仍是全球认可的判断肥胖简便的、可操作性强的首选替代指标。

BMI＝体重/身高^2。

WHO 标准、NIH 标准、中国成人超重和肥胖症预防控制指南标准分别见表 5-12、表 5-13、表 5-14。

表 5-12 WHO（1997）成人 BMI 标准及相关疾病危险

分 类	体质指数	肥胖相关疾病危险性
体质过低	<18.5	低（但其他疾病危险增加）
正常	18.5~24.9	平均水平

续 表

分 类	体重指数	肥胖相关疾病危险性
超重	≥25	
肥胖前期	25~29.9	增加
Ⅰ度肥胖	30~34.9	中度增加
Ⅱ度肥胖	35~39.9	严重增加
Ⅲ度肥胖	≥40	极为严重增加

表 5-13　NIH（2000）成人 BMI 标准及相关疾病危险

分 类	体质指数	肥胖相关疾病危险性	
		男性腰围≤102cm 女性腰围≤88cm	男性腰围>102cm 女性腰围>88cm
体重过低	<18.5	—	—
正常	18.5~24.9	—	—
超重	≥25		
肥胖前期	25~29.9	增高	增高
Ⅰ度肥胖	30~34.9	增高	增高
Ⅱ度肥胖	35~39.9	非常高	非常高
Ⅲ度肥胖	≥40	极为严重增高	极为严重增高

表 5-14　中国成人超重和肥胖的体质指数和腰围
界限值与相关疾病*的危险关系

分 类	体质指数	腰围（cm）		
		男：<85 女：<80	男：85~95 女：80~90	男：≥95 女：≥90
体重过低	<18.5	—	低（但可能预示有其他健康问题）	—
正常	18.5~23.9	—	增加	高
超重	24.0~27.9	增高	高	极高
肥胖	≥28	高	极高	极高

注：＊相关疾病指高血压、糖尿病、血脂异常和危险因素聚集。

3. 腰围

腰围测量（WC）简单可靠，是反映脂肪总量和脂肪分布最重要的临床指标，可间接反映腹内脂肪。受试者站立位，双足分开 25～30cm，体重均匀分配，在正常呼气末测量两侧髂前上棘和第 12 肋下缘连线中点的围长，读数应精确到 mm。

《中国成人超重和肥胖症预防控制指南（试用）》中根据体质指数和腰围值与相关疾病患病率的关系的汇总结果，提出以体质指数结合腰围来判断相关疾病的危险度，其建议如表 5-14。

不同学术组织的判定标准见表 5-15。

表 5-15 以腰围为基础判断成年人向心性肥胖的标准（cm）

性别	WHO（1997 年）	亚太地区（2005 年）	中国人群（2003 年）
男性	>94	≥90	≥85
女性	>94	≥80	≥80

4. 腰臀比（WHR）

正常成人腰臀比（WHR）男性＜0.90，女性＜0.85。白种人 WHR 男性＞1.0，女性＞0.85 被定义为腹部脂肪堆积。

5. CT、MRI

CT 和 MRI 是诊断中心型肥胖最精确的方法。以腹内脂肪面积 100cm^2 作为判断腹内脂肪增多的切点。

6. 排除继发性肥胖症

可考虑做以下检查：①X 线检查蝶鞍是否扩大，骨质有无明显破坏；②检查血清皮质醇；③T$_3$、T$_4$、TSH 以除外下丘脑性、垂体性、肾上腺皮质功能、甲状腺功能和自主神经紊乱等引起的肥胖症。由于肥胖病引起的一系列内分泌功能障碍而引起的上述的检查不正常者不包括在内。

【辅助检查】

1. X 线检查：头颅平片及蝶鞍分层片，可发现较大垂体瘤、脑瘤及颅骨内板增生。怀疑脑瘤者做气脑或脑血管造影。怀疑肾上腺肿瘤者可行腹膜后充气造影或血管造影检查。胰腺、卵巢也可行 X 线检查。

2. CT 和 MRI 检查：头颅及全身 CT 或 MRI 检查可发现垂体瘤、其他颅内肿瘤及肾上腺、胰腺、卵巢等部位肿瘤，为目前常用的无创伤性检查。

3. B 超检查：对肾上腺、胰腺、甲状腺、性腺肿瘤或囊肿的诊断有帮助。

4. 放射性核素检查：主要用于内脏器官肿瘤性疾病的诊断，如肾上腺或甲状腺肿瘤。

5. 内分泌功能检查

（1）下丘脑-垂体-甲状腺轴检查：通过基础代谢率（BMR），甲状腺吸^{131}I 率，血清蛋白结合碘（PBI），血清总 T_3、总 T_4、游离 T_3（FT_3）、游离 T_4（FT_4）来了解甲状腺功能状态及检出甲减。另外，TSH、TSH 兴奋试验用于鉴别甲减发生的部位。

（2）下丘脑-垂体-肾上腺轴功能检查：①尿 17-羟、17-酮及尿游离皮质醇测定，血浆皮质醇测定，主要检出皮质醇增多症患者；②血浆促肾上腺皮质激素（ACTH）、ACTH 兴奋试验，主要鉴别皮质醇增高是原发于肾上腺或是继发于垂体及下丘脑；小剂量（每天 2mg）地塞米松抑制试验用于鉴别单纯性肥胖与皮质醇增多症；大剂量（每天 8mg）地塞米松抑制试验用于鉴别皮质醇增多症为原发于肾上腺肿瘤（库欣综合征）或继发于垂体及下丘脑病变（库欣病）。

（3）下丘脑-垂体-性腺轴功能检查：①血清睾酮、雌二醇测定用于检出性功能低下；②促黄体素（LH）、促卵泡素（FSH）测定及促黄体激素释放激素（LHRH）兴奋试验，若血 LH、FSH 升高，表明性功能低下原发于性腺病变，若降低表明性功能低下继发于下丘脑或垂体。注射 LHRH 后，FSH、LH 升高则病变在下丘脑，FSH、LH 无反应则病变在垂体。

（4）胰岛功能检查：怀疑糖尿病、胰岛 B 细胞瘤时可测定空腹血糖、血清胰岛素及 C 肽、糖化血红蛋白、血清果糖胺。也可选用葡萄糖耐量试验、饥饿试验、D860 试验等。

6. 其他：染色体检查可检出遗传性疾病。视野检查有助于发现下丘脑垂体病变。

【治疗原则】

单纯性肥胖症防治的两个关键环节是减少热能摄取及增加热能消耗。

治疗方法强调以行为、饮食、运动为主的综合疗法，必要时辅以药物或手术治疗。

1. 行为治疗

避免暴饮暴食，保持健康的生活方式、饮食习惯及运动习惯。

（1）饮食治疗：控制每日总热量的摄入，采用低热量、低脂肪饮食。

（2）体力活动或运动：在身体许可的状态下适当增加运动量。

2. 药物治疗

抑制食欲以减少能量的摄入和增加能量消耗而减肥。

（1）儿茶酚胺刺激剂：芬特明、马吲哚。

（2）血清素能协同剂：芬氟拉明、抗抑郁药（如氟西汀、氟伏沙明、舍曲林）。

（3）脂肪吸收抑制剂：奥利司他和西布曲明。

（4）增加胰岛素敏感性的药物：噻唑烷二酮类（如罗格列酮）、双胍类（如二甲双胍）。

3. 手术治疗

吸脂术、切脂术、胃成形术、胃搭桥术等。

【护理评估】

1. 健康史

评估患者肥胖症的发病原因，询问患者单位时间内体重增加的情况。评估患者饮食习惯，每天进餐次数及量，食后感觉和消化系统吸收情况，排便习惯。

2. 身体状况

评估患者有无出现伴随症状，如气急、行动困难、腰痛、便秘、畏热、多汗、头晕、心悸等。

3. 心理-社会状况

肥胖症患者常因外形的原因不愿与外人接触，存在自卑、抑郁、自闭等，应准确评估患者的心理状态。

【护理诊断】

1. 营养失调——高于机体需要量

与摄食增加和消耗减少有关。

2. 有感染的危险

与机体抵抗力下降有关。

3. 焦虑

与对疾病预后和担心治疗效果有关。

4. 活动无耐力

与身体活动能力减弱有关。

【护理措施】

1. 饮食护理

（1）评估

单纯性肥胖症可发生于任何年龄，但女性发病多在分娩后和绝经期后，男性多在 35 岁以后。患者喜欢进食肥肉、甜食、油腻食物或啤酒等容易导致发胖的食物，有的患者还喜欢睡前进食和多吃少动。要评估患者发病的原因，仔细询问患者单位时间内体重增加的情况、饮食习惯，了解患者每日进餐量及次数、进餐后的感觉和消化吸收情况、排便习惯。观察是否存在影响摄食行为的精神和心理因素。

（2）制订饮食计划和目标

与患者商讨，制订合适的饮食计划和减轻体重的具体目标，饮食计划应为患者能接受并长期坚持的个体化方案，使体重逐渐减轻（每周体重降低 0.5~1kg）到理想水平并继续维持。要监督和检查计划执行情况。

①总热量的摄入：采用低热量、低脂肪饮食，控制每日总热量的摄入。

②饮食种类：减肥的饮食有两种，低热量饮食［每日（62~83 kJ)/kg（理想体重)］和极低热量饮食［每日<62kJ/kg（理想体重)］，要交替选择极低热量饮食与低热量饮食。

③采用混合的平衡饮食，合理分配营养比例，进食平衡饮食：饮食中糖类、蛋白质、脂肪所提供能量的比例，分别占总热量的 50%~60%、15%~20% 和 20%~25%。

④合理搭配饮食：饮食包含适量优质蛋白质、复合糖类（例如谷类）、足够的新鲜蔬菜（400~500g/d）和水果（100~200g/d）、适量维生素及微量元素。

⑤禁饮高酒精度酒。

⑥避免进食油煎食品、方便面、零食、快餐、巧克力、甜食等，可

增加胡萝卜、芹菜、黄瓜、西红柿、苹果等低热量食物来满足"饱腹感"。

⑦提倡少食多餐：每日 4~5 餐，每餐 7~8 分饱，资料表明，每日 2 餐，可增加皮下脂肪厚度和血清胆固醇水平。

⑧鼓励患者多饮水。

（3）饮食行为教育

①指导患者的与进食有关行为（选购、贮存、烹饪食物）和摄食行为（应定时定量进餐）。

②指导患者建立良好的进食习惯，教导患者改变不良饮食行为的技巧，如增加咀嚼次数、减慢进食速度；进餐时集中注意力，避免边看电视、边听广播或边读书边吃饭。避免在社交场合因为非饥饿原因进食。

③对因焦虑、抑郁等不良情绪导致进食量增加的患者，应该针对其心理问题给予相应的辅导，使其克服疲乏、厌烦、抑郁期间的进食冲动。对于有严重情绪问题的患者建议转心理专科治疗。

2. 运动护理

运动促进物质的利用和热量消耗，有助于降低体重和强健身体。

（1）评估

评估患者的运动能力和喜好。

（2）与患者一起制订个体化运动方案并鼓励实施

在制订运动方案前，应做全面的身体检查，包括心血管系统检查和呼吸系统检查等，并随时根据患者的感受和运动效果调整方案。根据患者的年龄、性别、体力、病情及有无并发症等情况确定运动方式及运动量，同时要尊重患者的喜好和方便。运动方式包括散步、快走、慢跑、游泳、跳舞、做广播体操、打太极拳及各种球类活动等。每次运动 30~60 分钟，包括运动前后 10 分钟的热身及整理运功，持续运动 20 分钟左右。

（3）运动指导

①运动要循序渐进并持之以恒，避免运动过度或过猛，避免单独运动。

②患者运动期间，不要过于严格控制饮食。

③运动时要注意安全，并有家属陪伴。

3. 用药护理

口服药物治疗不是肥胖症患者的首选或单独治疗方法，而是饮食、运动、生活方式干预的辅助或补充。但长期的生活方式干预对肥胖症患者来说难于坚持而疗效又缓慢，相比较而言，患者更愿意选择药物治疗。应耐心向患者讲解药物治疗的适应证、禁忌证、作用及不良反应。

（1）适应证

①在饮食控制过程中，有难以忍受的饥饿感或难以克制的食欲旺盛；②合并有高血糖、高胰岛素血症、高血压、血脂异常和脂肪肝；③合并有严重的骨关节炎；④合并有反流性食管炎；⑤肥胖引起的呼吸困难或合并有睡眠呼吸暂停综合征；⑥BMI≥24kg/m^{2}有上述情况，或BMI≥28kg/m^{2}不论是否有以上合并症，经过3~6个月单独采用饮食和增加运动量治疗仍不能减低体重5%，甚至体重仍有上升趋势者，可考虑应用药物辅助治疗。

（2）禁忌证

①儿童；②孕妇、哺乳期妇女；③对减肥药物有不良反应者；④正在服用其他选择性血清素再摄取抑制剂者。

（3）药物不良反应的护理

①服用西布曲明，患者可出现头痛、厌食、口干、失眠、心率加快、血压轻度升高等，禁用于患有冠心病、充血性心力衰竭、心律失常和脑卒中的患者。

②奥利司他主要的不良反应是胃肠积气，粪便次数增多和脂肪泻，粪便恶臭，肛门周围常有脂滴溢出而污染内裤，应指导患者及时更换，并注意肛门周围皮肤护理。

4. 病情观察

一般单纯性肥胖症患者无自觉症状，但严重肥胖者和中心型脂肪沉积者可发生高血压病、心脏病、下肢静脉曲张、静脉血栓形成，严重肥胖者甚至可出现缺氧、发绀、高碳酸血症、肺动脉高压和心力衰竭，还可出现睡眠呼吸暂停综合征（sleep apnea syn drome，SAS）及睡眠窒息。同时并发高胰岛素血症、血脂异常、高尿酸血症、糖尿病等代谢紊乱疾病。身体长期负重也容易引起腰背及关节疼痛。皮肤皱褶处容易发生擦伤、皮炎，并发化脓性或真菌感染。要注意观察以下情况。

（1）患者的体重、生命体征、睡眠、皮肤等变化。

（2）评估患者的营养状况，是否对日常生活产生影响或引起并发症。注意有无热量摄入过低及由此引起的衰弱、脱发、抑郁，甚至心律失常，如有异常及时按医嘱处理。

（3）对于焦虑的患者，应观察其焦虑感减轻的程度，有无焦虑的行为和语言表现。

（4）对于活动无耐力的患者，应观察活动耐力是否逐渐增加，能否耐受日常活动和一般性运动。

5. 心理护理

单纯性肥胖症患者常因身体改变和体力减弱及内分泌紊乱而出现自卑、抑郁、自闭等心理，不愿与人交流、交往。应注意以下几点。

（1）鼓励患者表达自己的感受。

（2）与患者讨论疾病的治疗及预后，增加患者战胜疾病的信心。

（3）鼓励患者注意自身修饰。

（4）加强自身修养，提高自身的内在气质。

（5）如发现患者有严重的心理问题，建议心理专科治疗。

【健康教育】

1. 积极预防

要阻止单纯性肥胖的流行，应该从预防开始。特别是对有肥胖家族史的儿童、妇女产后、绝经期妇女、男性中年以上或疾病后恢复期要特别注意。

2. 宣讲肥胖的危害

对患者进行健康教育，说明肥胖对健康的危害性，使他们了解肥胖症与心血管疾病、高血压、糖尿病、血脂异常等患病率密切相关。宣讲基本的营养、饮食知识，培养患者养成健康的饮食习惯。

3. 重建健康的生活方式

向患者宣讲饮食、运动对减轻体重及获得健康的重要性，指导患者坚持运动，告知他们只有坚持每天运动才能达到减轻体重的目的，短暂、间歇性的运动没有任何治疗效果。要让患者坚信个人的坚持与持之以恒的精神是减轻体重的根本保证，同时还要鼓励患者家属共同参与运动计划，这样一方面可以给予患者精神支持，同时也可降低其家属患肥胖症的危险。

第九节　血脂异常症

血脂异常症是一类涉及血脂水平及脂蛋白代谢异常的内分泌代谢疾病，也称为脂蛋白异常症。由于脂质不溶或微溶于水，在血浆中必须与蛋白质结合以脂蛋白的形式存在，因此，血脂异常实际上表现为血脂蛋白异常。长期的脂蛋白异常可致血管损害，导致冠心病、脑卒中等动脉粥样硬化性疾病，严重危害人群健康。

血脂异常一般无明显症状，往往通过化验或相应的心脑血管事件才得以发现，因此，早期识别血脂异常，并积极进行干预对于防治动脉硬化、减少心脑血管事件、降低病死率意义重大。

另外，按是否继发于全身系统性疾病血脂异常症分为原发性和继发性血脂异常两大类。继发性血脂异常可由于全身系统性疾病所引起，也可由于应用某些药物所引起。在排除了继发性血脂异常后，就可以诊断为原发性血脂异常。原发性和继发性血脂异常可同时存在。

【临床表现】

血脂异常症可以没有典型的临床表现，多于常规体检时发现。但长期患病可导致机体发生动脉粥样硬化，导致冠心病、周围血管疾病等发生，还可引起肝脂肪变性，最终导致肝功能障碍。血脂异常症主要的临床表现有以下几方面。

1. 黄色瘤

过多的脂质在局部组织沉积所致。主要累及部位为眼睑周围、手掌及手指的皱纹处，少数也可发生于肘、膝、踝、臀部等。黄色瘤的存在提示时间较久的脂代谢异常，且多数可逐渐消退。

2. 早发的心血管疾病

长期持续存在的血脂异常症可导致动脉粥样硬化，引发冠心病、脑卒中等心血管疾病。尤其在家族性高胆固醇血症的患者中，心血管疾病多为早发，男性可在45岁，女性55岁。通过多项研究数据证明，高三酰甘油血症是冠心病等大血管病变的独立危险因素。

3. 自发性胰腺炎

主要见于以血清三酰甘油水平升高为主的患者中。由于乳糜微粒栓子阻塞胰腺的毛细血管，引起胰腺组织细胞坏死而导致急性胰腺炎发作，一部分患者呈慢性复发性胰腺炎。长期发作导致胰腺外分泌和内分泌功能均下降，出现消化系统症状及继发性糖尿病。

4. 脂肪肝

血脂异常引起脂肪在肝内大量蓄积导致非酒精性脂肪肝（NAFLD）。其中主要的危险因素包括：高脂肪高热量膳食结构、多坐少动的生活方式，胰岛素抵抗，肥胖、高血压、血脂异常和 2 型糖尿病等。

【辅助检查】

1. 血脂检查

《中国血脂异常防治指南》（2007）推荐：为及时发现和检出血脂异常的患者，建议 20 岁以上的成年人至少每 5 年检查一次空腹血脂，包括 TG、TC、LDL-C、HDL-C。对于缺血性心血管病及其高危人群，则应每 3~6 个月测定一次血脂。对于因缺血性心血管病住院治疗的患者应在入院时或 24 小时内检测血脂。

2. 相关检查

为明确血脂异常症的并发症和合并的代谢疾病，对血脂异常症的患者还应做以下检查。

（1）葡萄糖耐量试验（OGTT）及胰岛素释放试验：以便明确有无糖代谢异常和胰岛素抵抗状态。

（2）监测血压：以便及早发现可能存在的高血压。

（3）腹部彩超、肝功能检测：以便明确有无非酒精性脂肪肝。

（4）血管彩超：可行颈动脉血管彩超，如发现动脉粥样斑块或（和）颈动脉中层内膜增厚，可考虑并发动脉粥样硬化。

（5）已有冠心病的患者应根据病情考虑是否行心脏彩超、冠脉 CT 或冠脉造影等检查。

【诊断依据】

一般根据患者的血脂水平，结合病史、体征和实验室检查进行血脂异常症的诊断并不困难。

1. 诊断标准：根据《中国成人血脂异常防治指南（2007 年）》中

中国人血脂的合适范围进行诊断。见表 5-16。

2. 分类诊断：在排除继发性血脂异常的基础之上可诊断为原发性血脂异常。如需要病因诊断，应进行有关基因、受体功能、酶活性或其他特殊的检查。

表 5-16　中国人血脂水平分层标准（mmol/L）

分　层	TC	LDL-C	HDL-C	TG
合适范围	<5.18	<3.37	≥1.04	<1.70
边缘升高	5.18~6.19	3.37~4.12	—	1.70~2.25
升高	≥6.22	≥4.14	≥1.55	≥2.26
降低	—	—	<1.04	—

【治疗原则】

继发性血脂异常症应以治疗原发病为主，治疗措施应是综合性的，根据防治目标水平治疗。治疗方法包括以下几点。

1. 治疗性生活方式改变：包括营养治疗和规律的体力活动等。
2. 药物治疗：详见表 5-17。
3. 其他治疗措施：血浆净化治疗、手术治疗、基因治疗。

表 5-17　降脂药的种类和适应证

药　物	适　应　证
他汀类	高胆固醇血症和以胆固醇升高为主的混合性高脂血症
贝特类	高三酰甘油血症和以三酰甘油升高为主的混合性高脂血症
烟酸类	高三酰甘油血症和以三酰甘油升高为主的混合性高脂血症
树脂类	高胆固醇血症和以胆固醇升高为主的混合性高脂血症
依折麦布	高胆固醇血症和以胆固醇升高为主的混合性高脂血症
普罗布考	高胆固醇血症
鱼油制剂 ω-3 脂肪酸制剂	高三酰甘油血症和以三酰甘油升高为主的混合性高脂血症

【护理评估】

1. 健康史

询问患者有无糖尿病、肥胖症等内分泌代谢障碍性疾病；评估血脂异常的发病原因，有无与疾病相关的因素，如服用噻嗪类利尿剂、患有骨髓病、肾病综合征、红斑狼疮等；了解患者的生活方式、饮食习惯。

2. 身体状况

评估患者是否出现伴随症状如动脉粥样硬化、冠心病、高血压、糖尿病、肥胖症、黄色瘤、早发型角膜环等。

3. 心理-社会状况

患者随着病程延长出现各种并发症，加之对疾病知识的缺乏极易产生恐惧、焦虑等症状，应做好患者的心理评估，帮助其积极面对疾病。

【护理诊断】

1. 感知改变——头晕

与脑动脉硬化及血液黏稠度升高导致脑缺血、缺氧有关。

2. 感知改变——乏力

与脂肪代谢紊乱及循环障碍有关。

3. 营养失调——高于机体需要量

与体内脂肪组织、血液中脂质增加有关。

4. 自我形象紊乱——眼袋明显、黄色瘤

与脂肪代谢障碍有关。

5. 有受伤的危险

与脂质异位沉积导致肌腱损害有关。

6. 潜在并发症——急性胰腺炎

与高脂血症乳糜微粒栓子阻塞胰腺血管，引起胰腺组织细胞坏死有关。

【护理措施】

1. 饮食护理

为治疗血脂异常的基础措施，需要长期坚持。根据患者血脂异常的程度、分型及性别、年龄和劳动强度等制订食谱。

(1) 合理膳食结构

合理的膳食结构是维持脂质代谢平衡的重要措施。其一般原则是"四

低一高"，即低热量、低脂肪、低胆固醇、低糖、高膳食纤维。

（2）总热量

尤其肥胖者应逐渐降低体重，限制总热量的摄入是减肥的重要措施，以每周降低体重 0.5~1kg 为宜。60 岁以上老年人、轻体力劳动者每天总热量应限制在 6699~8374kJ 为宜。避免暴饮、暴食，不吃过多甜食，饮食有节。

（3）低脂膳食

脂肪占总热量 20% 为宜，并且以含多链不饱和脂肪酸的植物油（豆油、花生油、玉米油）为主，动物脂肪不应超过总脂肪的 1/3。若三酰甘油超过 11.3mmol/L，脂肪摄入应严格限制在每日不超过 30g 或占总热量的 15% 以下。胆固醇摄入量每日控制在 200~300mg 为宜。避免食用高胆固醇食品。

（4）高纤维膳食

膳食中纤维可与胆汁酸结合，增加粪便中胆盐的排泄，有降低血清胆固醇浓度的作用。膳食纤维含量丰富的食物主要是粗杂粮、米糠、麦麸、干豆类、海带、蔬菜、水果等，每日摄入纤维量以 35~45g 为宜。每日食用含纤维丰富的燕麦麸 50g 即可起到良好的降脂作用。

（5）戒烟、限盐

限制饮酒，禁烈性酒，长期吸烟酗酒可干扰血脂代谢，使胆固醇、三酰甘油上升，高密度脂蛋白下降。

2. 运动指导

规律的体力活动可以控制体重，保持患者合适的体质指数（BMI）。指导患者每天坚持运动 1 小时，活动量达到最大耗氧量 60% 为宜，活动时心率以不超过"170-年龄"即可，或以身体微汗、不感到疲劳、运动后自感身体轻松为准，每周坚持活动不少于 5 天，持之以恒。

3. 用药护理

（1）口服降脂药的护理

1）遵医嘱正确服用降脂药，复查血液（血脂、肝肾功等）各项指标以观察疗效和为调整治疗方案提供依据。

2）观察药物不良反应，及时报告医生进行干预。

①他汀类：不良反应较轻，少数患者出现胃肠道反应、转氨酶升高、肌肉疼痛、血清肌酸激酶升高，极少严重者横纹肌溶解而致急性肾衰竭。代表药物有阿托伐他汀、辛伐他汀等。

②贝特类：主要不良反应为胃肠道反应；少数出现一过性肝转氨酶和肌酸激酶升高，可见皮疹、血白细胞减少。代表药物有非诺贝特。

③烟酸类：B族维生素，其用量超过维生素机体需要量时，有调脂作用。主要不良反应为面部潮红、瘙痒和胃肠道症状，偶见肝功能损害，有可能使消化道溃疡恶化。

④树脂类：主要不良反应为恶心、呕吐、腹胀、腹痛、便秘。

⑤依折麦布：肠道胆固醇吸收抑制剂，不良反应为头痛和恶心。

⑥普罗布考：不良反应为恶心。

⑦鱼油制剂（ω-3脂肪酸制剂）：不良反应为恶心及出血倾向。

3）告知患者饮食治疗、加强运动、改善生活方式是药物治疗的基础，必须终身坚持，药物治疗要谨遵医嘱，不得中途停药，否则易复发或反跳。

（2）避免使用干扰脂代谢的药物

β-受体阻滞剂（如普萘洛尔）、利尿剂（如氢氯噻嗪、呋塞米）、利舍平，避孕药，类固醇激素等，均可使胆固醇、三酰甘油上升，高密度脂蛋白降低。

【健康教育】

1. 告知患者高脂血症对人体的危害性及采取不同干预方式的时机

血脂异常最主要的危害在于增加患者缺血性心血管疾病的危险性。《中国成人血脂异常防治指南（2007年）》建议：

（1）根据是否有冠心病或冠心病及其危症及有无心血管危险因素，结合血脂水平来综合评估心血管病的发病危险等级（表5-18）。等级越高，调脂治疗应越积极。

低危患者指10年内发生缺血性心血管病危险性<5%；中危患者指10年内发生缺血性心血管病危险性为5%~10%；高危患者为冠心病或冠心病等危症，10年内发生冠心病的危险性为10%~15%；极高危患者指急性冠状动脉综合征，或缺血性心血管病合并糖尿病。

表 5-18　人群血脂异常危险等级（mmol/L）

危 险 因 素	危 险 等 级	
血脂	TC 5. 18~6. 19 或 LDL-C 3. 37~4. 12	TC≥6. 22 或 LDL-C≥4. 14
无高血压且其他危险因素<3	低危	低危
高血压或其他危险因素≥3	低危	中危
高血压且其他危险因素≥1	中危	高危
冠心病及其他危症	高危	高危

（2）血脂异常以外的心血管病主要危险因素包括高血压（血压≥140/90mmHg 或已接受降压药物治疗）、吸烟、低 HDL-C 血症（HDL-C <1.04 mmol/L）、肥胖［体质指数（BMI）≥28］等，而 HDL-C≥1.55mmol/L 为负性危险因素，它的出现可抵消一个危险因素。

（3）血脂异常患者心血管病危险等级是指导临床治疗措施及决定 TC 和 LDL-C 的目标水平（表 5-19）的依据。此外，血清 TG 的理想水平是 <1.70 mmol/L，HDL-C 的理想水平为 ≥1.04mmol/L。

表 5-19　血脂异常患者开始调脂治疗的 TC 和 LDL-C 值及其目标值（mmol/L）

危 险 等 级	治疗性生活方式改变开始		药物治疗开始	治疗目标值
低危	TC	≥6. 22	≥6. 99	<6. 22
	LDL-C	≥4. 14	≥4. 92	<4. 14
中危	TC	≥5. 18	≥6. 22	<5. 18
	LDL-C	≥3. 37	≥4. 14	<3. 37
高危	TC	≥4. 14	≥4. 14	<4. 14
	LDL-C	≥2. 59	≥2. 59	<2. 59
极高危	TC	≥3. 11	≥4. 14	<3. 11
	LDL-C	≥2. 07	≥2. 07	<2. 07

2. 治疗性生活方式改变（TLC）

是降脂治疗的基本措施，包括饮食治疗、运动治疗和避免精神紧张、情绪激动、失眠、过度劳累、生活无规律、焦虑、抑郁等可以导致血脂代谢紊乱的因素。要向患者和家属讲解相关知识，指导其制订相应计划，并监督落实，监测效果。

3. 指导患者积极治疗影响血脂代谢的有关疾病

如糖尿病、甲状腺功能减退症、肾病综合征、酒精中毒、胰腺炎、红斑狼疮等，均可干扰脂代谢。

4. 定期体检

45岁以上中年人、肥胖者、有高脂血症家族史者、经常应酬者、高度精神紧张工作者，都属高脂血症的高危对象，应定期（至少每年1次）检查血脂。

第十节　代谢综合征

代谢综合征是指腹部肥胖、糖调节受损或2型糖尿病、高血压和血脂异常、胰岛素抵抗、高尿酸血症、微量清蛋白尿等以引起多种物质（糖、蛋白质、脂肪）代谢异常为基础的病理生理改变，促发动脉粥样硬化等多种危险因素的聚集，最终导致各种心脑血管疾病的发生和发展的临床综合征。包括：腹部肥胖或超重；高三酰甘油（TG）血症及高密度脂蛋白胆固醇（HDL-C）低下；高血压及胰岛素抵抗和（或）葡萄糖耐量异常。有些标准中还包括微量清蛋白尿、高尿酸血症及促炎症状态（C-反应蛋白、CRP增高）及促血栓状态（纤维蛋白原升高和纤溶酶原抑制物-1，升高）。

【诊断依据】

1. 国际糖尿病联盟（IDF）标准

诊断代谢综合征必须符合以下条件：

（1）中心性肥胖

欧洲男性腰围≥94cm，女性腰围≥80cm，不同种族腰围有各自的参考值。

（2）合并以下 4 项指标中任意 2 项

①三酰甘油（TG）>1.7mmol/L，或已接受相应治疗。

②高密度脂蛋白-胆固醇（HDL-C）水平降低：男性<0.9mmol/L，女性<1.1mmol/L，或已接受相应治疗。

③血压升高：收缩压≥130mmHg 或舒张压≥85mmHg，或已接受相应治疗或此前已诊断高血压。

④空腹血糖（FPG）升高：FPG≥5.6mmol/L，或此前已诊断 2 型糖尿病或已接受相应治疗。如果 FPG≥5.6mmol/L 强烈推荐进行口服葡萄糖耐量试验（OGTT），但是 OGTT 在诊断代谢综合征时并非必要。

2. 中华医学会糖尿病学分会（CDS）标准（建议）

具备以下 4 项中的 3 项或全部者：

（1）超重和（或）肥胖：BMI≥25。

（2）高血糖：FPG≥6.1mmol/L 和（或）餐后 2 小时血糖（2hPG）≥7.8mmol/L 和（或）已确诊糖尿病并治疗者。

（3）高血压：收缩压/舒张压≥140/90mmHg，和（或）已确诊高血压并治疗者。

（4）血脂紊乱：空腹血 TG≥1.7mmol/L 和（或）空腹血 HDL-C <0.9mmol/L（男），<1.0mmol/L（女）。

3. 国际糖尿病联盟儿童和青少年代谢综合征诊断标准（2007）

（1）6 岁≤年龄<10 岁

1）肥胖：腰围≥第 90 百分位。

2）不诊断为代谢综合征，但腹型肥胖者建议减肥；有下列家族史者建议进一步检查：代谢综合征、2 型糖尿病、血脂紊乱、心血管疾病、高血压、肥胖。

（2）10 岁≤年龄<16 岁

1）肥胖：腰围≥第 90 百分位；若成人界点较低则取成人界点。

2）同时具备下述至少 2 项：①FPG≥5.6mmol/L（建议葡萄糖耐量试验）或已诊断为 2 型糖尿病；②收缩压≥130mmHg 或舒张压≥85mmHg；③HDL-C<1.03mmol/L；④TG≥1.70mmol/L。

（3）年龄≥16（岁）

1）肥胖：腰围数值因人种、性别而有所不同（表 5-20）。

2）同时具备下述至少 2 项：①FPG≥5.6mmol/L 或已诊断为 2 型糖尿病。②收缩压≥130mmHg 或舒张压≥85mmHg 或已确认为高血压并治疗者。③HDL-C（mmol/L）<1.03（男），<1.29（女）或已调脂治疗者。④TG（mmol/L）≥1.70 或已调脂治疗者。

表 5-20　不同种族的腰围参考值

国家/种族	腰围（cm）	
欧洲	男性≥94	女性≥80
印第安人（来自中国、马来西亚和亚洲）	男性≥90	女性≥80
中国	男性≥90	女性≥80
日本	男性≥85	女性≥90

注：（1）同种族的中南部美国人暂时参考南亚的推荐值。
　　（2）亚撒哈拉非洲人暂时参考欧洲的推荐值。
　　（3）地中海东部和中东地区暂时参考欧洲的推荐值。

【辅助检查】

（1）血糖

是诊断糖尿病的唯一标准。有明显"三多一少"症状者，只要一次异常血糖值即可诊断。无症状者诊断糖尿病需要两次异常血糖值。可疑者要做 75g 葡萄糖耐量试验。

（2）尿糖

常为阳性。血糖浓度超过肾糖阈（9.3～10.0mmol/L，即 160～180 mg/dl）时尿糖阳性。肾糖阈增高时即使血糖达到糖尿病诊断尿糖也可呈阴性。因此，尿糖测定不作为诊断标准。

（3）尿酮体

酮症或酮症酸中毒时尿酮体阳性。

（4）糖化血红蛋白（HbA1c）

是葡萄糖与血红蛋白非酶促反应结合的产物，反应不可逆，HbA1c 水平稳定，可反映取血前 2 个月的平均血糖水平，是判断血糖控制状态最有价值的指标。

（5）糖化血清蛋白

是血糖与血清清蛋白非酶促反应结合的产物，反映取血前 1～3 周的平均血糖水平。

（6）血清胰岛素和 C 肽水平

反映胰岛 B 细胞的储备功能。2 型糖尿病早期或肥胖型患者血清胰岛素正常或增高，随着病情的发展，胰岛功能逐渐减退，胰岛素分泌能力下降。

（7）血脂

糖尿病患者常见血脂异常，在血糖控制不良时尤为明显。表现为三酰甘油、总胆固醇、低密度脂蛋白胆固醇水平升高。高密度脂蛋白胆固醇水平降低。

（8）免疫指标

胰岛细胞抗体（ICA）、胰岛素自身抗体（IAA）和谷氨酸脱羧酶（GAD）抗体是 1 型糖尿病体液免疫异常的 3 项重要指标，其中以 GAD 抗体阳性率高，持续时间长，对 1 型糖尿病的诊断价值大。在 1 型糖尿病的一级亲属中也有一定的阳性率，有预测 1 型糖尿病的意义。

（9）尿清蛋白排泄量，放免或酶联方法

可灵敏地检出尿清蛋白排出量，早期糖尿病肾病尿清蛋白轻度升高。

【治疗原则】

代谢综合征是对一组高度相关疾病的概括性的和经济的诊断与治疗的整体概念，它的治疗包括生活方式的干预（如减轻体重、增加体育锻炼和心理调节）、降血糖、调脂和抗高血压治疗，都是同等重要的。所有的治疗都应围绕降低各种危险因素，包括有效减轻体重，减轻胰岛素抵抗，良好控制血糖，改善脂代谢紊乱，控制血压等。

1. 生活方式的干预：包括减轻体重、合理饮食和运动等。

2. 减轻胰岛素抵抗。

3. 改善代谢紊乱：降糖治疗、调脂治疗。

4. 降低血压：宜选用不影响糖和脂肪代谢的降血压药物。首选血管紧张素转换酶抑制剂（ACEI）和（或）血管紧张素 Ⅱ 受体拮抗剂（ARB），其次可以选用 β-受体阻滞剂、噻嗪类利尿剂和钙离子拮抗剂。

【护理评估】

1. 健康史

询问患者有无高血压、冠心病、脑卒中等病；有无高脂饮食、酗酒等生活习惯；了解患者的生活方式、体形、运动量等。

2. 身体状况

评估患者有无腹部肥胖、超重、血脂异常、高血压、糖尿病等相关症状。

3. 心理-社会状况

评估患者对疾病的认知程度、应对方式及有无焦虑、抑郁情绪，同时应了解患者家属对疾病的认知程度及家庭经济状况。

【护理诊断】

1. 活动无耐力

与代谢紊乱导致肥胖有关。

2. 营养失调——高于机体需要量

与代谢紊乱有关。

3. 呼吸型态改变

与肥胖导致气道周围脂肪沉积引起呼吸道狭窄有关。

4. 有受伤的危险

与血压高有关。

5. 自我形象紊乱

与肥胖有关。

6. 潜在并发症

糖尿病、冠心病、脑卒中、高血压、痛风等。

【护理措施】

1. 饮食护理

控制总热量，减低脂肪摄入，使体重控制在合适范围。

（1）控制总热量：对于 $25 \leqslant BMI \leqslant 30$ 者，给予每日 5021kJ（1200kcal）的低热量饮食。

（2）低脂饮食，同时限制饱和脂肪酸的摄入。

（3）保证饮食营养均衡，做到粗细搭配、荤素搭配。多食蔬菜和水果，选择全谷物、高纤维的食物。

（4）高血压者控制盐的摄入。

2. 运动指导

（1）目的

减轻体重，增加胰岛素敏感性；纠正代谢紊乱；强健体魄，增加身体抵抗力。

（2）强度

轻至中等强度体力活动。从较低强度开始，循序渐进，逐渐增加。

（3）频率

提倡每日进行，20分钟开始，逐渐增加到每日 1~2 小时。

（4）方式

有氧运动，如骑自行车、擦地板、散步、跳舞、行走、跑步、骑车、登楼梯等，同时在生活中增加运动的成分，如以步代车、以登楼梯代替坐电梯等。

3. 用药护理

要了解各类药物的作用和代表药物及作用机制。

（1）减肥药物

目的是减轻体重。常用药物有西布曲明（抑制去甲肾腺上素和 5-羟色胺再摄取，减少摄食）和奥利司他（抑制胃肠道胰脂肪酶，减少脂肪吸收）。

（2）二甲双胍和噻唑烷二酮类药物（TZDS）

属于胰岛素增敏剂，通过增加外周组织对胰岛素的敏感性而减轻胰岛素抵抗，二甲双胍还有降低血糖的作用。其作用机制和护理详见本章第一节中"口服药物疗法与护理措施"。

（3）降脂药

常用药物有贝特类和他汀类，护理详见本章第九节"血脂异常症的用药护理"。

（4）降压药

降压目标一般情况下（特殊情况除外）是收缩压≤130mmHg，舒张压≤80mmHg。

①ACEI 和 ARB：ACEI 的代表药有卡托普利、依那普利、培哚普利、福辛普利等。ARB 的代表药物有科素亚、安搏维和代文等，它们不仅有较好的降压作用，还可增加胰岛素敏感性。

②β受体阻滞剂和噻嗪类利尿剂：如普萘洛尔，剂量偏大时可影响

糖耐量及增加胰岛素抵抗，升高 TC 和 TG。使用中注意监测患者心率和尿量。

③钙离子拮抗剂：常用其长效制剂如氨氯地平、非洛地平和硝苯地平控释片等。

4. 病情观察

（1）注意严密监测患者的脉搏、心率、血压等生命体征，及血糖、血脂、体重、体型的变化，及时发现各种危险因素，提供诊疗依据。

（2）嘱咐患者坚持按时按量服药，观察疗效和不良反应。

（3）观察患者饮食、睡眠、排便及活动状况，及时给予干预和协助。

（4）定期进行心电图、凝血系列、血黏度、血管 B 超的检查，及时发现异常，去除潜在/存在的各种危险因素。

5. 心理护理

很多疾病与心理和情绪因素有密切关系，又称心身疾病，这类疾病的发生、发展都不同程度受到心理、社会、情绪等各方面的影响。正确评估和分析代谢综合征（MS）患者的心理，理顺环境因素对 MS 的影响，进行有效地针对性教育，疏通心理，解除生活、工作压力，鼓励保持愉快的心态，培养健康向上的人生观，以积极的心态面对疾病。

【健康教育】

1. 向患者讲解代谢综合征的危害

代谢综合征有多种危险因素聚集，且其效应不是简单相加，而是协同加剧。代谢综合征的危害使发生糖尿病和冠心病与其他心血管病的危险明显增加。由于代谢综合征中的每一种疾病都是心血管病的危险因素，它们的联合作用更强，所以有人将代谢综合征称为"死亡四重奏"（向心性肥胖、高血糖、高三酰甘油血症和高血压）。

2. 预防代谢综合征

归纳为"一、二、三、四、五、六、七、八"。

（1）规律：一日生活规律化，勿过度劳累，劳逸结合，不开夜车。

（2）二个戒除：即不抽烟、不酗酒。

（3）三搭配和三平衡：三搭配即粗细粮搭配，荤素食搭配，主副食搭配；三平衡即酸性、碱性饮食平衡，营养平衡，热量平衡。

（4）饮食要近"四黑"、"远四白"：近"四黑"即常吃黑米、黑豆、黑芝麻、黑木耳；"远四白"即少吃白糖、白盐、白肥肉、白味精。

（5）"五大疗法"结合进行：防治代谢综合征要进行文娱疗法、体育疗法、药物疗法、精神（心理）疗法、新知识疗法，不要依靠单一预防治疗。

（6）防"六淫"：即按中医的观点，生活中预防急骤的气候变化，防过度的风、寒、暑、湿、燥、火气候对人体的侵袭而造成损害。

（7）避"七情"：生活中应尽量避免强烈的喜、怒、忧、思、悲、恐、惊的精神刺激。

（8）八项检查：贯彻"早防、早查、早治"，每半年至一年在临床全面体检的基础上查体重、血压、血脂、血糖、血尿酸、心功能、肾功能、肝功能。

3. 建立科学的生活方式

（1）控制体重在理想范围。

（2）合理饮食

①限制总热量，限制饱和脂肪酸和食盐的摄入。

②多食蔬菜和水果，选择全谷物、高纤维的食物。

③合理分配营养：总热量的 40%～50% 由糖类饮食提供，减少简单糖类（如水果、果汁、麦芽糖等）摄入，增加复合糖类（如谷物、薯类、大豆、麦片）摄入。每千克体重每天摄入蛋白质 0.8～1.0g，脂肪及饱和脂肪酸供能分别 <总热量的 30% 及 10%，增加膳食纤维含量（每天 20～35g），通过选择瘦肉、蔬菜、脱脂或低脂（含脂量为 1%）奶制品等保证每天摄入的胆固醇 <300mg，尽量少食用添加糖的饮料及食物，少摄取食盐，并注意补充可溶性纤维及富含异黄酮、木质素的植物雌激素食物，如大豆、葛根。富含植物雌激素的食物可减少停经后妇女 TG 的升高，减少代谢综合征（MS）的发生，更年期女性应多吃。

（3）运动指导：提倡每日进行轻至中等强度体力活动 30 分钟，如骑自行车、擦地板、散步、跳舞等。

（4）控烟、戒烟、早戒烟。

（5）适量饮酒：代谢综合征与饮酒量有关，适量饮酒通过减少胰岛素抵抗，提高高密度脂蛋白胆固醇（HDL-C）水平，改善高凝和炎症前状态，有利于 MS 的防治，而过量饮酒则可增加肥胖、糖尿病、高三酰甘油血症、高血压的发病率，从而促进 MS 的发生，要提高饮酒对健康危害性的认识，消除社会上不良因素的影响，倡导健康的生活方式。

4. 用药指导

（1）指导患者遵医嘱服药，不可随意停药或减量，尤其是降压、降糖、降脂药。

（2）教会患者认识所服用药物的名称、剂量、用法及不良反应，如双胍类药物可引起胃肠道反应，使用噻唑烷二酮类药物部分患者可能出现体重增加、水肿甚至心功能不全等，用药期间需要严密观察。

（3）定期复查相关指标，及时、准确提供相关依据，遵医嘱调整用药。

5. 观察与随访

指导患者定期监测体重、腰围、腹围、血糖、血压、血脂、血黏度、血尿酸、凝血系列、心电图等，如出现心电图异常、高凝状态、心慌、气促、头晕、血压急剧升高等不适及时就医。外出时随身携带健康卡片，以防意外发生。

第十一节 痛 风

痛风是一种由于嘌呤代谢障碍和（或）尿酸排泄障碍所致的一组异质性慢性代谢性疾病。其临床特点为高尿酸血症、反复发作的痛风性急性关节炎、间质性肾炎和痛风石形成，严重者可导致关节畸形及功能障碍，常伴尿酸性尿路结石。本病常伴有代谢综合征、肥胖、2 型糖尿病、高血压、血脂异常、动脉硬化和冠心病等。

本症可发生于任何年龄，患病率随着年龄的增长有升高趋势，高峰年龄为 40 岁左右。临床上男性发病多见，占 95%，女性多在绝经期后发病，常有家族遗传史。

【临床表现】

急性痛风性关节炎发病前没有任何先兆，轻度外伤，暴食高嘌呤食物或过度饮酒、手术、疲劳、情绪紧张、内科急症（如感染、血管阻塞）均可诱发痛风急性发作。常在夜间发作的急性单关节或多关节疼痛通常是首发症状。疼痛进行性加重，呈剧痛。体征类似急性感染，有肿胀、局部发热、红及明显触痛等。局部皮肤紧张、发热、有光泽，外观呈暗红色或紫红色。踇趾的跖趾关节累及最常见（足痛风），足弓、踝关节、膝关节、腕关节和肘关节等也是常见发病部位。全身表现包括发热、寒战、全身不适。

开始几次发作通常只累及一个关节，一般只持续数日，后来可同时或相继侵犯多个关节，若未经治疗可持续数周，最后局部症状和体征消退，关节功能恢复。无症状间歇期长短差异很大，随着病情的进展愈来愈短。如果不进行预防，每年发作数次，出现慢性关节炎症状，并发生永久性破坏性关节畸形。手足关节经常活动受限；在少数病例，骶髂、胸锁或颈椎等部位关节亦可受累。黏液囊壁与腱鞘内常见尿酸盐沉积。手、足可出现增大的痛风石并排出白色豆渣样尿酸盐结晶碎块，环孢素引起的痛风多起病于中央大关节，如髋、骶髂关节，同样也可见于手，甚至破坏肾小管。

【辅助检查】

1. 血尿酸测定

目前国内外普遍采用尿酸酶法测定。该法是利用尿酸酶还原尿酸的比色法来测定，特异性较高。据统计，血尿酸值在我国正常男性为 $150\sim380\mu mol/L$，正常女性为 $100\sim300\mu mol/L$。未经治疗的痛风患者血尿酸多数升高，继发性较原发性痛风升高更为明显。

2. 尿尿酸测定

尿尿酸是反映肾小管对尿酸的重吸收和分泌功能的一项检查，在临床上可用以判断高尿酸血症是由于尿酸生成过多还是尿酸排泄减少所致，或是两者兼有。另外，对于选择治疗药物及监测治疗效果都有一定的指导作用。在进食低嘌呤饮食 5 天后，正常人 24 小时尿尿酸应 <600mg，或常规饮食时 24 小时尿尿酸应 <1000mg。如果血尿酸升高，而 24 小时尿尿酸 <600mg，则为尿酸排泄不良型，否则可能是产生过多型，区别两者对治疗上有一定价值。

3. 组织学检查

对于可疑的痛风石组织，可做活检。

4. 关节滑液检查

痛风性关节炎患者的滑液量增多，外观呈白色而不透亮，黏性低，白细胞数常 $>50\times10^9$/L，中性粒细胞 >0.75。最具特征性的是在偏光显微镜下，可见到被白细胞吞噬或游离的尿酸盐结晶，该结晶呈针状，并有负性双折光现象，这一现象在关节炎急性期的阳性率为95%。

5. X线检查

早期急性关节炎时，仅受累关节周围软组织肿胀，反复发作时，可在软组织内出现不规则团块状致密影，即痛风结节。在痛风结节内可有钙化影，称为痛风石。由于痛风石在软骨的沉积，可造成软骨破坏和关节间隙狭窄，关节面不规则。病程较长者，在关节边缘可见偏心性半圆形骨质破坏，较小的似虫蚀状，随着病情进展，逐渐向中心扩展，形成穿凿样缺损。

【治疗原则】

1. 原发性痛风的治疗

（1）一般治疗：调整生活方式，限制高嘌呤食物，酌情鼓励患者多饮水，控制总热量摄入，保持理想体重等。

（2）急性关节炎期治疗：遵医嘱口服秋水仙碱、非甾体类抗炎药（如吲哚美辛、布洛芬、萘普生、保泰松等）、糖皮质激素，关节疼痛剧烈时口服可待因或肌内注射哌替啶。

（3）间歇期及慢性关节炎期治疗：抑制尿酸合成剂如别嘌醇等，促进尿酸排泄剂如苯溴马隆、磺吡酮、丙磺舒等，碱性药物如碳酸氢钠。治疗目标为血尿酸维持在 $360\mu mol$/L 以下。

2. 继发性痛风的治疗

积极治疗原发病，其余治疗同原发性痛风。

【护理评估】

1. 健康史

询问患者起病年龄，高尿酸血症病史，有无因进食高嘌呤食物（如动物内脏、鱼虾、肉类等）诱发症状加重史，有无痛风家族史。

2. 身体状况

（1）无症状期：仅有血尿酸波动性或持续性升高。从血尿酸升高到出现症状，可能长达数年或更长，部分人可能终身不出现症状。随着年龄增长，发生痛风的机会增加，且与血尿酸的升高水平和持续时间相关。

（2）急性关节炎期：为痛风首发，且有特征性的表现，常在清晨或午夜突然起病，关节剧痛，呈撕裂样、刀割样或咬噬样，难以忍受，数小时内关节红、肿、灼热、疼痛，功能障碍，夜晚尤其难以入眠，时间持续 1~10 天不等。第一跖趾关节（即蹬趾与足掌相连的关节）最为常见，其次为趾、踝、腕、指、膝、肘关节，病情经常反复。40岁以上男性和绝经期后妇女发病较多。平日喜欢饮酒，吃高嘌呤、高脂肪、高蛋白食物者易发病，寒冷、劳累、外伤或感染常可诱发本病。

（3）痛风石及慢性关节炎期：痛风石是痛风的一种特征性的表现，可存在于任何关节、肌腱和关节周围软组织。沉积痛风石的部位很多，包括耳朵、手部、肘部、跟腱、脚踝或脚趾，有时候还会引起不易愈合的局部溃疡，严重时患处皮肤发亮、菲薄，破溃则有豆渣样白色物质排出，形成的瘘管不易愈合，但很少感染。对于部分患者，则会引起关节变形或慢性症状，甚至造成患者穿鞋困难。

（4）痛风性肾病或肾石病：肾病起病隐匿，可表现为尿浓缩功能下降、夜尿增多、低比重尿、蛋白尿、血尿或管型尿。晚期可出现肾功能不全、高血压和贫血等。少数可表现为急性肾衰竭，出现少尿、无尿，尿中可见尿酸结晶。10%~25%发生肾结石，其危险性随血清中尿酸浓度的升高而增加，且也常会引起肾病变，甚至肾衰竭。

（5）高尿酸血症与代谢综合征：高尿酸血症常伴有肥胖、原发性高血压、冠心病、高脂血症和 2 型糖尿病等组成的代谢综合征，痛风患者合并心肌梗死、脑卒中、外周血管梗死的机会显著升高。

3. 心理-社会状况

评估患者是否知道所患疾病的性质及疾病发作与饮食的关系，患者有无焦虑、恐惧情绪。应注意评估患者的心理状态，同时应了解患者及其家属对疾病的认识程度及家庭经济状况、医疗保险情况等。

【护理诊断】

1. 舒适的改变——疼痛

与尿酸盐结晶沉积在关节引起炎症反应有关。

2. 生活自理能力下降

与痛风发作和关节畸形导致患者活动能力下降有关。

3. 知识缺乏

与患者缺乏痛风相关的饮食、运动、用药和关节保护等知识有关。

4. 潜在并发症

肾功能不全。

【护理措施】

1. 饮食护理

（1）限制嘌呤摄入量

①急性期：严格限制嘌呤摄入，食物中的嘌呤量控制在每天 100~150mg；蛋白摄入控制在 1g/（kg·d）；脂肪摄入控制在每天 50g，提高糖类的量（60% 左右），如各种精制大米、玉米面、面粉等主食，糖类可以促进尿酸的排出。

②慢性期：减少嘌呤摄入，选用嘌呤含量低的食物，如白菜、青椒、洋葱、青菜、苏打水、梨、蜂蜜、核桃等。避免食用动物内脏、沙丁鱼等嘌呤含量高的食物。

（2）限制每日总热能

①痛风患者应该控制体重，每日总热量比正常人减少 10%~15%，不可多吃零食，也不可每餐吃得过多、过饱。

②热能应该逐渐减少，减少过度会引起酮症酸中毒，从而诱发痛风的急性发作。病情较重时应以植物蛋白为主，糖类应是能量的主要来源。

（3）以碱性食物为主

①尿酸在碱性环境中容易溶解，使尿液 pH 值在 7.0 以上可以减少尿酸盐结晶的沉积，所以应多食用蔬菜、水果、坚果、牛奶等碱性食物。急性发作期每日可食用蔬菜 1~1.5kg，或者适量水果。

②采用周期性植物性饮食，如黄瓜日、西瓜日、苹果日等，每周 2 次，间隔 3 天。

（4）注意事项

①饮食控制不可过度，以免导致营养失衡加重痛风。

②伴有高血压、肥胖、高脂血症者限制钠盐和饱和脂肪酸的摄入。以植物油为主，少用动物油。钠盐每天限制在 2~5g。

③大量的 B 族维生素和维生素 C 能促进组织内淤积的尿酸盐溶解，故宜增加 B 族维生素和维生素 C 的摄入。

④禁用能使神经兴奋的食物，如浓茶、咖啡及辛辣性调味品。

2. 急性关节炎的护理

（1）休息与卧位

痛风急性发作时，除关节红、肿、热、痛和功能障碍外，患者常会伴有发热，应绝对卧床休息至疼痛缓解后 72 小时，方可恢复活动。此期间患肢应抬高，避免受累关节负重，也可在病床上安放支架支托盖被，减少患部受压。要做好患者的基础护理与生活护理。

（2）对症护理

痛风性关节炎发作的特点是起病急骤，患者常夜间突然发生跖趾关节、足弓、踝、跟、膝、腕、指和肘关节等剧烈疼痛而从睡眠中惊醒。受累关节及周围软组织局部发热，明显肿胀呈暗红色，常有关节活动受限。可伴有体温升高、头痛等症状。大关节受累时伴有关节腔积液。

①正确评估疼痛的部位、性质和程度，观察用药效果，按医嘱正确使用止痛剂，实施治疗措施。

②物理疗法：手、腕或肘关节受累时可用夹板固定制动以减轻疼痛；受累关节处给予 25% 硫酸镁湿敷，消除关节肿胀和疼痛。

③痛风石破溃时，要注意维持坏损部位的清洁，避免发生感染。

④关节活动障碍者，可进行适当的锻炼和理疗。

（3）协助生活自理

①正确评估患者生活自理能力，必要时给予协助。卧床期间协助患者使用便盆，外出时有专人护送（用轮椅）。

②指导患者使用减轻负重的方法，如拐杖等，尽可能帮助患者恢复生活自理能力，预防跌倒、坠床等意外发生，确保患者安全。

3. 用药护理

（1）用药指征

①急性关节炎期为迅速终止关节炎发作，应尽早给予药物治疗以缓解症状。

②对于无关节炎、痛风石、肾结石等痛风症状的高尿酸血症者，经饮食控制等非药物治疗后血尿酸仍>475μmol/L、24 小时尿尿酸排泄量>6.54mmol，或有明显家族史者，也主张应用降低尿酸的药物使血尿酸维持在正常范围。

③对于间歇期及慢性关节炎期的患者，降低血尿酸药物的适应证有：经饮食控制后血尿酸仍>416μmol/L 者；每年急性发作在 2 次以上者；有痛风石或尿酸盐沉积的 X 线证据者；有肾石病或肾功能损害者。

（2）护理指导

指导患者正确用药，观察药物的疗效，发现不良反应及时反馈给医生、及时给予处理。用药期间尤其是用排尿酸药者需要注意多饮水和碱化尿液，保持每日尿量在 2000ml 以上。以下是常见用药的不良反应及处理方法。

①秋水仙碱：口服给药消化道反应较重，若患者一开始口服即出现恶心、呕吐、水样腹泻等严重的消化道反应，可采取静脉给药。静脉给药时应注意可能发生严重的不良反应，如肝损害、骨髓抑制、DIC、脱发、肾衰竭、癫痫样发作甚至死亡。应用时要密切观察患者状态，一旦出现不良反应立即停药。此外，静脉给药时要特别注意切勿外漏，以免引起组织坏死。注射速度要慢，一般不少于 5 分钟。

②使用别嘌醇时，除有可能出现皮疹、发热、胃肠道反应外，还可能出现肝损害、骨髓抑制等，要密切关注。对于肾功能不全者，使用别嘌醇药量宜减半。

③如果应用非甾体类抗炎药，要密切注意有无活动性消化道溃疡或消化道出血的发生，此类药物应在餐后服用，以减轻药物对胃肠道的刺激。

④使用苯溴马隆、磺吡酮、丙磺舒，可有发热、皮疹、胃肠道反应等不良反应。使用期间，鼓励患者多饮水，口服碳酸氢钠等碱性药物。

⑤使用糖皮质激素时要观察其疗效，并注意有无血糖升高、血压升高、消化道溃疡或出血、感染及是否出现"反跳"现象。

4. 病情观察

（1）观察关节疼痛的部位、性质、间隔时间、有无午夜因剧痛而惊醒等。

（2）观察受累关节周围组织红肿热痛的变化（皮肤颜色、肿胀程度、皮肤温度）和功能障碍。

（3）观察有无过度疲劳、受凉、潮湿、饮酒、饱餐、精神紧张、关节扭伤等诱发痛风急性发作的因素。

（4）有无痛风石体征，结石的部位，有无破溃，有无症状。

（5）观察药物疗效及不良反应，及时反馈给医生，调整用药。

（6）观察患者体温的变化，有无发热。

（7）监测血、尿尿酸和肾功能的变化。

5. 心理护理

（1）本病反复发作，症状持续延长，且受累关节逐渐增多，故患者易出现悲观、失望、忧虑等心理变化，甚至对生活失去信心，可采用安慰、解释、鼓励等方法，帮助患者认识到长期不良情绪会造成病情加重。

（2）帮助患者通过对疾病有关知识学习及患者之间相互启发和鼓励，保持心情舒畅，树立战胜疾病的信心和勇气。

（3）通过让患者参加集体娱乐活动来充实生活，激发患者的社会和家庭责任感，调动积极性，从而增强战胜疾病的信心，以利于康复。

【健康教育】

痛风与其他疾病一样危害人们的身体健康和生活质量。对痛风患者实施健康教育指导，能够早期发现，加以合理治疗和预防，对控制疾病发展至关重要。

1. 知识宣教

向患者及家属讲解痛风的有关知识，说明本病属需要终生干预治疗的疾病，而且经过积极有效的治疗，患者可以维持正常的生活。嘱其一定要保持心情舒畅，避免情绪低落或紧张；培养良好的生活方式；肥胖的患者要减轻体重；避免劳累、受凉、感染、外伤等诱发因素。

2. 饮食指导

指导患者严格控制饮食，限制进食高嘌呤食物，忌饮酒，多饮水尤其是碱性水，多食碱性食物，有助于尿酸的排出。

3. 适度活动与保护关节

（1）急性期避免运动。

（2）运动后疼痛超过 1 小时，则暂时停止此项运动。

（3）不要长时间持续进行重体力劳动或工作，可交替进行轻、重不同的工作。

（4）经常改变姿势，使受累关节保持舒适，若局部红肿，应尽可能避免活动。

4. 促进局部血液循环

可通过局部按摩、泡热水澡等保持局部血液循环，避免尿酸盐结晶形成。

5. 自我观察病情

经常用手触摸耳轮及手足关节，检查是否有痛风石形成。定期于门诊复查血尿酸，随访。

【痛风性肾病】

痛风患者因尿酸长期沉积于肾脏，造成肾实质损害，称为"痛风性肾病"。痛风的肾脏损害有慢性痛风性肾病、急性梗阻性肾病及尿路尿酸结石。痛风性肾病肾脏改变十分隐匿。

1. 发病机制与临床表现

（1）痛风性肾病

痛风性肾病的发生为肾脏超负荷排泄尿酸，肾小管管腔和尿液中高浓度尿酸损害肾脏结构和功能，是肥胖、高血压病、高脂血症、糖尿病、动脉硬化、冠心病、脑血管疾病、肾结石和尿路感染等疾病共同作用的结果。光镜下可见肾小管-肾间质内有双折光现象的针状尿酸盐结晶，为痛风肾病的特征性变化。晚期肾小动脉硬化及肾小球硬化是引起肾衰竭的两个重要原因。

痛风性肾病是最常见的肾脏损害。约 85% 的痛风性肾病患者在 30 岁以后发病，病情发展缓慢。早期有轻度腰痛。部分患者出现间歇性少量蛋白尿，一般不超过 2+。随着病情进展出现持续性蛋白尿、镜下血尿、轻度水肿、中度高血压、夜尿增多、多尿、尿比重降低等。随着肾小球滤过率下降，尿素氮升高，晚期因肾功能不全需要血透治疗。17%～25%死于肾衰竭。痛风性肾病导致的慢性肾衰竭约占尿毒症病因中的 1%。

（2）尿酸性结石

痛风患者的肾结石发病率比普通人群明显增高，22%～40%原发性痛风患者合并肾结石。尿酸结石的发生与尿酸排出量有关，与尿 pH 值关系十分密切。约 84%属于单纯性尿酸结石，需要通过 B 超、CT、肾盂造影才能确诊，复合结石 X 线检查可以显影。

临床表现与尿路局部刺激、尿路梗阻和感染有关，因结石的大小、形状、部位及有无感染等并发症而异。主要表现为腰及上腹部间歇发作性绞痛和血尿，发作时尿量可减少，可伴膀胱刺激症状。血尿常于体力活动如运动、骑车、劳动后出现，偶见无痛性血尿。尿路梗阻时出现排尿困难、尿流中断，甚至尿闭，伴不同程度的腹肌紧张、反跳痛和肾区叩击痛。

（3）急性梗阻性肾病

较少见。与短期内血尿酸和尿尿酸明显升高有关。患者尿酸突然增多，大量尿酸结晶短时间内沉积阻塞远端肾小管及集合管，导致少尿或尿闭，出现急性肾衰竭。

2. 治疗原则

（1）静脉滴注 1.25%碳酸氢钠碱化尿液。

（2）静脉注射呋塞米利尿。

（3）给予口服乙酰唑胺，同时静脉补充足够的水分。

（4）及早应用别嘌醇。

（5）血尿素氮和肌酐升高显著者可行血透或腹透。

（6）尿路梗阻可行经皮肾造口术，以缓解梗阻，待病情稳定后，再进一步解决尿路结石的问题。

3. 护理措施

痛风性肾病早期是可以逆转的，早期发现并积极治疗可以防止或延缓肾病的发生与发展。

（1）正确留取血、尿标本，完成痛风相关监测和肾脏功能监测。

（2）指导患者按医嘱正确服药，并观察治疗效果。

（3）进食优质低蛋白饮食以减轻肾脏负担，减轻肾小管损伤。疾病早期蛋白摄入量控制在每日 1g/kg，中晚期每日 0.6~0.8g/kg。

（4）水肿者遵医嘱用利尿剂，并适当限制水和钠的摄入以尽量减轻肾负担。

（5）防止泌尿系感染。泌尿系感染会加重痛风或痛风性肾病，导致肾衰竭。要注意个人卫生，女性患者注意会阴部清洁，感染者及早查明病原菌和药物敏感试验，正确实施抗菌治疗。

（6）避免使用肾毒性药物及造影剂，尽量避免泌尿生殖道的侵入性检查，以免诱发感染。

第六章　矿物质代谢异常疾病患者的护理

第一节　骨质疏松症

骨质疏松症（OP）是一种以骨量减少、骨组织微结构破坏、骨脆性增加和易于骨折为特征的一种全身性代谢性骨骼疾病。骨量减少的特点是骨质绝对量逐渐减少、骨质矿化过程持续正常，即单位体积内骨量减少、骨矿物质和骨有机质比例正常；骨微结构破坏乃骨吸收所致，表现为骨皮质变薄、海绵状骨小梁数目减少和体积减小甚至断裂（微骨折），而类骨质带宽度正常。因此，骨强度下降、脆性增加，难以承受日常活动和简单动作甚至机体重量所产生的应切力，因而极易骨折。最常见的骨折部位有椎体、桡骨远端和股骨近端。

骨质疏松症根据发病的原因和年龄不同，可分为 3 大类：

（1）原发性：可分为绝经后骨质疏松症（PMOP，Ⅰ型 OP 症）和老年性骨质疏松症（SOP，Ⅱ型 OP 症）两种。也有人将上述的Ⅰ型和Ⅱ型 OP 统称为退行性 OP。PMOP 是 OP 的最常见临床类型（80% 以上），其发病与雌激素缺乏直接相关。

（2）继发性：继发性骨质疏松症是由于某些疾病、药物、营养和活动异常而造成的，临床上以内分泌代谢病、结缔组织病、肾脏疾病、消化道疾病和药物所致者多见。

（3）特发性：发生于既往身体健康、青春发育前的儿童，发病年龄 2~16 岁。特发性骨质疏松症的诊断必须排除各种原因引起的继发性骨质疏松，患者的症状在青春期后可自行缓解。

【临床表现】

1. 疼痛

是原发性骨质疏松症最常见的症状，以腰背痛多见，在疼痛患者中占 70%~80%。疼痛沿脊柱向两侧扩散，仰卧或坐位时疼痛减轻，直立时后伸或久立、久坐时疼痛加剧，日间疼痛轻，夜间和清晨醒来时加重，弯腰、肌肉运动、咳嗽、排便用力时加重。老年骨质疏松症时，椎体骨小梁萎缩，数量减少，椎体压缩变形，脊柱前屈，腰肌为了纠正脊柱前屈，加倍收缩，肌肉疲劳甚至痉挛，产生疼痛。新近胸腰椎压缩性骨折，亦可产生急性疼痛，相应部位的脊柱棘突可有强烈压痛及叩击痛，一般2~3周可逐渐减轻，部分患者可呈慢性腰痛。若压迫相应的脊神经可产生四肢放射痛、双下肢感觉运动障碍、肋间神经痛、胸骨后疼痛类似心绞痛，也可出现上腹痛类似急腹症。若压迫脊髓、马尾还影响膀胱、直肠功能。

2. 身长缩短、驼背

多在疼痛后出现。脊椎椎体前部几乎多为骨松质组成，而且此部位是身体的支柱，负重量大，尤其第11、12胸椎及第3腰椎，负荷量更大，容易压缩变形，使脊椎前倾，背曲加剧，形成驼背，随着年龄增长，骨质疏松加重，驼背曲度加大，致使膝关节挛拘显著。每人有24节椎体，正常人每一椎体高度约为2cm，老年人骨质疏松时椎体压缩，每椎体缩短2mm左右，身长平均缩短3~6cm。

3. 骨折

这是退行性骨质疏松症最常见和最严重的并发症，它不仅增加患者的痛苦，加重经济负担，并严重限制患者活动，甚至缩短寿命。据统计，我国老年人骨折发生率为6.3%~24.4%，尤以高龄（80岁以上）女性老年人为甚。骨质疏松症所致骨折在老年前期以桡骨远端骨折（Colles骨折）多见，老年期以后以腰椎和股骨上端骨折多见。脊椎压缩性骨折约有20%~50%的患者无明显症状。

4. 呼吸功能减弱

胸、腰椎压缩性骨折，脊椎后弯，胸廓畸形，可使肺活量和最大换气量显著减少，肺上叶前区小叶型肺气肿发生率可高达40%。

【辅助检查】

1. X线检查

是最常用的诊断骨质疏松的方法之一。X线可观察骨组织的形态结构，是对骨折进行定性和定位诊断及鉴别的常用方法。摄片部位包括椎体、髋部、腕部、掌骨、跟骨和管状骨等。但用X线摄片法诊断OP的敏感性和准确性低，只有当骨量下降30%以上才能检测出，因而对OP的早期诊断无帮助，但对确定骨折具有诊断价值，通常行胸、腰椎侧X线检查或其他怀疑骨折部位的X线检查。

早期OP表现为非应力部分的骨小梁变细、减少、稀疏，而承力骨小梁代偿性增粗，与关节面垂直的承力纵向骨小梁更为明显。随后，承力骨小梁亦受累。表现为纵向骨小梁数量减少、稀疏，部分区域可见散在分布的点状透光区。骨皮质变薄、分层、疏松化。椎体骨小梁减少多始于椎体的中央区域，随后向椎体四周扩展。

2. 骨量的测定

骨矿含量（BMC）和骨矿密度（BMD）测量是一种无痛苦和无创伤的检查方法。常用的骨密度测量方法有：单光子吸收法（SPA）、双能X线吸收法（DXA）、定量CT（QCT）、定量超声波测量等。

3. 骨转化的生化测定

（1）与骨吸收有关的生化指标：空腹尿钙或24小时尿钙。

（2）与骨形成有关的生化指标：血清碱性磷酸酶、血清Ⅰ型前胶原羧基前肽和血骨钙素。

（3）骨形态计量和微损伤分析：可探讨OP的早期形态与功能变化。

4. 骨密度检查

骨密度测定（BMD）的临床对象是：①无OP危险因素的65岁以上女性和70岁以上男性；②伴有一个或多个OP危险因素的65岁以下女性和70岁以下男性；③脆性骨折史或脆性骨折家族史者；④性激素水平低下者；⑤药物疗效监测者；⑥其他需要了解BMD变化者。

双能X线吸收法（DXA）是目前骨质疏松诊断的金标准。同时也常采用骨密度测量作为预测骨质疏松性骨折风险、监测骨质疏松症自然病程以及抗骨质疏松干预措施疗效评估的最佳定量指标。而单光子吸收法（SPA）和双光子吸收法（DPA）已少用。定量计算机断层扫描（QCT）和超声发射速率法（UVA）可能有助于骨质量的评价。

5. 其他影像检查

CT、MRI对微细骨折部位、类型、移位方向和程度有重要价值。

①CT三维成像能显示关节内或关节周围骨折，能准确反映骨骼细微结构的变化，但对结构变化进行量化较为困难，实用性不够。

②MRI 对鉴别新鲜和陈旧性椎体骨折有较大意义，能够准确反映骨骼与各种软组织细微结构的改变，同时通过对组织含水比例的变化，可判断陈旧骨折与新鲜骨折。

【治疗原则】

1. 病因治疗

（1）对维生素 D 和钙缺乏症者，补充钙和种类合适的维生素 D。

（2）对肾性酸中毒者，碳酸氢钠、枸橼酸钠等纠正酸中毒。

（3）对原发性甲状旁腺亢进者，切除病变甲状旁腺。

（4）对多发性骨髓瘤者，实施相应的化疗方案。

2. 对症治疗

对绝经后和老年性骨质疏松症者，治疗方法主要是对症。

（1）性激素治疗：对老年女性骨质疏松者，可用补充雌激素的方法防治。

（2）钙的补充：正常人每天需钙 10mg/kg，骨质疏松者每天需钙 17mg/kg，以维持钙平衡，可从饮食中补充，鸡汤、排骨汤、牛奶、虾皮、豆腐、青菜等均为富含钙食物，也可使用钙片，每晚睡前服钙片 1 次。

（3）维生素 D：对单纯的骨质疏松无效，若伴有骨软化症，可加用维生素 D，同时与补钙、性激素合用。

（4）无机磷酸盐：可改善骨折后的骨质疏松。

（5）降钙素：能抑制破骨细胞的活性，缓解骨质分解代谢，可降低血钙，刺激新骨形成。

（6）骨痛治疗：镇痛药、降钙素等。

3. 抑制骨转换率升高的治疗

常用雌激素、降钙素、氨基二膦酸盐等 3 种抑制骨吸收药。雌激素适用于绝经后骨质疏松症；降钙素适用于骨质疏松症患者，包括骨转换率高者；氨基二膦酸盐适用于绝经后骨质疏松症患者、老年男性、长期使用糖皮质激素者。

4. 抑制继发性甲状旁腺功能亢进的治疗

主要是供给适量钙和合适的维生素 D 来纠正低血钙。补充钙元素至少每天 800mg，补充维生素 D 成人每天 400U，老年人每天 600U，肾脏羟化功能差者服用阿尔法骨化醇每天 0.25~0.5μg。

5. 物理疗法

理疗的种类很多，如超短波、远红外线、中药离子疗法等，能促进肌肉筋膜等软组织的无菌性炎症的吸收，缓解肌肉紧张，从而消除疼痛。理疗适用于骨质疏松症出现腰背或其他部位疼痛的患者。

6. 综合治疗

目前骨质疏松症尚无一种特效的治疗方法，必须坚持综合治疗，才可能有效地改善骨代谢，减少骨丢失或增加骨量，缓解和减轻临床症状。现代医学对骨质疏松症综合治疗的常用方法有 5 种：药物疗法、运动疗法、物理疗法、营养疗法、外科疗法。

【护理评估】

1. 健康史

询问患者的发病时间、疼痛的部位、性质及程度；评估患者的营养状况、呼吸状况；了解患者的生活方式、运动量、月经史；是否有过量酗酒、患有恶性肿瘤等诱发因素。

2. 身体状况

评估患者是否有疼痛、骨折、身长缩短、驼背、呼吸功能下降等症状。

3. 心理-社会状况

骨质疏松症的治疗时间长、收效慢，骨折、疼痛等致患者劳动力丧失、生活自理困难，容易引起患者烦躁、悲观、易怒、自卑等心理反应。

【护理诊断】

1. 有受伤的危险

与骨质疏松导致骨骼脆性增加有关。

2. 疼痛——骨痛

与骨质疏松有关。

3. 躯体活动障碍

与骨骼变化引起活动范围受限有关。

4. 保持健康无效

与日常体力活动不足有关。

5. 营养失调——低于机体需要量

与饮食中钙、蛋白质、维生素 D 的摄入不足有关。

6. 潜在并发症

骨折。

【护理措施】

1. 安全护理

保证住院环境安全；加强日常生活护理；指导患者维持良好姿势，且在改变体位时动作应缓慢，必要时建议患者使用手杖或助行器，以增加其活动时的稳定性；衣服穿着要合适，鞋大小应适中，且有利于活动；加强巡视，以防意外发生；对于使用利尿剂或镇静剂的患者，要密切注意因药物作用而导致的意外跌倒。

2. 饮食护理

增加富含钙质和维生素 D 的食物，补充足够维生素 A、维生素 C 及含铁的食物，以利于钙的吸收。减少长期高蛋白饮食，避免吸烟、酗酒、饮用过多的咖啡及吃太咸的食物。注意从饮食中补充钙，食品里含钙最多的是牛奶、小鱼和海带，牛奶不仅含有丰富的钙，也含有相应比例的磷，对骨骼生长十分有益。

3. 用药护理

（1）服用钙剂时要增加饮水量，以增加尿量，减少发生泌尿系统结石的机会，服用时最好在用餐时间外服用，空腹时服用效果最好。服用维生素 D 时，不可同时食用绿叶蔬菜，以避免形成钙螯合物而减少钙的吸收。

（2）向患者说明性激素必须在医师的指导下使用，剂量要准确，与钙剂、维生素 D 同时服用效果更好。服用雌激素应定期进行妇科和乳腺检查，如出现反复阴道出血或乳腺包块应减少用量或停药，服用雄激素应定期检测肝功能。

（3）服用二膦酸盐时，应指导患者空腹服用，服药期间不加钙剂，停药期间可给钙剂或维生素 D 制剂。阿仑膦酸盐应晨起空腹服用，同时饮清水 200~300ml，至少在半小时内不能进食或喝饮料，也不能平卧，应采取立位或坐位，以减轻对食管的刺激，如果出现咽下困难、吞咽痛或胸骨后疼痛，警惕可能发生食管炎、食管溃疡和食管糜烂，应立即停止用药。同时，应嘱患者不要咀嚼或吮吸药片，以防发生口咽部溃疡。

（4）使用降钙素应观察不良反应，如食欲减退、恶心、颜面潮红等。

4. 疼痛护理

（1）休息：针对有疼痛的患者，为减轻疼痛，可睡硬床板，取仰卧位或侧卧位，卧床休息数天到1周。

（2）对症护理：①使用骨科辅助物：必要时使用背架、紧身衣等，以限制脊柱的活动度和给予脊柱支持，从而减轻疼痛；②物理疗法：对疼痛部位给予湿热敷，可促进血液循环，减轻肌肉痉挛，缓解疼痛。对局部肌肉进行按摩，以减少因肌肉僵直所引起的疼痛。也可使用各种物理治疗仪达到消炎和止痛效果。

（3）用药护理：正确评估疼痛的程度，按医嘱用药，药物的使用包括镇痛剂、肌肉松弛剂或抗炎药物等，观察药物的作用和不良反应。

5. 心理护理

骨质疏松症患者由于疼痛及害怕骨折，常不敢运动而影响日常生活，当发生骨折时，需限制活动，患者及家属容易出现角色适应不良。因此，要帮助患者及家属改善不良情绪，尽快适应其角色与责任，尽量减少对患者康复治疗的不利因素。

【健康教育】

1. 疾病预防指导

加强卫生宣传，普及骨质疏松症的防治知识，提高个人的防病意识。对于骨质疏松症的预防，在达到峰值骨量前就应开始，以争取获得较理想的峰值骨量。合理的生活方式和饮食习惯可以在一定程度上降低骨量丢失的速率和程度，延缓和减轻骨质疏松症的发生及病情。其中运动、保证充足的钙剂摄入较为可行。成年后的预防主要是尽量延缓骨量丢失的速度和程度，对妇女绝经后骨质疏松早期补充雌激素或雌、孕激素合剂替代治疗，同时坚持长期预防性补钙，以安全、有效地预防骨质疏松。

2. 合理膳食

应有充足的富钙食物摄入，如乳制品、海产品等。蛋白质、维生素的摄入也应保证。调整饮食结构，避免酸性物质摄入过量，加剧酸性体质。大多数的蔬菜水果都属于碱性食物，而大多数的肉类、谷物、糖、酒、鱼虾等食物都属于酸性食物，健康人每天的酸性食物和碱性食物的摄入比例应遵守1:4的比例。避免酗酒、长期高蛋白、高盐饮食。

3. 养成良好的生活习惯

吸烟会影响骨峰的形成，过量饮酒不利于骨骼的新陈代谢，喝浓咖啡能增加尿钙排泄、影响身体对钙的吸收，摄取过多的盐以及蛋白质过量也会增加钙流失。防止缺钙还应避免酸性物质摄入过量，加剧酸性体质。应当养成良好的生活习惯，从而保持弱碱性体质，预防骨质疏松症的发生。

4. 适当运动

适当运动可预防骨质疏松。运动可促进人体的新陈代谢。进行户外运动以及接受适量的日光照射，都有利于钙的吸收。运动中肌肉收缩、直接作用于骨骼的牵拉，会有助于增加骨密度。运动要循序渐进，持之以恒。指导患者进行步行、游泳、慢跑、骑自行车等运动，但应避免进行剧烈的、有危险的运动。老年人规律的户外活动有助于锻炼全身肌肉和关节运动的协调性和平衡性，可预防跌倒、减少骨折的发生。

5. 保持良好稳定的情绪

压力过重会导致酸性物质的沉积，影响代谢的正常进行。适当调节心情和自身压力可以保持弱碱性体质，从而预防骨质疏松的发生。

6. 用药指导

嘱患者按时服用各种药物，学会自我监测药物不良反应。应用激素治疗的患者应定期检查，以早期发现可能出现的不良反应。

7. 预防跌倒

加强预防跌倒的宣传教育和保护措施，如家庭、公共场所防滑、防绊、防碰撞措施。

第二节 骨软化症与佝偻病

骨软化症和佝偻病是新形成的骨基质不能以正常的方式进行矿化的一种代谢性骨病，其中骨软化症指在骨骺已经闭合的成人发生骨质矿化障碍；佝偻病发生在婴幼儿童，其长骨骨骺未闭合，骨骺软骨及骨的矿化都有缺陷，以骨骺软骨矿化缺陷为主，造成干骺端增宽，影响身高增长。

该病的主要病理改变涉及骨、软骨和甲状旁腺。佝偻病的主要病理改变是骨骺矿化不良，骺板软骨不能矿化，骺板加宽，软骨细胞排列紊乱，正常结构消失。骨软化症的主要病理改变是类骨质增多，矿化不规则。另外，由于存在继发性甲状旁腺功能亢进，可伴有纤维性骨炎、甲状旁腺组织增生。

【临床表现】

1. 佝偻病的临床表现

主要是骨骼疼痛、畸形、骨折、骨骺增大和生长缓慢。临床表现和病因关系密切，由于病因不同，佝偻病发病时间不同，表现各异。营养性佝偻病多出现在6~24个月婴儿；遗传性维生素 D 假性缺乏常在出生后2~3个月；而单纯性低血磷性佝偻病一般在出生后2~5年才有所表现。

佝偻病表现在骨生长和骨转换迅速的部位更为明显，在出生后第 1 年，生长最迅速的是颅骨、腕骨和肋骨。表现为颅骨质软，指压后可凹陷，呈乒乓球样弹性感觉，颅骨四个骨化中心类骨质堆积向表面隆起形成方颅。严重佝偻病患者和婴幼儿佝偻病可因严重低血钙而出现手足搐搦，甚至可致全身惊厥、喉痉挛，发生窒息而死亡。

佝偻病发生于 6 个月至 2 岁的婴幼儿童，常有多汗、睡眠不安、易激惹、肌张力降低、腹大胀气、便秘、头发稀少、枕秃等。患儿出牙、坐、爬、立和走路的年龄均延迟，严重者不能站立。另外还可有漏斗胸和鸡胸等体征。

2. 骨软化症的临床表现

早期症状可不明显。疼痛一般开始于负重部位，随着骨软化加重，长期负重或活动时肌肉牵拉而引起骨畸形，或压力触及了骨膜的感觉神经末梢引起明显的骨痛。开始间断发生，冬春季明显，妊娠后期及哺乳期加剧。几个月或几年后渐变为持续性，并发展到严重、剧烈的全身骨痛，活动和行走时加重，可出现跛行和鸭步态，弯腰、梳头、翻身都感到困难。严重者骨质进一步软化，也可出现胸廓内陷，胸骨前凸，形成鸡胸，而影响心、肺功能。

长期卧床、坐位可使颈椎变短，腰椎前凸，胸椎后凸，导致脊柱侧弯畸形、驼背，身高缩短。骨质变软长期负重，使骶岬下沉前凸，耻骨前突作鸟喙状，两髋臼内陷，耻骨弓成锐角，骨盆呈鸡心或三叶状畸形，可导致难产。肌无力也是一突出的症状，特别是在伴有明显低磷血症的患者。手不能持重物或上举，双腿下蹲后不能自行独立站起，常需扶物或靠他人扶起，不能自行翻身坐起，或上述动作需花费很大力气缓慢地做才能完成，其机制与肌细胞内磷耗空有关。长期活动减少可发生失用性肌萎缩，更加重肌无力，并易与原发性肌病相混淆。这种骨质软化的患者，轻微外伤就会导致病理性骨折，特别是肋骨骨折，甚至发生后患者自己可能还不知道。

【辅助检查】

1. 血钙、磷

由于病因和程度不同及有无继发甲旁亢，佝偻病和骨质软化症的血钙、磷可有以下 6 种变化。

（1）轻度营养性维生素 D 缺乏性佝偻病时，血钙降低、血磷正常或偏低。

（2）X-连锁低磷血症、肾小管和肿瘤性骨软化症时，血钙正常或偏低、血磷明显降低。

（3）维生素 D 依赖性佝偻病 I 型和严重的维生素 D 缺乏性佝偻病伴继发甲旁亢时，血钙、磷均明显降低。

（4）特发性甲旁减和肾性骨病（尿毒症性骨病）时，血钙降低、血磷正常。

（5）家族性碱性磷酸酶过少症时，血钙正常或升高、血磷正常。

（6）中轴性骨质软化症和骨纤维不全症时，血钙、磷均正常。

2. 尿钙、磷

各种原因所致佝偻病和骨质软化症的尿钙各不相同，但绝大多数佝偻病和骨质软化症均有一突出的特征，少数骨细胞和骨质紊乱类的骨软化症尿钙可正常或升高。尿磷变化多不一致，与磷摄入量和有无继发甲旁亢有关。

3. 血碱性磷酸酶（AKP）和尿羟脯氨酸（HOP）

绝大多数佝偻病和骨质软化症常与骨病变的严重程度相关。但在家族性碱性磷酸酶过少症是降低的，在干骺端发育不良和中轴性骨软化症等是正常的。

4. 甲状旁腺激素

佝偻病和骨质软化症患者虽绝大多数均有代偿性甲状旁腺功能亢进，

但一般用放免法测 PTH 均在正常范围内，少数患者伴明显的继发性甲旁亢时，可有 PTH 水平轻、中度升高。特发性甲状旁腺功能低下时，PTH 是降低的。

5. 维生素 D 测定

维生素 D 的检查对于鉴别佝偻病和骨质软化症的病因和类型是非常重要的。是各种佝偻病和骨质软化症主要的实验室检查指标。

6. X 线的征象

（1）佝偻病：主要病理改变发生在生长旺盛的区域，X 线征象变化也主要在生长最快的干骺端，如股骨远侧、肱骨近端、胫骨和尺骨末端。

（2）骨软化症：轻度者仅显示普遍性骨密度减低，进一步发展可出现骨皮质变薄，密度减低呈绒毛状，腰椎呈双凹变。

7. 骨计量学检查

是用四环素双标记后行体内骨活检，然后用组织形态学方法定量检测骨计量学参数的一种方法，是诊断佝偻病和骨质软化症的一个重要手段，特别是对于诊断不清而又高度怀疑的患者，可为诊断提供有说服力的形态学依据。

8. 双光子骨密度检查

可作为骨软化治疗后恢复的评定指标，比 X 线检测更为准确。

【治疗原则】

本病的治疗主要是药物治疗，寻找病因，针对病因进行治疗，如分别给予维生素 D 及衍生物、降钙素、磷酸盐等。对于营养性维生素 D 缺乏佝偻病和骨软化症，通常小量到中等剂量的维生素 D 治疗就可以治愈。除病因治疗外，主要是补充维生素和钙剂。

1. 维生素 D 治疗

目前常用的维生素 D 制剂有鱼肝油、浓缩鱼肝油、维生素 D_2 和 D_3 及一些维生素 D 活性代谢物和维生素 D 衍生物，一般用母体维生素 D 制剂，即维生素 D_2 或 D_3 就足以有效，二者疗效相同。轻症可用鱼肝油或浓缩鱼肝油，较重的患者需直接肌注维生素 D_2 或 D_3。除非患者有严重佝偻病和骨质软化症或伴有严重低血钙，用活性维生素 D 可比母体维生素 D 提前一个月见效。但双氢速甾醇治疗本病疗效较差，该药有类似 PTH

作用，治疗甲旁低疗效更优。

2. 钙剂治疗

营养性维生素 D 缺乏的治疗除补充维生素 D 外，也应同时给一定的钙剂治疗。一是因为有的患者除了存在维生素 D 吸收不良同时伴有钙的吸收障碍，补充维生素 D 虽可促进肠钙吸收，但普通饮食一时难以提供较多的钙。二是因为维生素 D 治疗促进大量钙离子进入骨骼，导致血钙更低，及时补充钙剂可预防手足搐搦的发生。目前国内钙制剂很多，不论使用何种钙剂，均应以补充元素钙的量为准。佝偻病患儿应补元素钙，低血钙明显而无胃肠疾患者，可短期给含钙量高、能产生更多离子钙的食物，也可用 10% 葡萄糖酸钙稀释后缓慢静推或静滴。

3. 其他治疗

天然日光浴和人工紫外线照射（波长 240~315nm）也是治疗佝偻病和骨质软化症简便和经济的方法。

【护理评估】

1. 健康史

①维生素 D 内分泌系统的紊乱：主要见于维生素 D 缺乏、维生素 D 吸收不良、肾病综合征和维生素 D 代谢障碍。

②磷稳定性的异常：可由于肠道吸收磷减少、肾小管回吸收磷障碍等引起。

③酸中毒：见于肾小管性酸中毒、范科尼综合征。

④钙缺乏：由于饮食摄入钙质不足、钙需要量增加、肠道吸收钙不良、饮食中植酸过多妨碍磷酸和钙的吸收等导致。

⑤原发性骨基质病变：较罕见。

⑥矿化的抑制剂的使用：如二膦酸盐制剂等。

在评估时应重点在患者年龄、性别、既往健康状况，营养状况尤其是维生素 D 和钙剂的摄入是否充足，有无肾病和胃肠道疾病病史、家族史等。

2. 身体状况

评估患者是否有骨骼疼痛、畸形、骨折、骨骺增大和生长缓慢等佝偻病的临床表现，或者是否有骨软化症的临床表现。

3. 心理-社会状况

患者对疾病的反应包括对疾病的认识程度、应对方式、情绪、心理状况有无焦虑、对外形改变有无自卑、家庭经济情况等。

【护理诊断】

1. 疼痛

与疾病导致骨质改变引起有关。

2. 活动无耐力

与疾病导致骨痛、无力等有关。

3. 营养失调——低于机体需要量

与疾病所致的维生素 D 和钙、磷代谢障碍有关。

4. 生活自理能力缺陷

与活动障碍或长期卧床有关。

5. 知识缺乏

与未接受过相关知识教育有关。

6. 自我形象紊乱

与疾病所致外形改变有关。

7. 有受伤的危险

与患者骨质疏松易导致病理性骨折有关。

【护理措施】

1. 疼痛的护理

对于主诉疼痛的患者，评估患者的疼痛程度、性质、诱发因素、部位等，协助患者除去诱发因素，提供硬板床，防止因疼痛诱发病理性骨折。为患者提供舒适的休息环境，操作尽量集中，动作轻柔，避免引起患者疼痛。教会患者自我缓解疼痛的方法，如调整呼吸、转移注意力、采用舒适体位等。可遵医嘱予药物止痛，注意观察用药后的效果和药物的不良反应。

2. 活动与安全

评估患者活动能力，影响活动的因素，鼓励患者卧床休息。根据患者病情需要协助日常活动，以减少能量需要。尽量为患者提供方便，将患者安排在靠近洗手间的房间，将生活用品摆放在患者容易取用的地方。

为患者提供安全的环境，对于易跌倒的患者应多加观察，嘱其尽量减少下床活动，将呼叫器放于患者易拿到的地方，对于可自己行动的患者，提醒其注意自我安全的防护，可使用助行器防止跌倒或外伤。另外还需多进行户外活动，保证充足的日光照射。鼓励患者在能力范围内适当活动，促进骨密度的增加，注意安全的防护。

3. 饮食护理

根据患者身高、体重和化验结果评估患者营养状况。对于骨质疏松的患者，指导患者通过饮食补充钙质，除服用药物外还应进食富含钙质的食物，如牛奶、海产品、芝麻酱、坚果类食物。

4. 心理护理

观察患者心理反应，多与患者沟通，鼓励患者表达对疾病治疗、进展和预后的想法，给予解释和帮助患者接受，协助患者制定合理的生活计划，增强患者治疗疾病的信心。

5. 治疗的护理

不同病因导致的骨软化症和佝偻病的治疗不同。应遵医嘱用药，并观察用药后患者反应。

①维生素 D 作用缺乏性佝偻病和骨软化症：应积极处理肠道等原发病，治疗最好肌内注射维生素 D 制剂。服抗癫痫药所致者，应把癫痫药减少至最少种类和最小量。

②维生素 D 依赖性佝偻病：用生理剂量或稍高于生理剂量的维生素 D_3 治疗有效，需终身服药。

③肾性骨营养不良：积极治疗原发性肾病，同时也需补充钙质、维生素 D。

④肿瘤引起的低血磷抗维生素 D 佝偻病或骨软化症：手术治疗肿瘤等原发病。

⑤肾小管性酸中毒：长期口服枸橼酸合剂纠正酸中毒。补充枸橼酸钾纠正低钾血症，当有佝偻病或骨软化症时服维生素 D_2、骨化三醇，同时口服钙剂。当骨骼病变修复时，补充维生素 D 制剂和钙剂。同时应治疗原发病。

⑥范科尼综合征：补充中性磷酸盐溶液、维生素 D 和钙剂。如有酸中毒宜服枸橼酸合剂或碳酸氢钠。继发性者应针对病因进行治疗。

【健康教育】

1. 向患者讲述疾病有关知识，使患者了解疾病基本知识。

2. 指导患者合理饮食，适当补钙。

3. 指导患者进行适当的活动，进行自我保护，防止发生病理性骨折。

第七章 常见的内分泌功能试验的护理

第一节 口服葡萄糖耐量试验与胰岛素、C 肽试验

口服葡萄糖耐量试验（OGTT）是通过口服一定量的葡萄糖，以增加患者的糖类负荷，通过观察不同时点血糖浓度变化，同时测量血中胰岛素和 C 肽浓度，了解胰岛 B 细胞的储备功能，为推测胰岛分泌功能及对不同原因所导致的糖代谢异常疾病的诊断提供参考。

项 目	内 容
试验目的	1. 疑似糖尿病的确诊和排除 2. 糖尿病高危人群的筛选 3. 其他糖代谢异常疾病的病因诊断
试验准备	1. 患者准备 （1）试验前 3 天每天摄入碳水化合物 250~300g （2）遵医嘱停用一切影响试验的药物，包括降糖药、口服避孕药和肾上腺皮质激素如泼尼松、地塞米松等 （3）试验前 1 日晚餐后停止进食至次晨，禁食 12~14 小时，至少 8 小时。可以饮水 2. 用物准备 （1）无水葡萄糖粉 75g（儿童按每千克标准体重 1.75g 计算，总量不超过 75g），温开水 300ml （2）采血用物：无菌治疗盘，采血用持针器、采血针，相应数量采血试管，分别在采血管上标注取血时间（0 分钟、30 分钟、60 分钟、120 分钟、180 分钟） （3）一次性尿管（注明留尿时间及次序）
试验方法	1. 试验当日上午 7:00~9:00 将 75g 无水葡萄糖粉完全溶于 300ml 温开水中备用，按无菌技术采空腹血标本，包括血糖、C 肽及胰岛素，协助患者留取空腹尿糖标本 2. 患者早 7:00 开始服用糖水，嘱患者 5 分钟内饮完。患者喝第一口时开始计时，于开始服糖后 30 分钟、60 分钟、120 分钟、180 分钟各抽静脉血 1 次，每次采血后留取尿标本测定尿糖 3. 取血后应立即送检。若不能立即送检，应把血标本放于 4℃ 低温条件下保存

续　表

项　目	内　容
结果分析	1. 诊断糖尿病（表 7-1） **表 7-1　OGTT 结果分析（mmol/L）** 2. 评价胰岛功能
护理措施	葡萄糖耐量试验对诊断糖尿病很重要。服糖后几乎全被肠道吸收。此试验与口服葡萄糖在肠道吸收、体内组织利用及肾脏处理 3 方面都有关系，因而有很多因素可以影响试验结果。所以要做好患者各个方面的护理工作： 1. 饮食护理 （1）试验前患者应正常饮食，不宜低热量低糖饮食，防止出现饥饿性低血糖 （2）试验前 3 天必须保证足够的碳水化合物摄取，一般受检者试验前 3 天膳食中含糖量（成人）为每天 300g，最少不低于 200g，特别是老年患者，否则易使糖耐量降低，出现假阳性。对严重营养不良患者，要延长碳水化合物的准备时间 1 周甚至 2 周，并额外增加碳水化合物饮食 （3）试验前晚餐后禁食，禁食时间为 8 小时以上，但不宜超过 16 小时 （4）试验前 8 小时内禁止饮咖啡 （5）试验完毕患者可进食少许食物，午餐可照常 2. 用药护理 （1）降压药：如患者有高血压并长期服用降压药，试验期间降压药可正常服用，暂不服其他口服药 （2）口服降糖药：停服。优降糖停 4 次，糖适平、优达灵、达美康停 2 次，二甲双胍、格华止、拜糖平、迪化糖锭停 1 次。试验结束后，口服药正常 （3）胰岛素：注射胰岛素者试验前 1 日晚 22:00 的中效胰岛素及试验当日晨起短效胰岛素均免注射 1 次。试验结束后，胰岛素正常注射 （4）其他影响糖耐量药物 　①利尿剂、β 肾上腺素能阻滞剂、阿司匹林、烟酸、可乐定、苯妥英钠等应停用 3~4 天 　②水杨酸钠或普萘洛尔，应在试验前 3 天停药 　③使用单胺氧化酶抑制剂者，应停药 1 个月以上，因此药在体内作用可持

表 7-1　OGTT 结果分析（mmol/L）

	空腹血糖	2 小时血糖	备　注
糖尿病	≥7.0	≥11.1	有症状，无症状需重复试验
糖耐量降低	<7.0	7.8≤血糖<11.1	
空腹葡萄糖受损	6.1≤血糖<7.0	<7.8	
正常	<6.1	<7.8	

续 表

项 目	内 容
护理措施	续数月之久 ④服用糖皮质激素者不做糖耐量试验（除非用于诊断类固醇性糖尿病）。试验前停用避孕药物1周 ⑤试验结束后，口服药可正常服用 3. 生活护理 （1）对有感染、发热、腹泻、重度糖尿病患者，应待症状好转稳定2周以后方能行此试验 （2）空腹血糖>8.4mmol/L，及糖尿病酮症患者不宜做此试验 （3）试验前8小时内禁止吸烟、饮酒。口渴时可以喝水 4. 运动指导：试验前和试验中患者不宜做剧烈运动，以防糖耐量过量；患者卧床应酌情活动，以防糖耐量过低 5. 注意事项 （1）由于喝糖水速度过快，患者会发生恶心及呕吐，可嘱患者缓慢喝下（需在5分钟内喝完），患者若出现恶心呕吐，需停止试验，以后重做 （2）嘱患者试验时若出现面色苍白、恶心及晕厥应立即通知医务人员，若以上症状在试验过程中服糖后3~4小时出现，应考虑为低血糖反应，立即测血糖，停止试验，协助患者进食，并密切观察病情 （3）告知患者实验目的、方法，解除患者焦虑，积极配合治疗 （4）情绪激动可使血糖升高，引起持续长久的高血糖。因此试验期间应注意避免精神刺激，避免精神紧张 （5）凡是临床已确诊为糖尿病者，禁止做口服葡萄糖耐量试验，以免因服糖而引起病情恶化，可进行馒头试验（将无水葡萄糖75g改为100g馒头，10分钟内吃完）

第二节　胰岛素低血糖兴奋生长激素试验

胰岛素低血糖兴奋生长激素试验简称胰岛素低血糖试验。

项 目	内 容
试验目的	生长激素的正常值因性别、年龄、测定方法不同而异，试验所获数值应与试验前、当地同性别、同年龄组的正常人作对照。此试验主要用于侏儒症、垂体功能减退、青春发育迟缓的辅助诊断

续　表

项　目	内　容
试验方法	1. 晨起空腹时抽静脉血测定生长激素、血糖，也可加测皮质激素，作为基础对照 2. 于晨 8:00 静注普通胰岛素 0.1~0.15U/kg 体重，肥胖者可增加到 0.3U/kg 体重，适宜剂量是使血糖下降至 2.22mmol/L 或较基础值下降 50% 以上的胰岛素用量 3. 于注射后 30 分钟、45 分钟、60 分钟、90 分钟和 120 分钟各抽血 1 次，测定血糖、生长激素及皮质激素 4. 如血糖下降不满意，适当增加胰岛素剂量再次试验
结果分析	1. 正常反应 （1）正常人生长激素（GH）基础值成年人 1~5μg/L，新生儿 30μg/L，2 岁 8μg/L，3~4 岁 4μg/L，5~16 岁与成人接近 （2）当血糖降至 2.22mmol/L 或空腹对照值的 50% 时，GH 应升高，高峰出现在 30~60 分钟，成年男性峰值>7μg/L，女性>10μg/L；皮质类固醇升高>20mg/L （3）生长激素（GH）峰值>10μg/L 为阳性，5~9μg/L 为可疑阳性，5μg/L 以下为阴性；或与基础值进行对照判定：升高 1 倍以上为阳性，不足 1 倍为可疑阳性，无升高为阴性 2. 临床意义 （1）正常人：正常成人 GH 反应阳性率 100%，儿童为 74%~100%，有部分假阴性 （2）垂体性侏儒或垂体前叶功能低下者试验阴性，GH 峰值 5μg/L （3）完全性 GH 缺乏症注射胰岛素后 GH 为 5μg/L，部分性 GH 缺乏症 GH 为 5~10μg/L （4）糖尿病、库欣病、甲状腺功能减退等可呈低反应或无反应
护理措施	1. 心理护理：向患者介绍此项试验的目的、方法及需要患者配合的事项。鼓励患者提问，解除患者焦虑。鼓励患者表达自己的感受，对患者的焦虑表示理解。耐心询问病史，掌握患者心理，勿嘲笑厌恶患者，尊重患者隐私，取得患者信任 2. 饮食护理：试验前 1 日晚餐后禁食，试验结束后应卧床休息，并立即饮用含 20g 葡萄糖的温糖水，然后进早餐，如患者有垂体功能低下的可能，应加服泼尼松 5mg，当天每 4 小时进餐 1 次 3. 低血糖症状护理：试验前应准备好 50% 葡萄糖与注射器，预备患者发生低血糖时使用。患者多在注射后 15~45 分钟发生低血糖，一旦发生出汗、颤抖、无力、心慌、饥饿感等症状，立即测量血糖，并通知医生。症状严重者可在取血后静脉注射 50% 葡萄糖 40ml，并提前终止试验。静脉注射 50% 葡萄糖注射液 40ml 半小时后再次测量血糖，并密切关注患者病情变化

项　目	内　容
护理措施	4. 试验禁忌证：胰岛素低血糖激发试验忌用于老年人、有惊厥和黏液性水肿及有严重低血糖发作史的患者。冠心病、癫痫、未经纠正的严重甲减和Addison病、糖尿病、空腹血糖>8.3mmol/L者不宜做此试验

第三节　促甲状腺激素释放激素（TRH）兴奋试验

促甲状腺激素释放激素（TRH）兴奋试验简称 TRH 兴奋试验。

项　目	内　容
试验目的	1. 诊断隐匿性甲亢或因母体患甲亢而致新生儿甲亢 2. 鉴别原发性甲状腺功能减退和继发性甲状腺功能减退 3. 辅助诊断下丘脑性甲状腺功能减退症
试验方法	1. 患者试验当日可正常进食早餐，进行适量的活动 2. 在注射 TRH 前，抽取静脉不抗凝血 2ml，测 TSH 基础值以作对照 3. 将标准剂量的 TRH 200~500μg 溶于 2~4ml 生理盐水中，迅速静脉注射 4. 注射后 30 分钟、60 分钟、90 分钟，或仅 30 分钟（超敏法）分别抽取血标本（不抗凝）测 TSH 值
结果分析	1. 正常反应 （1）TSH：正常人静注 TRH 后 20~30 分钟 TSH 达峰值，男性 3.5~15.5μU；60 分钟男性 2.0~11.5μU；女性 4.0~5.5μU （2）T_3、T_4：注射 TRH 后，1~4 小时 T_3 和 T_4 增加，T_3 较基础值增加 70%，T_4 增加 15%~50% 2. 临床意义 （1）甲状腺功能亢进症：患者注射 TRH 后 TSH 无升高反应。据此可用于诊断隐匿性甲亢或因母体患甲亢而致新生儿甲亢，当患者对 TRH 呈强反应时，则可排除甲亢的诊断 （2）原发性甲状腺功能减退症：TSH 的基础值即比正常高，注射 TRH 后，TSH 升高更明显，但不持久，提示垂体 TSH 储备功能正常 （3）继发性甲状腺功能减退：TSH 的基础值即较低，多数不能测得，对注射 THR 无明显反应 （4）下丘脑性甲状腺功能减退症：TSH 对外源性 TRH 反应增高，但高峰延迟，多出现于 60~90 分钟

续 表

项　目	内　容
结果分析	（5）个别内分泌性突眼对 TRH 也无反应
护理措施	1. 饮食护理：患者试验当日可以正常进食早餐，无需禁食禁水 2. 心理护理：做好患者试验前的健康教育工作，把试验的原理、方法、注意事项告诉患者。让患者解除思想顾虑，以配合试验顺利进行。鼓励患者提问，解除患者焦虑 3. 用药护理：某些药物如糖皮质激素、甲状腺制剂、β 受体阻滞剂、左旋多巴等，均可使 TSH 对 TRH 的刺激反应降低，最好在试验前 1 周停药。此外，雌激素、茶碱、抗甲状腺药物能增强 TSH 对 TRH 刺激的反应，故解释结果时应注意。试验结束后，以上药物可遵医嘱继续服用 4. 不良反应的护理：医生护理人员应事先告诉患者注射 TRH 时出现的恶心、呕吐、尿急及心动过速等不适症状是药物的正常反应，但都不严重。提前告知会减轻患者对不适症状的焦虑。若患者出现上述症状，及时监测患者生命体征，密切观察患者病情变化。如患者不适症状加剧，立即终止试验，遵医嘱对症治疗

第四节　促性腺激素释放激素（GnRH）兴奋试验

促性腺激素释放激素（GnRH）兴奋试验简称 GnRH 兴奋试验，又称为促黄体生成激素释放激素（LHRH）兴奋试验。

项　目	内　容
试验目的	1. 鉴别性功能减退的病变部位 （1）原发性性功能低下：LH、FSH 基值升高，反应也明显升高 （2）垂体性性功能低下：无反应或低弱反应 （3）下丘脑性性功能低下：反应可为正常或低弱反应 2. 青春期延迟：对 LHRH 有反应，注射后 LH 的增加在正常范围 3. 性早熟症：反应较一般儿童为高，达成人水平 4. 原发性甲减伴继发性闭经者：对 LHRH 无反应 5. 避孕药物引起闭经：对 LHRH 反应性低下 6. 库欣综合征伴闭经或性功能减退：反应低下
试验方法	1. 女性患者选择排卵前期为试验日（下次月经 16 日）为宜。上午 8：00（可进食）静脉注射 LHRH 100μg（溶于 5ml 生理盐水中），于注射前和注射后的

续　表

项　　目	内　　容
试验方法	15 分钟、30 分钟、60 分钟和 90 分钟分别取静脉血 2ml，测定 LH 和 FSH 的含量 2. 若上反应性差，再每 2 天肌注或静注 LHRH 50~100μg，连用 3 次，再测 LH 和 FSH 含量
结果分析	1. 正常成年人注射 LHRH 后高峰在 15 分钟 2. 正常儿童注射 LHRH 后，LH 比基础值增加 3 倍以上，FSH 也有明显升高 3. 正常女性月经周期中血清 LH 含量在排卵前 7.5 ~ 15μg/ml，月经前为 3~4μg/ml 4. 病变在下丘脑者，反应可正常或延迟；病变在垂体者，则无反应或反应低下，且无周期变化 5. 病变在卵巢者，反应明显升高；性早熟者反应可同正常成人；青春期延迟者，反应可正常
护理措施	1. 饮食护理：注意加强营养，鼓励患者进食鱼汤、牛奶、橙汁等高蛋白、高维生素易消化饮食，少量多餐，尽可能多进食以补充营养的不足，增强机体免疫力，同时注意饮食卫生，避免胃肠道感染。试验前 1 天晚餐后禁食。试验前 8 小时内禁止吸烟、饮酒 2. 用药护理：对需服药的患者，要向患者解释按时服药的重要性，尤其是长期应用激素类药物的意义，患者能够配合治疗。因患者需要长期激素替代治疗，在治疗过程中除密切观察药物的疗效和不良反应外，还应告知患者药物不良反应的症状，如消化道应激性溃疡可出现上腹饱胀、频繁呃逆、粪便呈柏油样、呕吐物呈咖啡色，可能为消化道出血，应立即就医；同时替代药物应从小剂量开始，中途不得减量停药，避免随意减量停药而引起垂体危象的发生。同时注意精神状态的观察，精神紊乱可能与激素水平低下对脑的直接间接作用，如低血压、低血糖、电解质紊乱等综合因素有关。常规量激素替代下发生精神障碍可能是因靶腺激素长期严重缺乏，高级神经系统已产生一定适应，患者对外源激素异常敏感。用药同时密切观察患者的意识情绪变化，告知患者家属激素的不良反应及注意事项，以便发现问题及时处理，防止消极行为的发生，忌用镇静剂、麻醉剂，慎用降糖药 3. 运动指导：试验期间患者卧床休息，避免劳累，保持室内环境安静，减少刺激，出现头晕乏力时，立即通知医务人员，密切关注患者病情变化 4. 心理护理：鼓励患者表达自己的感受，对患者的焦虑表示理解，经常给予患者非言语性安慰，如握住患者的手，抚摸患者等，尽量解答患者提出的问题，消除焦虑恐惧感。向其介绍病区环境、主管医生、责任护士，帮助认识新病友，消除陌生感。经常和患者交谈，了解其心理状态，减轻焦虑感。耐心询问病史，掌握患者心理，勿嘲笑厌恶患者，对外界保密患者病情，取得患者信任

第五节　生长激素刺激试验

生长激素刺激试验包括运动试验、胰岛素诱发低血糖试验、精氨酸兴奋生长激素、左旋多巴兴奋生长试验。

【试验目的】

诊断垂体性侏儒症，协助诊断垂体功能是否减退。

一、运动试验

运动可以使正常垂体分泌的生长激素增多，该方法简单易行，可以作为疑诊垂体功能降低的筛选试验。如果运动后生长激素分泌增加，则可不必再进行其他刺激试验，如生长激素水平不增加，则应继续进行其他试验检查。

项　目	内　容
试验方法	运动的方法有很多种，均可采用。例如清晨静卧 15 分钟后取血测生长激素基础值。然后嘱患者平地步行 15 分钟，继之上下楼梯 5 分钟，再取血查生长激素水平
结果分析	80%~90% 正常儿童有反应。血清生长激素升高超过基础值（>5ng/ml）为阳性，可不再选做其余刺激试验
护理措施	本试验与运动强度有关。心脏病患者宜谨慎。本试验对儿童特别有价值

二、胰岛素诱发低血糖试验

这是刺激生长激素分泌最常用的方法。下丘脑在血糖过低时，通过 α-肾上腺素能神经途径可直接刺激生长激素分泌。下丘脑-垂体病变时，这种作用消失，不能激起生长激素的分泌。以此来判断下丘脑-垂体的功能状态。详见本章第二节。

三、精氨酸兴奋生长激素试验

许多种氨基酸都可刺激生长激素分泌增多。其中最常用的氨基酸为精氨酸。精氨酸刺激生长激素分泌的机制可能是通过刺激肾上腺素能神经所致。

项　目	内　容
试验方法	1. 试验日晨患者空腹 2. 建立静脉通道，将精氨酸 1.5g/kg 体重（最多30g）用生理盐水混合成 10% 的浓度于 30 分钟内静脉滴注 3. 于滴前及滴后 30 分钟、60 分钟、90 分钟和 120 分钟分别取血 2ml 送检生长激素含量
结果分析	1. 精氨酸刺激试验后，生长激素的分泌高峰在 60~120 分钟（多数在 60 分钟） 2. 若为正常儿童，45%~93% 的受试者呈阳性反应。男性生长激素高峰值约为 16μg/L。女性生长激素高峰约为 26μg/L 3. 生长激素缺乏的儿童高峰值一般 <5μg/L
护理措施	1. 精氨酸滴注时不能漏出血管外，否则可引起局部红肿 2. 心脏功能不良者慎用或禁用

四、左旋多巴兴奋生长激素试验

作用机制认为是刺激下丘脑多巴胺能神经径路而起作用。

项　目	内　容
试验方法	1. 受试者于餐后口服左旋多巴 10mg/kg 体重（最大量500mg） 2. 于服药前及服药后 60 分钟、90 分钟和 120 分钟分别取血送检生长激素值
结果分析	1. 服左旋多巴后，生长激素分泌高峰在 60~120 分钟（多数在 90 分钟） 2. 正常儿童高峰值为（14.5±1.8）μg/L，阳性率为 86%~91% 3. 垂体性侏儒者生长激素的分泌高峰值一般不超过 5μg/L
护理措施	1. 心脏病患者服用左旋多巴应慎重 2. 约有半数的试验者口服左旋多巴后有轻度的胃肠反应，如恶心、呕吐、头晕、头痛和一过性血压略降等

第六节 禁 食 试 验

禁食试验又称为饥饿运动试验。

项　目	内　容
试验目的	协助诊断胰岛素瘤，适用于各种原因不明的低血糖症。禁用于严重器质性疾病、营养不良
试验方法	1. 24 小时禁食法 （1）第 1 日晚餐前抽血测血糖，晚餐后开始禁食，至次日晚餐止，禁食 24 小时 （2）第 2 日晨 8:00 抽血测血糖、胰岛素，如无明显低血糖，继续观察，每 4 小时抽血测血糖、胰岛素 1 次 （3）禁食期间一旦出现低血糖反应，立即抽血测血糖与胰岛素，并进食或静注葡萄糖，终止试验 （4）如禁食 24 小时仍无低血糖发作，测定第 24 小时血糖后继续禁食，并运动 2 小时。如有低血糖发作，立即抽血测血糖与胰岛素，并终止试验，进食或静注葡萄糖 （5）如运动 2 小时后仍无低血糖发作，抽血测血糖与胰岛素后终止试验。在测血糖同时，测定血浆胰岛素值（IRI），并计算 IRI 与葡萄糖浓度（G）的比值（IRI/G） 2. 3 日禁食法 （1）连续禁食 72 小时，观察内容同方法一。一旦出现低血糖症状立即抽血测血糖终止试验 （2）如无低血糖发作，可于禁食后 24 小时、36 小时和 48 小时运动 120 分钟。以运动来诱发低血糖的发生。一旦出现低血糖症状，立即抽血测血糖、胰岛素，并终止试验 （3）禁食及运动试验期间无低血糖发作者，也应定时测血糖与胰岛素，间隔较"24 小时禁食法"适当延长 3. 低热量饮食法 （1）进食总热量为 5021kJ/d（1200kcal/d）的饮食，其中含糖、蛋白质各 50g，连续 3 日观察有无低血糖发作，并随时抽血测血糖、胰岛素，如发生低血糖即终止 （2）满 3 日后仍无低血糖发作，第 4 日起禁食，加剧烈运动 2 小时，并做上述观察处理
结果分析	1. 出现低血糖反应并经血糖证实者为试验阳性。血糖水平下降，而血浆胰岛素水平不下降，具有诊断意义

项　目	内　容
结果分析	2. 胰岛素瘤及其他器质性低血糖试验阳性，且低血糖症状较严重，最低血糖水平多<2.78mmol/L，但单纯禁食试验阴性结果也不能否定诊断 3. 某些药物或食物也可使正常人诱发低血糖，出现阳性反应，但低血糖症状常较轻，最低血糖多<2.78mmol/L。禁食及运动试验72小时内仍无低血糖发作，可基本排除胰岛 B 细胞瘤
护理措施	1. 每4~6小时测定1次血糖、胰岛素和 C 肽水平，如低血糖发作严重，血糖≤2.5mmol/L应即刻终止试验，并静脉注射50%葡萄糖60~80ml，伴有肝病和垂体-肾上腺功能减退者也可诱发严重低血糖，必须警惕 2. 此试验必须在严密观察下进行，并备好抢救措施，防止发生意外。患者每次发作低血糖性昏迷、抽搐，均可能加重脑神经细胞的损害，故有典型症状的患者，不宜再作此激发试验。在检查过程中，一旦症状出现，应立即测血糖确认血糖水平，后抽血送检胰岛素和 C 肽水平，静脉注射50%葡萄糖液，使其症状缓解 3. 饮食护理：按试验要求禁食，试验期间可以饮水，但不能饮任何含有营养物质的饮料，比如果汁、牛奶等。禁食期间主要靠糖异生维持血糖稳定，应多饮水，预防高黏脂血症及其并发症 4. 用药护理：试验过程中，如患者发生出汗、颤抖、无力、心慌、饥饿感等症状，立即测血糖，并通知医生。然后静脉注射50%葡萄糖注射液40ml，并终止试验。静脉注射50%葡萄糖注射液40ml半小时后再次测量血糖，并密切关注患者病情变化 5. 生活护理：嘱患者不要离开病房，不要做剧烈运动，呼叫器放在患者易取处。嘱患者备好食物，试验结束后，患者可进食，适当活动。试验过程中，医护人员要经常巡视患者（尤其是试验后期24小时以上时），以防患者有昏迷、跌倒及其他意外发生。特别关注患者的意识情况，有无情绪行为异常、意识障碍、幻听、昏迷等不典型低血糖症状的发生 6. 运动指导：必要时，在试验最后2小时要增加运动以激发低血糖发作，但此时已禁食很长时间，患者已无力运动，对于高龄及伴有心血管病者更应慎重，以免意外发生 7. 心理护理：告知患者实验目的方法，解除患者焦虑，积极配合治疗，嘱患者若有不适，及时通知医护人员

第七节　禁水-加压素试验

项　目	内　容
试验目的	1. 协助诊断尿崩症 2. 鉴别诊断中枢性或肾性尿崩症

续　表

项　目	内　容
试验方法	1. 正常人及轻度多尿的患者，试验前禁饮 6 小时以上，多尿严重者可在试验日清晨禁止饮水 2. 试验当日清晨开始，患者排空膀胱，测量体重和血压，并检查尿量、尿比重和尿渗透压 3. 以后每小时留尿标本 1 次，准确测尿量及渗透压 4. 待尿渗透压逐步升高到平顶状态时（连续 2 次尿渗透压之差＜30mmol/L），抽血测血浆渗透压，皮下注射水剂加压素（神经垂体素）5U，注射后 60 分钟和 120 分钟收集尿测渗透压，也可在禁水前、注射抗利尿激素前分别测血浆渗透压 5. 孕妇、冠心病及高血压患者禁用水剂加压素
结果分析	1. 正常人及神经性多饮多尿者：反应正常，尿比重增加＞1.016，尿渗透压为 450~900mmol/L，注射抗利尿激素后尿渗透压增加值平均＜9% 2. 肾性尿崩症患者：尿比重增加＜1.005，禁水后尿渗透压＜血浆渗透压，注射抗利尿激素后尿渗透压变化不明显 3. 部分中枢性尿崩症患者：尿比重＜1.012，禁水后尿渗透压＞血浆渗透压，注射抗利尿激素后尿渗透压上升值在 10%~50% 4. 完全性中枢性尿崩症患者：尿比重增加＜1.005，禁水后尿渗透压＜血浆渗透压，注射抗利尿激素后尿渗透压上升值≥50%
护理措施	1. 病情观察：患者禁水后尿量仍较多，尿比重及渗透压仍较低，并可出现烦渴加重、脱水、精神萎靡、血压偏低、体重下降，甚至可能会形成血栓等。所以在禁水试验中随时评估患者生命体征，每小时测血压、体重、脉搏 1 次并记录，观察患者在试验过程中有无直立性低血压，并避免患者发生严重脱水。试验过程中一旦发生脱水，应立即停止试验，遵医嘱及时补液 2. 饮食护理：试验过程中患者绝对禁水，包括各种饮料和水果 3. 及时准确留取血尿标本，测患者每小时尿量、尿比重、尿渗透压和血浆渗透压；当患者禁水后尿渗透压连续 3 次不改变或体重下降 3% 时需进行记录并通知医生，用药治疗。尿崩症患者禁水后仍继续排尿，可导致脱水而发生危险，通过每小时监测生命体征可保证试验安全进行。若体重下降 3%~5%，血压明显下降时应停止试验，否则会出现低血容量休克 4. 心理护理：禁水试验会致患者感觉不舒适。所以要把试验的目的、原理、方法、注意事项、禁水试验可能会出现的情况告之患者，让患者解除思想顾虑，以配合试验顺利进行 5. 一般护理：保证患者休息和安全，本试验必须在密切观察下并且只能在白天进行，由于患者多尿、多饮，因此要在患者身边备足温开水。患者勿快速大量饮水以免引起水中毒。注意预防感染，保持充足的休息，适当活动。指导患者准确记录尿量及体重的变化。

第八节 皮质醇生理波动试验

项　　目	内　　容
试验目的	1. 辅助诊断皮质醇增多症（Cushing 综合征） 2. 鉴别诊断单纯性肥胖症和继发性肥胖症
试验方法	1. 服用的中枢性降压药、镇静剂、兴奋剂、抗癫痫药、肾上腺皮质激素等应停药 1 个月以上 2. 患者可正常饮食，勿做剧烈运动，在试验当日早晨 8：00、下午 16：00、午夜 0：00，分别取血 2ml 不抗凝立即送检血浆皮质醇
结果分析	1. 正常成人：血浆总皮质醇早晨 8：00 为（10±2.4）μg/dl；下午 16：00 为（4.7±1.9）μg/dl；午夜 0：00 为（3.5±1.2）μg/dl。下午 16：00 比上午 8：00 总量应减少 50% 以上 2. 血浆皮质醇升高的规律消失见于 （1）皮质醇增多症：皮质醇波动曲线在高位运行且失去昼夜规律，有的呈相反改变（晨间低于下午和午夜） （2）妊娠及口服避孕药：升高但仍保持节律 （3）应激情况下：升高且成反比，应激过后恢复正常 （4）肝硬化及肾病变患者 （5）部分单纯性肥胖症：应做地塞米松抑制试验与皮质醇增多症进行鉴别 （6）部分重症糖尿病患者 （7）盲人、值夜班、睡眠不佳、脑炎患者，皮质醇分泌的节律消失 3. 血浆皮质醇降低主要见于 （1）原发性或继发性肾上腺皮质功能减退症 （2）垂体前叶功能减退症 （3）家族性 CBG 缺陷症 （4）严重肝病、肾病综合征、低蛋白血症或应用男性激素者可使血浆皮质醇水平降低
护理措施	1. 要告诉患者试验目的、方法，并告诉患者采血的时间，嘱患者尽量减少外出活动，以保证采集血标本时间准确 2. 用药护理：中枢性降压药、镇静剂、兴奋剂、抗癫痫药、肾上腺皮质激素等可使皮质醇分泌正常节律改变而影响结果，应停药 1 个月以上 3. 饮食和运动：8：00 抽血后，患者可正常饮食和运动，避免饮用兴奋性饮料和剧烈运动 4. ACTH 放冰槽保存送检

第九节 酚妥拉明阻滞试验

酚妥拉明阻滞试验又称酚妥拉明试验。是通过阻滞儿茶酚胺的 α-受体效应，从而使儿茶酚胺水平增高引起的持续性或阵发性高血压迅速下降。

项 目	内 容
试验目的	协助诊断嗜铬细胞瘤
试验准备	1. 患者血压持续在 22.7/170/110mmHg 以上者，才能进行试验，低于此标准者不宜行此试验。本试验适用于持续性高血压或阵发性高血压发作期 2. 试验当日患者卧床休息，周围环境安静，无外界刺激 3. 静脉滴注生理盐水，保持静脉通路 4. 每分钟测血压 1 次，监测患者血压是否维持在 170/110mmHg 以上，并观察两臂血压是否一致，若两臂血压相差过多，测试时应同时测两臂血压
试验方法	1. 于输液管中快速注入酚妥拉明 1mg 2. 注入药物后，开始每半分钟测量血压 1 次，共 3 分钟，以后每分钟测血压 1 次，至少测 7 分钟或直至血压恢复至原来水平。并观察心律、瞳孔、面色等变化，注意及时发现和抢救低血压休克 3. 无反应者，逐渐增加酚妥拉明用药剂量（2mg、5mg、10mg），增加药量后按上述方法监测血压和病情变化
结果分析	1. 结果判断：静脉注入酚妥拉明后，若有强烈降压反应（血压下降>6.7/3.4kPa，维持 3~5 分钟）即为试验阳性。反之为试验阴性 2. 临床意义 （1）正常：阴性反应，在注射酚妥拉明后 2 分钟内，收缩压下降<35mmHg，舒张压下降<25mmHg （2）嗜铬细胞瘤：阳性反应 （3）原发性高血压：半数以上血压下降，也有升高者 （4）假阳性：试验前用降压药，镇静药和麻醉药；尿毒症患者；原发性高血压患者；静脉输注酚妥拉明 10mg 者 （5）假阴性：嗜铬细胞瘤血压持续高，使小动脉受损；肌内注射酚妥拉明者；试验过程中嗜铬细胞瘤释放出大量的加压胺，但注入酚妥拉明只能阻止一定量的加压胺作用
护理措施	1. 此试验有一定的危险性，可导致休克、心肌梗死或脑血管意外等，故在试验前应备好升压药物（如去甲肾上腺素），若血压下降过低或出现休克，可立即给予升压，凡有冠心病或脑动脉硬化者应禁用此试验

项　目	内　容
护理措施	2. 生活护理：试验日应卧床休息，周围环境应安静，并观察两臂血压是否一致。若两臂血压差别过大，应同时测量两臂血压 3. 用药护理：在病情允许的情况下，试验前 1 周内需停用各种降压药。试验 48 小时内不用镇静药及麻醉性镇痛药（如巴比妥类，水合氯醛和吗啡等）。试验前停降压药 1 周，停利舍平 2 周，最好 1 个月以上；停镇静药至少 2 天 4. 心理护理：为避免患者精神紧张，暂不宜让患者知道输入药的名称。对于神经比较紧张的患者，进行试验时应先静点生理盐水，再注射酚妥拉明。以避免直接静脉注药时精神紧张而引起血压波动 5. 低血糖的护理：本试验对伴有糖尿病而又用胰岛素治疗者，偶可引起血压明显下降或低血糖，可能与酚妥拉明对抗儿茶酚胺升高血糖的作用有关，故此类患者应慎用。若此患者必须做此试验，应密切观察患者生命体征变化，如在试验过程中出现面色苍白、手抖、心慌、头晕、恶心及晕厥应考虑为低血糖反应，立即测血糖，协助患者进食，并密切观察病情变化

第十节　醛固酮立卧位试验

正常人经隔夜卧床后 6：00 测血浆醛固酮，继而保持卧位到中午 10：00，血浆醛固酮浓度下降，和血浆 ACTH、皮质醇浓度的下降一致；如取立位，则血浆醛固酮上升，这是由于站立后肾素－血管紧张素升高的作用超过 ACTH 的影响。临床常用此试验鉴别醛固酮瘤与特发性原醛症。

项　目	内　容
试验目的	主要用于鉴别醛固酮瘤与特发性原醛症
试验方法	1. 试验前日患者晚餐后禁食，夜间 22：00 以后禁饮，夜间安静卧床 6 小时以上 2. 清晨 6：00~8：00，在患者起床前采静脉血 5ml 分别注入普通试管 3ml 和抗凝管 2ml（抗凝管摇匀后立即置入冰壶）。立即送检醛固酮、肾素和血管紧张素Ⅱ 3. 采血后患者起床站立 2~4 小时，期间不得坐、躺等，再次静脉取血 5ml，分别放置（方法同上）送检。抗凝血标本（加盖）要充分摇匀，立即放入冰壶送检

续 表

项 目	内 容
结果分析	1. 正常人：立位后血醛固酮比卧位升高 2. 特发性醛固酮增多症（即增生型）：立位醛固酮的水平比卧位时明显升高 3. 醛固酮瘤：醛固酮水平于立位后反而比卧位降低
护理措施	1. 试验前准备 （1）用药指导：试验前需停用治疗药物，如利尿剂、血管紧张素转换酶抑制剂、长压定、β 受体阻滞剂、甘草等 1~4 周 （2）饮食护理：试验前应进行钠、钾含量正常的普食 3 天。试验前 1 日患者晚餐后禁食，抽卧位血后可正常进食饮水 （3）心理护理：因试验前停用降压药物，患者会担心因停止药物治疗而出现血压升高、肌无力等不适症状，要向患者说明，消除紧张情绪并及时向患者介绍此项试验的目的、方法及需患者配合的事项。并注意观察患者的病情变化，及时监测血压 2. 试验中护理：立卧位试验是明确原发性醛固酮增多症的主要诊断手段，细致地观察与护理、准确地进行试验流程是顺利完成试验数据采集的关键 （1）监测血压，观察病情 （2）体位指导：卧位时嘱患者安静卧床休息，严禁坐起或下床，立位时不得坐、躺等，最好适当步行，否则将导致试验失败 （3）不适症状护理：患者在站立的过程中，若出现头晕等低血压症状，应立即取血，后协助患者坐下，结束试验 （4）标本的采集与护理：醛固酮的分泌受促肾上腺皮质激素 ACTH 的调节。两者具有生理同步的昼夜节律性，因此试验标本的采集一定要及时、准确，若延误了采集时机，可能导致试验结果的参考性降低。采血后要在血标本试管上注明卧位与立位，以便区分。取血后将标本置在低温下（4℃以下），立即送检

第十一节 地塞米松抑制试验

一、小剂量地塞米松抑制试验

项 目	内 容
试验目的	用于鉴别正常人与肾上腺皮质功能亢进症
试验方法	1. 午夜 1mg 法（过夜抑制试验） （1）晨 8:00 抽血送检皮质醇、ACTH

续　表

项　目	内　容
试验方法	（2）下午 16：00 及晚 24：00 抽血送检皮质醇、ACTH 后立即口服地塞米松 1mg （3）次日晨 8：00 抽血送检皮质醇、ACTH 2. 午夜 2mg 法 （1）服药前日 8：00 开始留 24 小时尿查尿游离皮质醇或 17-OHS，同时采血查血皮质醇 （2）试验日晨 8：00、下午 16：00，午夜 24：00 口服地塞米松 0.75mg，每 8 小时 1 次，连续服用 3 天 （3）口服地塞米松第 2～3 天，8：00 开始留 24 小时尿查尿游离皮质醇或 17-OHS
结果分析	1. 结果判断 （1）试验阳性：口服地塞米松后血皮质醇浓度、24 小时尿 17-OHS 排泄量较对照日降低>50%，也称为正常反应或明显抑制 （2）试验阴性：口服地塞米松后血皮质醇浓度、24 小时尿 17-OHS 排泄量较对照日降低<50% 2. 临床意义 （1）正常人：试验阳性，基础血皮质醇水平 8：00>16：00>24：00，有明显的昼夜节律性 （2）单纯性肥胖：试验阳性，与正常人相似，但基础血皮质醇、尿 17-OHS 排泄量稍高于正常人 （3）皮质醇增多症：血皮质醇水平明显高于正常人，昼夜节律消失，地塞米松抑制试验阴性
护理措施	1. 试验前的准备 （1）试验前 2 天尽量禁止用一切药物，尤其是广谱抗生素、各种激素、中药、磺胺、降压药、镇静药、抗癫痫药等。试验前夕嘱患者不饮浓茶、咖啡，正常饮水 （2）向患者解释本检查意义及步骤，要求患者保持安静 （3）试验日应避免各种应激反应，如外伤高热，精神过度紧张，强烈体力活动和低血糖 2. 试验中的护理 （1）口服地塞米松第 3～4 天，8：00 开始收尿及采血送检皮质醇 （2）采血时间要准确，试管上注明采血的时间，取血后标本先放于冰箱内冷藏，待晨起一起送检或立即送检 （3）留取 24 小时尿，尿总量记录在化验单上，留取 10ml 标本送检。告知患者在试验中不得外出排尿，以保证尿液留取
注意事项	做此试验女性患者应在月经结束后或经前 1 周进行，患者尿量过多或过少，均影响结果的准确性

二、大剂量地塞米松抑制试验

项　　目	内　　容
试验目的	主要用于鉴别肾上腺皮质功能亢进的病因。如果小剂量法 17-OHCS 无明显下降，提示有皮质醇增多症存在，可进一步鉴别其病因为增生或肿瘤
试验方法	1. 服药前 1 天 8:00 留 24 小时尿及抽血送检皮质醇 2. 次日 8:00 起每 6 小时一次口服地塞米松，每次 2mg（6:00、12:00、18:00、24:00），连续服药 3 天 3. 服药后第 3、4 天，8:00 开始留 24 小时尿查尿皮质醇 4. 服药后第 4、5 天，8:00 收尿查皮质醇时，抽血查皮质醇
结果分析	1. 双侧肾上腺皮质增生，部分垂体瘤引起的抑制率>50% 2. 肾上腺腺瘤、腺癌、结节性双侧肾上腺增殖症，抑制率<50% 3. 异位性 ACTH 综合征不被抑制，少数可以被抑制
护理措施	同小剂量地塞米松试验。
注意事项	同小剂量地塞米松试验。

第八章 内分泌专科护理操作

第一节 便携式血糖仪监测

目的：简单快捷地监测血糖，及时提供信息，指导治疗。

项 目		内 容
素质要求		服装、鞋帽整洁，仪表端庄，态度和蔼可亲，对待患者有爱伤观念
操作前准备	评估	1. 根据医嘱，抄对治疗单，经两人核对后在临时医嘱整理栏处签名 2. 至患者床边，开放式核对，向患者做好解释工作 3. 询问患者病情，评估进食情况以及指端情况
	物品准备	1. 擦治疗盘、治疗台、治疗车 2. 用物准备：治疗盘、弯盘、棉签、75%酒精溶液、干棉球，血糖仪一套，采血针数个
操作中步骤		1. 携用物至患者床边，开放式核对 2. 洗手，戴口罩 3. 采样取血：选择指尖两侧部位→75%酒精溶液消毒→手臂下垂 10~15 秒待干→采血针固定在手指欲采血部位按下→轻挤一大滴血 4. 血样吸入试纸 5. 干棉球按压取样处 1~2 分钟 6. 将测试结果告知患者 7. 在血糖记录单上做好记录
操作后处理		1. 安置患者 2. 向患者做相关的健康教育 3. 处理用物，废弃物品按感染性废物处理 4. 消毒仪器，呈备用状态 5. 洗手，脱口罩
注意事项		1. 勿用酒精清洁血糖仪测试区，以免损坏血糖仪 2. 保持血糖仪干燥，并放置在适当的温度（15~35℃）和湿度（相对湿度 0~0.9%）环境中，定期检查，及时清除支撑区的污垢、血迹 3. 当血糖测试结果 <3.0 mmol/L，或糖尿病患者 <3.9 mmol/L 时，提示有低血糖，应及时通知医生予以处理

第二节 动态血糖仪操作

目的：24 小时不间断地测定组织间隙葡萄糖浓度，可以实时了解到患者最详实的血糖变化信息，为选择药物、判断疗效、制订合理的饮食结构提供最科学的依据。

项　目		内　容
素质要求		服装、鞋帽整洁，仪表端庄，态度和蔼可亲，对待患者有爱伤观念
操作前准备	评估	1. 根据医嘱，抄对治疗单，经两人核对后在临时医嘱整理栏处签名 2. 至患者床边，开放式核对，向患者做好解释工作 3. 询问患者是否需要洗澡
	物品准备	1. 擦治疗盘、治疗台、治疗车 2. 用物准备：治疗盘、弯盘、棉签、75%酒精溶液 3. 信息记录器 （1）检查机器设置日期和时间是否正确 （2）历史记录是否已清除 （3）检查电池是否有电 4. 动态血糖仪探头（检查探头的温度指示"点"和有效期。探头盒上的温度指示应为灰白色，不能是黑色。探头应在冰箱外放置 15~30 分钟才可以使用） 5. 助针器 6. 无菌透明敷贴 7. 动态血糖仪登记本
操作步骤		1. 携用物至患者床边，开放式核对 2. 环境准备（关门窗，必要时置屏风） 3. 做好"三查七对" 4. 洗手、戴口罩 5. 植入探头 （1）消毒皮肤，使用助针器将探头植入 （2）连接探头和仪器，观察穿刺处是否发红、出血 （3）初始化探头：电流值在 5~200nA 之间，没有剧烈波动，则可以开始初始化 （4）初始化需要 60 分钟，整个过程不要触碰任何按键 （5）初始化结束后，测定一个指血血糖并在 5 分钟内植入

项　目	内　容
操作后处理	1. 协助取舒适体位，整理床单位 2. 向患者做相关的健康教育 3. 处理用物，废弃物品按感染性废物处理 4. 对动态血糖仪记录器及其附件进行清洁和消毒，避免弄湿血糖记录器和电缆接头内部 5. 洗手，脱口罩，做好记录
注意事项	1. 植入部位：下腹部和上臂部是最常用的部位，保证该部位有足够的皮下脂肪，最好不要选择常用的注射或泵植入部位，并且不得在探头周围 5～7cm 的范围内注射胰岛素。安装注意避免：扎皮带的部位；脐部周围 5cm 内的部位；衣服可能会发生摩擦的部位；可能存在组织结痂的部位；在锻炼或活动过程中会发生强烈移动的部位 2. 探头保存：探头应保存在 2～10℃ 的冰箱中，打开探头包装前，应让探头达到室温，如果包装盒上的温度指示点是黑色，不要使用探头 3. 电缆保护：提醒患者仔细保管电缆，避免打折缠绕，取下或安装电缆时要用专用工具，连接处避免潮湿 4. 更换电池时间不能>5 分钟 5. 佩戴动态血糖仪时不能进行 MRI、CT、X 线的检查 6. 只有新探头才需要初始化，同一个探头不要进行两次初始化

第三节　胰岛素注射

目的：通过给予适量的胰岛素注射治疗，有利于维持正常的糖代谢和脂代谢，改善胰岛素抵抗，大大减少糖尿病并发症的发生率。

项　目		内　容
素质要求		服装、鞋帽整洁，仪表端庄，态度和蔼可亲，对待患者有爱伤观念
操作前准备	评估	1. 根据医嘱，抄对治疗单，经两人核对后在临时医嘱整理栏处签名 2. 至患者床边，开放式核对，向患者做好解释工作 3. 询问患者病情，评估患者进食情况以及注射处皮肤情况
	物品准备	1. 擦治疗盘、治疗台、治疗车 2. 用物准备：治疗盘、弯盘、棉签、75%酒精溶液、胰岛素注射针筒，按医嘱准备胰岛素

续 表

项　目	内　容
操作步骤	1. 携用物至患者床边，开放式核对 2. 环境准备（关门窗，必要时置屏风） 3. 洗手、戴口罩 4. 选定注射部位（腹部、上臂外侧、股前外侧、臀部）并进行消毒 5. 抽吸胰岛素 6. 做好"三查七对" 7. 捏起皮肤，与皮肤45°进针，缓慢推注药液，推尽后拔针（笔针需停留5~10秒） 8. 再次核对
操作后处理	1. 协助患者处于舒适体位，整理床单位 2. 向患者做相关的健康教育 3. 处理用物，废弃物品按感染性废物处理 4. 洗手，脱口罩，做好记录
注意事项	1. 注射部位：腹部是优先选择的部位，因为腹部的皮下脂肪较厚，可减少注射至肌肉层的危险，捏起腹部皮肤最容易，同时又是吸收胰岛素最快的部位。应在肚脐两侧旁开3~4指的距离外注射，越往身体两侧皮下层越薄，越容易穿刺至肌肉层。是最适合注射短效胰岛素或与中效混合搭配的胰岛素。股外侧、上臂外侧四分之一部分和臀部也是适合注射胰岛素的部位 2. 严格执行医嘱，速效胰岛素餐前立即注射或开始用餐15分钟内注射，短效胰岛素注射30分钟应用餐或食含有碳水化合物的食物，注射前若发生血糖偏低，请先处理血糖低的问题 3. 混合胰岛素操作准则，应先抽速效或短效再抽中长效型胰岛素 4. 用酒精消毒的皮肤，必须等酒精干后再注射，瘦者用拇指、示指捏起皮肤。待药剂完全注入后再拔出，可使用棉签按压注射部位1~2分钟，且不可搓揉、按摩注射部位

第四节　胰岛素泵操作

目的：模拟人体胰腺的分泌功能，按照人体需要的剂量将胰岛素持续地推注到皮下，保持全天血糖稳定，以达到控制血糖的目的。

项　　目		内　　容
素质要求		服装、鞋帽整洁，仪表端庄，态度和蔼可亲，对待患者有爱伤观念
操作前准备	评估	1. 根据医嘱，抄对治疗单，经两人核对后在临时医嘱整理栏处签名
		2. 至患者床边，开放式核对，向患者做好解释工作
		3. 询问患者病情，评估患者进食情况以及穿刺处皮肤情况
		4. 询问患者是否需要洗澡
	物品准备	1. 擦治疗盘、治疗台、治疗车
		2. 用物准备：治疗盘、弯盘、棉签、75%酒精溶液、短效胰岛素笔芯 1 支（冰箱内取出后放置 5~10 分钟），胰岛素泵 1 台及耗材 1 套（检查设置时间及机器性能）
		3. 抽取胰岛素，排气
		（1）将储药器抽拉 3 次，进行润滑
		（2）将储药器与管路连接，手动充盈管路
		（3）储药器放入胰岛素泵中，进行机器排气，直至针尖露出液体
		（4）安装注射器并连接
操作步骤		1. 携用物至患者床边，开放式核对
		2. 设定胰岛素基础参数，两人核对
		3. 患者准备（坐位或平卧位）
		4. 洗手，戴口罩
		5. 75%酒精溶液消毒皮肤，待自然干后，选择注射部位，埋置皮下输入装置并敷贴固定
		6. 解释并告知注意事项，观察局部反应
操作后处理		1. 协助患者处于舒适体位，整理床单位
		2. 向患者做相关的健康教育
		3. 处理用物，废弃物品按感染性废物处理
		4. 洗手，脱口罩
		5. 做好记录
注意事项		1. 报警处理：①高压堵塞报警：先按 sel 键，然后再按 act 键解除报警。查找输注压力增大的原因，如管道或针头堵塞等；②低电量报警：屏幕显示 low battery，表示电池电量不足，应更换电池
		2. 避免把胰岛素泵或遥控器放置在温度>40℃或<0℃的环境中
		3. 胰岛素在 0℃ 左右会结冰，在高温下会变质。在寒冷天气位于室外时，必须贴身佩戴胰岛素泵并使用保暖衣物盖住
		4. 避免泵的跌落和浸水
		5. 切勿将泵暴露在强磁场环境中

参 考 文 献

[1] 祝之明. 代谢综合征病因探讨与临床实践 [M]. 北京：人民军医出版社，2005.

[2] 陆再英，钟南山. 内科学 [M]. 第 7 版. 北京：人民卫生出版社，2009.

[3] 廖二元. 内分泌代谢疾病手册 [M] 北京：人民卫生出版社，2006.

[4] 张静平. 内科护理学 [M]. 北京：人民卫生出版社，2009.

[5] 廖二元，莫朝辉. 内分泌学 [M]. 第 2 版. 北京：人民卫生出版社，2007.

[6] 闫朝丽，皇甫建. 糖尿病及相关疾病诊疗 [M]. 北京：中国医药科技出版社，2008.

[7] 唐明科，廖世初. 代谢综合征 [M]. 北京：学苑出版社，2008.

[8] 尤黎明，吴瑛. 内科护理学 [M]. 第 4 版. 北京：人民卫生出版社，2007.

[9] 中国糖尿病防治指南编写组. 中国糖尿病防治指南 [M]. 北京：北京大学医学出版社，2004.

[10] 梁荩忠，李秀钧. 内分泌病诊疗手册 [M]. 北京：人民卫生出版社，2002.

[11] 金之欣. 内分泌代谢疾病诊疗指南 [M]. 第 2 版. 北京：科学出版社，2005.

[12] 尤黎明，吴瑛. 内科护理学 [M]. 第 5 版. 北京：人民卫生出版社，2012.